Kompendium
der tierärztlichen
Homöopathie

Hans Wolter

Kompendium der tierärztlichen Homöopathie

2., erweiterte Auflage

26 Abbildungen

Ferdinand Enke Verlag Stuttgart 1995

Dr. med. vet. Hans Wolter
Alter Weg 9, D-28870 Ottersberg

Die Deutsche Bibliothek – CIP-Einheitsaufnahme

Wolter, Hans:
Kompendium der tierärztlichen Homöopathie / Hans Wolter.
2., erw. Aufl.
– Stuttgart : Enke 1995
ISBN 3-432-97892-8

Satz und Druck: Heinz Neubert GmbH, D-95444 Bayreuth
Filmsatz 10/11 p Times, System MCS 10 5 4 3 2 1

Vorwort zur 2. Auflage

In dieser 2. Auflage des Kompendiums ist der Aufbau desselben im Großen und Ganzen in der bewährten Form beibehalten worden. Es schien aber von Vorteil zu sein, wenn die einzelnen Arzneimittelbilder auch aus einer anderen Blickrichtung betrachtet werden könnten. Aus diesem Grunde wurden die in der Ottersberg-Stuckenborsteler Arbeitsgemeinschaft „Homöopathie in der Veterinärmedizin" erarbeiteten Charakteristika aus der Botanik neben den für die Veterinärmedizin wichtigen homöopathischen Symptomen zusammengefaßt in das Buch als Anhang eingebaut. Dazu wurden für die einzelnen Pflanzen Strichzeichnungen – ebenfalls in dieser AG erstellt – hinzugefügt. Es sollte so der Blick für das Typische der Pflanzen geschult und die Möglichkeit gegeben werden, in der Natur sich mit den homöopathisch verwendeten Pflanzen bekannt zu machen. Bei der Strichführung ist Wert darauf gelegt worden, das Wesentliche der entsprechenden Pflanzen zu verdeutlichen. Dem Ferdinand Enke Verlag sei für die Realisation dieser Anregung der herzliche Dank ausgesprochen.

Auf Grund der langjährigen Erfahrungen sind in diesem Kompendium die unterschiedlichsten Verdünnungen (Potenzen) von der θ bis zu der C_{200} angegeben worden, obwohl die EU-Kommission vorschreibt, daß für die lebensmittelliefernden Tiere höchstens hinunter bis zu der D_6 gegangen werden darf. Zu dieser unsinnigen Verfügung, die aus dem pharmakologischen Fehlverhalten gegenüber der Gedankenführung der Homöopathie erlassen wurde, ist zu sagen, daß für den wirkungsvollen Einsatz die Höhe der Potenz zweitrangig ist, weil hauptsächlich die *Simile*-Regel maßgebend für den therapeutischen Erfolg ist. Unter welchen Voraussetzungen eine tiefere Potenz als die D_6 eingesetzt werden kann, ist aus der Richtlinie 92/74 der EU zu ersehen.

Auch im Text ist es zu einigen Erweiterungen gekommen, die dem Leser ein noch besseres Einfühlen in die Homöopathie ermöglichen sollen. Das schien erforderlich zu sein, weil in der Homöopathie kein *Status* erhoben wird wie in der Schulmedizin, sondern einem *Geschehen* gefolgt wird. Der Denkansatz der Homöopathie ist eben ein ganz anderer als in der Schulmedizin und in der Pharmakologie. Die beiden Threapiearten sind nicht miteinander zu vermischen. In der erstgenannten Therapieform ist der Gang der Erkrankung im und am Tier zu erforschen und bei der Untersuchung ständig im Bewußtsein zu haben, um den vollen Erfolg der homöopathischen Behandlung zu erleben. So schwierig und umständlich dieses alles zunächst für den Außenstehenden und Unerfahrenen auch erscheinen mag, im Laufe des ständigen Umganges mit der Homöopathie als *Therapie* stellen sich die erforderlichen Symptome und Entwicklungen im Umriß schon bei den ersten Untersuchungen dar. Wichtig ist vor allen Dingen, daß während des ganzen Untersuchungsganges der Gesamtorganismus mit seinen inneren und äußeren Gegebenheiten im Kopf des untersuchenden Tierarztes gegenwärtig ist. Daß die genaue Arzneikenntnis dazu gehört, sollte als selbstverständlich angesehen werden, damit man nicht mit einer Symptomensucherei nach Haupt- und Nebensymptomen, wie sie in den Repertorien üblich ist, das Gesamtbild aus den Augen verliert. Dieses war einer der Gründe, weshalb in dieser 2. Auflage die Arzneimittel von zwei Seiten aus zu betrachten sind. Es wird versucht, der Forderung *Hahnemanns* gerecht zu werden: „Macht's nach, aber macht's genau nach."

Möge auch die 2. Auflage dieses Buches bei der Kollegenschaft eine gute Aufnahme finden.

Ottersberg, im Februar 1995 Dr. med. vet. *Hans Wolter*

Vorwort zur 1. Auflage

Das ständig steigende Interesse an der Homöopathie zwingt dazu, die Möglichkeiten dieser Methode immer wieder von allen Seiten her zu beleuchten und den Versuch zu unternehmen, Unklarheiten, soweit es möglich ist, zu beseitigen. Um hierin vielleicht eine Lücke zu schließen, ist vom Ferdinand Enke Verlag der Wunsch geäußert worden, in einer zusammenfassenden Darstellung die Homöopathie in der Veterinärmedizin transparenter zu machen und somit den Einsatz derselben in der Praxis effektiver zu ermöglichen.

Die fast 200 Jahre alte Heilmethode des Dr. *Samuel Hahnemann* hat sich bis auf den heutigen Tag jung erhalten und gibt bei der praktischen Anwendung immer neue Impulse für einen weiteren Ausbau der therapeutischen Möglichkeiten. Die positiven Berichte aus der Praxis, die immer deutlicher die klare therapeutische Wirksamkeit aufzeigen und die Möglichkeiten der Kombination der einzelnen Mittel untereinander haben auch die Wissenschaft aufhorchen lassen und zu Versuchen angeregt, die Wirksamkeit der Mittel im Laborversuch nachzuweisen. Der m.E. unberechtigte Vorwurf, durch diese Nachweismethode die Homöopathie falsch zu interpretieren, wird dadurch hinfällig, daß mit diesen Untersuchungen keinerlei Therapie betrieben wereden soll, sondern in dem bisher unerkannten Problem des Wirkungsganges der Mittel eine Möglichkeit zu finden, die über diese Fragen eine gewisse Klarheit vermitteln kann. Es ist vom Verfasser immer wieder betont worden, daß die Homöopathie eine Therapie ist und als solche nur von dieser Seite her beurteilt werden kann. Bei der Frage nach der Wirksamkeit der Homöopathika steht aber ein ganz anderes Problem im Vordergrund, das sich, ohne der Homöopathie Abbruch zu tun, sauber von dem Gesamtkomplex derselben trennen läßt. Die Grundlage der Homöopathie, die Simile-Regel, wird durch diese Untersuchungen weder berührt noch beeinträchtigt, weil eine in dieser Richtung liegende Fragestellung gar nicht auftaucht, sondern lediglich die Wirksamkeit erforscht werden soll, ohne eine bestimmte Wirkung zu fixieren. Für den Arzt oder Tierarzt, der die Homöopathie anwendet, ist es aber doch wichtig zu wissen, daß der Einsatz der homöopathischen Mittel nicht irgendeine mysteriöse Angelegenheit ist, sondern real auf dem Boden der Tatsachen steht. Aus diesem Grunde ist dieses Problem in einem besonderen Kapitel bearbeitet worden.

Für dieses Kompendium schien es notwendig zu sein, auch die vor der Formulierung der Simile-Regel durch *Hahnemann* sich entwickelnde Tendenz der damaligen Medizin in die neue Form der Denkweise der Homöopathie zu erwähnen. Vor allen Dingen ist es nützlich, in diesem bisherigen Außenbezirk der naturwissenschaftlichen Medizin zu wissen, daß große Denker und Ärzte vor *Hahnemann* schon dem Gedanken der Homöopathie nahe gewesen sind. So kann man sich in gewisser Weise mit diesen Denkern verbunden fühlen, weil man weiß, daß diese Gedankenführung der Homöopathie nicht aus einer im Mystizismus verhafteten Laune zustande gekommen ist, sondern eine logische Entwicklung ist aufgrund eines großen

Wissens der gesamten medizinischen Gedankenführung bis zu diesem Zeitpunkt hin. Die Vorgeschichte der Homöopathie wird daher ziemlich ausführlich behandelt, ohne den Anspruch zu erheben, hier nun Endgültiges gesagt zu haben.

Wie alle großen Gedankengebäude, ist auch die Homöopathie Strömungen unterworfen, die versuchen, in der Homöopathie unterschiedliche Gedankengänge zu entdecken. So sind vor allen Dingen die sogenannten „Modifikationen der Simile-Regel *Hahnemanns*" mit allergrößter Vorsicht zu betrachten. Meistens wird durch diese Modifikationen der Kernpunkt des genialen Gedankens *Hahnemanns* verwässert und eigene, aber nicht mit der Homöopathie identische Neuerungen, eingebaut. Diese lassen sich aber nicht im homöopathischen Sinne einsetzen. Die Säule, auf der die Homöopathie festen Fußes steht, ist die Simile-Regel. Die oft als typisch homöopathisch angesehene Potenzierung der einzelnen Mittel ist nur, wie *Hahnemann* klar ausdrückt, ein Vorgang, um die stark wirkenden Arzneien zwar in eine intensivere Wirksamkeit zu bringen, aber die seit langem bekannten schädigenden Nebenwirkungen zu verhindern.

Weiterhin ist zu bedenken, daß die in den Arzneimittellehren beschriebenen Mittel mit einem bestimmten Äthanolgehalt geprüft wurden, die das Arzneimittelbild, so wie es heute richtungsweisend ist, erbracht haben. Trotzdem wird immer wieder versucht, Arzneimitteln mit einem niedrigen Äthanolgehalt das gleiche Arzneimittelbild beizuordnen. Dabei muß jedoch bemerkt werden, daß mit diesen so aufbereiteten Mitteln keine Arzneimittelprüfungen durchgeführt worden sind. Aus diesem Grunde sei davor gewarnt, diese niedrigprozentigen Mittel nach dem AMB der Homöopathie am Patienten anzuwenden. Der dabei auftretende Mißerfolg wird dann leicht der Homöopathie angelastet. Man muß beim Einsatz der Homöopathika die Sicherheit haben, daß die nach dem HAB I für die homöopathischen Arzneien vorgeschriebene Konzentration auch die Wirksamkeit garantiert, die das Mittel mit seinen Inhaltsstoffen durch den Potenzierungsprozeß erwarten läßt.

Diese Potenzierung ist immer wieder verändert worden, je nach dem Zeitgeschmack. So ist augenblicklich die Anwendung der hohen Verdünnungsstufen modern, die mit Hilfe des Repertoriums von *Kent*, in dem einzelne Symptome mit einer gewissen Wertigkeit angegeben, aber aus dem Zusammenhang der Arzneimittelbilder herausgerissen sind, dann fast ad infinitesimum angewendet werden. Es sind dabei Verdünnungsstufen in Gebrauch, die niemals von *Hahnemann* erwähnt worden sind. Leicht kann der Neuling in der Homöopathie dann den Eindruck gewinnen, als sei die Homöopathie ein Werk *Kents* und nicht *Hahnemanns*. Die Forderung des Letzteren wird überhört, der als wichtigste Voraussetzung für den erfolgreichen Einsatz in der Homöopathie die Kenntnis der Arzneien als unerläßlich forderte, hinter der alles andere zurückstehen müßte.

Die Verdünnung (*Hahnemann* hat nicht von „Potenzen" in dieser Hinsicht gesprochen), die *Hahnemann* vornehmlich einsetzte, war die C-Verdünnung. Die in Deutschland meistens eingesetzte ist allerdings die D-Verdünnung, die auch in den repräsentativen Arzneimittellehren fast ausnahmslos angegeben worden ist. In diesem Kompendium ist daher auch auf diese Verdünnungsstufen hingewiesen worden, um die Zusammenhänge nicht zu stören, die in konsequenter Form die homöopathische Literatur durchziehen. Die tieferen Verdünnungen sind weitgehend angeführt worden, weil die hohen Verdünnungen in der Veterinärmedizin schwerer in den Krankheitsprozeß eingebaut werden können, denn der Tierarzt kann nicht die von den Ärzten immer wieder erwähnten stundenlangen Befragungen des Patienten durchführen, da der direkte Partner nicht sprechen kann. Dabei ist aber ein großer Vorteil nicht zu übersehen: kein Tier simuliert oder zeigt eine falsche Verhaltensweise. Die absolute Ehrlichkeit ist das große Plus der tierärztlichen Homöopathie gegenüber der Humanmedizin, in der ein Patient sich verstellen oder lügen kann, trotz geschicktester Fragestellung des behandelnden Arztes. Es ist daher nicht verwunderlich, wenn immer wieder die Ergebnisse der Veterinärmedizin auf homöopathischem Gebiet in die Humanmedizin positiv einfließen. Bei der tierischen Homöopathie sind alle Ergebnisse stets voll erkennbar, weil das Tier entweder krank oder gesund *ist*, in jedem Fall durch die Veränderung der vorher aufgestellten Parameter auch objektiv feststellbar. Dabei ist als Merkwürdigkeit zu erwähnen, daß bei der Auswertung der Parameter des erkrankten Tieres das körperliche Wohlbefinden früher zu erkennen ist, als die Laborwerte anzeigen. Daraus kann erkannt werden, daß auch das psychische Moment bei den Tieren eine große Rolle spielt. Es ist daher versucht worden, diese Situation aus der Veterinärmedizin verständlich darzustellen, um die Wichtigkeit des Verhaltens der Tiere in einem Krankheitsfall für die Arzneimittelwahl aufzuzeigen. Der individuelle Charakter der Homöopathie läßt vielfach die Vermutung aufkommen, daß die Homöopathie in der modernen Tierhaltung, bei der gehäuft Tiergruppen auf relativ engem Raum zusammenleben, nicht anzuwenden sei. Das kann durch die Möglichkeit der Injizierbarkeit der homöopathischen Mittel hinfällig werden, denn die Tierärzte, die auch in diesen Ställen die Homöopathie anwenden, sind von der therapeutischen Sicherheit der homöopathischen Behandlung überzeugt. Es ist selbstverständlich, daß hier die Therapie anders durchgeführt werden muß, als in einer Einzelbehandlung. Immerhin ist aber zu bedenken, daß Tiere, die in einer engen Stall- oder Herdengemeinschaft leben, sich weitgehend in ihren Verhaltensweisen ähneln und so ein gut zu verwendendes Krankheitsbild zeigen, nach dem mit Hilfe der Simile-Regel eine gültige homöopathische Therapie durchgeführt werden kann.

Der Wunsch des Verfassers ist es, daß durch diese Übersicht der Homöopathie das Verständnis und die Einsatzmöglichkeit derselben sich weiterer Beliebtheit erfreut.

Dem Ferdinand Enke Verlag sei der Dank dafür ausgesprochen, daß er sich zur Aufnahme einer solchen Abhandlung entschlossen hat.

Ottersberg, im Frühjahr 1989 Dr. med. vet. *Hans Wolter*

Inhalt

Meiner lieben Frau Lola als Dank
für unermüdliche kritische Unterstützung
und Schreibarbeiten

I Allgemeiner Teil

1 Vorgeschichte der Homöopathie

Die Homöopathie erscheint als Therapiemethode innerhalb der Medizin als ein so selbständiges Gebiet, daß man sie – völlig originär von *Samuel Hahnemann* erdacht und erfaßt – als eine einmalige und niemals vorher aufgetretene wissenschaftliche Form anzusehen geneigt ist. Da ist es doch einmal notwendig, die Zeitumstände, aus der heraus die Homöopathie entstanden ist, zu durchleuchten und zurückzugehen in die Zeit vor *Hahnemann*.

Zu seinen Lebzeiten waren Jahrhunderte vergangen, die ungeheure Entdeckungen und bedeutsame Fortschritte nicht nur für die Medizin brachten. Der gesamten Geisteswelt wird durch *Johann Gutenberg* eine Möglichkeit gegeben, die Erkenntnisse mit Hilfe der beweglichen Lettern weit zu verbreiten. So wurden die Forschungsergebnisse der großen Ärzte und Physiologen, der Chemiker und der Chirurgen den Schriftkundigen zugängig und die geniale Zusammenfassung brachte dann oftmals ein großartiges Ergebnis hervor. Man könnte zwischen *Hahnemann* und *Harvey* einen Vergleich ziehen, denn auch letzterer hat die wesentlichen Vorarbeiten der Forscher des 16. und 17. Jahrhunderts mit einem Gedankengang in der funktionellen Erfassung des Blutkreislaufes zusammengefaßt. Vorher war von seinem Lehrer *Hieronymus Fabricius* ab Acquapendente die nach dem Herzen hin gerichtete Öffnung der Venenklappen, die als solche schon 300 v.Chr. von *Erasistratos* entdeckt und benannt worden ist, beobachtet worden. So schweben die Gedanken im wissenschaftlichen Raum bis der geniale Mann kommt, der einen Zusammenhang sieht und dann die wesentlichen Ereignisse daraus festlegt.

Betrachtet man einmal, welche Umwälzungen im 15. Jahrhundert in der Welt vor sich gingen: *Gutenberg* erleichtert mit seiner Erfindung die geistige Entwicklung; *Christoph Kolumbus, Vasco da Gama* und *Ferdinand de Magalhaes* erweitern den Horizont der bekannten Erdkontinente; *Kopernikus* begründet sein Weltsystem; die Kunst zeigt bleibende Werke von *Dürer, Michelangelo, Leonardo, Raffael*; die Medizin erfährt durch *Paracelsus*, daß die beobachtende Erfahrung das Grundprinzip derselben sein muß. Wie im großen Weltgeschehen, so arbeiten die Forscher mit Emsigkeit im kleinen an der Kenntnis und Erfassung des menschlichen Leibes und seiner physiologischen Funktion, bis eben ein Mann wie *Harvey* den gültigen Schlußstrich unter eine Phase zieht.

Brach nun das 17. Jahrhundert mit dieser Erkenntnis an, so kam als weiterer wichtiger Fortschritt in der Medizin die Blatternimpfung durch *Jenner* im 18. Jahrhundert, also schon zu *Hahnemanns* Lebzeiten. Und das merkwürdige ist, daß 1796 die Pockenimpfung von *Jenner* und von *Hahnemann* die Simile-Regel inauguriert wurden. Ich erwähne diesen Zusammenhang deshalb, weil damals auch von *Hahnemann* auf die „homöopathische" Gedankenführung bei der Impfung angespielt wurde. Die Faszination dieser Therapie konnte auch an *Hahnemann* nicht spurlos vorübergehen.

Bis dahin war aber *Hahnemann* noch ein Suchender, bis er in den Wirren, die den Zeitenlauf bestimmen, zu der heute noch gültigen Erkenntnis kommt. Man merkt in der Zeit vor *Hahnemann*, wie sich alles aus den Fesseln des Mittelalters befreien und den Aberglauben und die Mystifizierung aller Vorgänge abstoßen will und der Zeit der Aufklärung zustrebt.

Jochmann schreibt 1828 in seinen „Briefen eines Homöopathischgeheilten an die zünftigen Widersacher der Homöopathie", daß aus diesen Wirren heraus eine Regel geboren wurde, die der „unstrittige wohltätigste und wichtigste Fortschritt seit der Erfindung der Buchdruckerkunst" sei. Wir sehen die Welt in Gärung: *Luther, Huß, Wicleff* lehnen sich gegen den Aberglauben auf; in der Medizin sind deutliche Kritiken zu hören von den bedeutendsten Ärzten und Physiologen ihrer Zeit. Die seit Hunderten von Jahren aufgestellte Regel „Contraria contrariis opponenda" wird angezweifelt und an ihren Festen gerüttelt. Wie weit aber reicht diese zeitweise ganz verschüttete Weisheit oder Kritik vom Zusammenfassen der Natur in ihren Äußerungen und Gesetzen zurück? Wir müssen bis *Hippokrates* gehen. Er „... erzwingt für seine Kunst die Wendung zur zeitgemäß vollendet scharf beobachtenden – nüchtern betrachtenden – geregelt ordnenden Art einer geistigen Schau; ..." schreibt *Meissner* in seiner „Chymia perennis" (Karl F. Haug Verlag, Ulm 1954). Und weiter: „er (*Hippokrates*) ist ein vom erfahrungsgemäßen Befund ausgehender, ... streng wissenschaftlich beobachtender, aber nie an den äußeren Tatsachen hängender Praktiker: er stellt ... unabhängig die Frage nach dem Letzten beim Warum? – er strebt schließlich ohne jemalige Verzichtsleistung die klare Erkenntnis allgemein gültiger Gesetze an – er will in zielhartem Streben ... unablässig den Menschen in seiner Ganzheit als Glied jenes Weltganzen erkennen können und verstehen lernen."

Bei dieser klaren Aussage taucht die Figur *Hahnemann*s vor dem inneren Auge auf, der in allen seinen Schriften immer wieder diese angegebenen Prinzipien zu erreichen sucht.

An diesen Gedanken beweist sich auch, daß gültige Gedanken immer wieder in irgendeiner Form hervorgeholt werden, wenn sie auch durch andere zeitweilig verschüttet werden. So lehnen die Dogmatiker diese Art der Naturbeobachtung ab und wollen alles der Vernunft untertänig machen; die Theorie wird als Ausgangspunkt angesehen und um sie herum werden erst die gesehenen Tatsachen gruppiert. Durch die Empiriker, die bis etwa 180 v.Chr. die Medizin bestimmten, wird aber die Lehre des *Hippokrates* wieder aufgenommen, jedoch unter Berücksichtigung der inzwischen erforschten Ergebnisse der Anatomie und Physiologie.

Interessant ist, daß gegen Ende des 2. Jahrhunderts nach Chr. der in Rom lebende griechische Arzt *Galenos* die Beobachtung und das Experiment in das Zentrum der Natur stellt und sagt, daß dieselben Kräfte, die die Krankheit hervorbringen, auch die Heilung derselben bewirken können. Es soll damit angedeutet werden, daß die

Gedankenführung *Hahnemanns* schon weit vor seinen Lebzeiten wie ein Wetterleuchten am Horizont zu erkennen ist.

Es ist aber bekannt, daß sich die Medizin von dieser Richtung bis heute an ihren offiziellen Stellen abgewendet hat, und das „Contraria contraiis opponenda" die Richtschnur der Medizin geblieben ist. Sie wurde bis zum Exzeß vorangetrieben und so kam es, daß die Methoden zwar verfeinert wurden, aber die Gedankenführung unverändert blieb.

Es muß noch *Avicenna* erwähnt werden, der die Möglichkeit der Selbstheilung auch in scheinbar aussichtlosen Fällen aufzeigte. In seiner Schrift „Canon medicinae" wird wie bei *Galen* nach dem von Kopf-zu-Fuß-Schema das Auftreten der Krankheit eingeteilt. Dem hat sich *Hahnemann* mit seinem Schema der Arzneiprüfungen angeschlossen.

Mit *Avicenna* ist auch der Höhepunkt der arabischen Medizin im Abendland erreicht, obwohl noch bedeutende arabische Ärzte einiges für den Arzneischatz getan haben. So wurde bereits Asa foetida gegen Hysterie genannt (*Ibn Baithar* 1248 †) und das Quecksilber gegen die „fränkische Krankheit" = Syphilis. Aber die arabische Medizin wurde durch das christliche Abendland in den Verfall getrieben, da nun die christlichen Ärzte sich in der Medizin den Ruf der Wissenschaftlichkeit aneignen. Es sei an die französische Universität in Montpellier erinnert, die lange wissenschaftlich bestimmend in der Medizin war, nachdem die von *Friedrich I.* in Salerno gegründete Universität auseinandergefallen war.

Allerdings sollte noch erwähnt werden, daß die Juden, die ja die orientalischen Sprachen kannten und so leichter Zugang zu diesen Schriften bekommen konnten, sich maßgeblich in der Medizin Geltung verschafften. Besonders ist *Maimonides* aus Cordova (1134) zu erwähnen, der auch – nebenbei gesagt – auf die christlichen Scholastiker großen Einfluß gewann (*Thomas von Aquin*). Er schreibt wörtlich in einem seiner Bücher: „... Die Natur hilft sich in vielen Fällen ganz allein und ohne ihre Hilfe bleibt jede ärztliche Kunst wirkungslos. Die Aufgabe des Arztes ist, die Natur zu unterstützen."

Man muß bedenken, daß diese Worte in einer Zeit geschrieben wurden, die sich für fähig hielt, die Natur zu negieren, und sich der „Chymia" = Alchemie voll verschrieben hatte. Daher auch die gewaltigen Rezepte, von denen bis heute Kenntnis vorliegt und die eine Unzahl von Medikamenten enthielten.

Am Übergang vom 15. in das 16. Jahrhundert steht *Paracelsus*, der durch seine Naturbeobachtung und die Erkenntnis, daß Krankheit und Arznei eine Einheit bilden, in seinem „Volumen paramirum" wörtlich schrieb: „... wahrhaftiger Arzt spricht: Das ist Morbus terebinthinus, das ist Morbus sileris montani, das ist Morbus helleborinus und nicht: das ist Bronchus, das ist Rheuma, das ist Coryza, das ist Catarrhus.

Diese Namen kommen nicht aus dem Grunde der Arznei, denn Gleiches soll seinem Gleichen mit dem Namen verglichen werden; aus dieser Vergleichung kommen die Werke; das ist: die Arcana eröffnen sie in ihren Krankheiten."

Wie man erkennt, hatte *Paracelsus* eine feste Vorstellung von dem Zusammenhang zwischen Medikament und Krankheit. Er weist auch darauf hin, daß nicht ein

Sammelsurium an Medikamenten auf einmal gegeben werden solle, sondern daß spezifisch wirkende Einzelmittel eingesetzt werden müßten, um den geheimnisvollen Zusammenhang zwischen dem Menschen und seiner Krankheit zu eröffnen und damit die Heilung zustande zu bringen. Es ist der Schritt aus der alten Alchemie in die Wissenschaft der Chemie, die dann bis in die heutige Zeit zum Exzeß vorangetrieben worden ist. Auf der Suche nach sog. Wirkstoffen werden die Pflanzenzusammenhänge zerstört, und anstatt eine umfassende Wirkung bei einer Erkrankung zu bekommen, ist die Wirkungsbreite durch die Isolierung der Inhaltstoffe eingeengt.

Paracelsus zeigte durch seine Beobachtungen und seine philosophischen Überlegungen neue Wege der Arzneibetrachtung. Er übernahm nicht die Lehre eines *Galen*, der das stofflich Nachweisbare als Wirkprinzip in dem Medikament sah, sondern er erblickt in dem Heilmittel eine Kraft, die sich durch äußere Zeichen bereits erkennen ließe. Er begründete so die „Signaturenlehre" nach den „signa naturae", die durch eine besondere Zubereitung zur Wirkung kommen. Dieses „Signum naturae" erschließt *Hahnemann* in streng wissenschaftlicher Form durch seine Arzneimittelprüfungen, durch die er jedem Mittel seine „Signatur" zuordnet, ohne dieses Wort zu benutzen. Aber es sei eben eine besondere Zubereitung notwendig, um dieses zu erreichen. Ob hier nun die Verdünnung als Dynamisierung anzusehen ist, die durch die arabischen Ärzte schon im Verhältnis 1:10 durchgeführt wurde, ist nicht ganz klar bewiesen. Aus all diesen Erkenntnissen wird doch der Zweifel an der geltenden medizinischen Ansicht des Contraria immer lauter und *Hieronimus Cardanus* (1501–1575) setzt sich mit dieser Regel (fast Gesetz) kritisch auseinander. Gute 100 Jahre später aber werden durch *G.E. Stahl* diese Kritiken offen ausgesprochen und der medizinischen Wissenschaft seiner Zeit deutlich ihre Grenzen gezeigt. In seinem Werk: „Experimenta et Observationes" schreibt er wörtlich: „... verschieden geartete, aber wesensgleiche chemische Vorgänge einem einheitlichen Gesichtspunkt unterstellen." Dieses schrieb er 1711. Im Jahre 1728 veröffentlicht er dann die Schrift: „Gründliche Abhandlung des Aderlasses, sowohl den Gebrauch als auch den Mißbrauch". Er ist der erste wissenschaftlich fundierte Kritiker in der Medizin, denn schon in seinem ersten Buch „Theoria medica vera", setzt er nicht nur Fragezeichen gegen die geltenden Ansichten der Medizin, sondern er fordert darin sogar ein Umdenken und die Erarbeitung eines ganz anders gearteten Heilverfahrens, ohne sich allerdings genauer darüber zu äußern. *Stahl* war Regimentsarzt in Dänemark und hatte so eine breite Möglichkeit, Beobachtungen zu machen über die Wirksamkeit einer schematisch angewandten Medizin. In dieser Zeit entbrannte die Suche nach dem wirksamen Lebensprinzip, das die Kraft besäße, die Krankheiten zu heilen. Dieses Unsichtbare nannte *Stahl* „Seele". Aber dem Lebensprinzip, der Lebenskraft kam auch er nicht näher. Er setzt sich kritisch mit den Behandlungsmethoden seiner Zeit auseinander, in der noch bis in *Hahnemann*s Zeit die Reizmittel, die Aderlässe, das Purgieren bis zum Übermaß eingesetzt und damit dem sowieso erkrankten Organismus auch noch diese Belastungen zugemutet wurden.

In diesem Zusammenhang ist auf *Albrecht von Haller* hinzuweisen, einen Schweizer Arzt, der sich auch in vielen philosophischen Schriften einen bedeutenden Namen gemacht hat. Wesentliche Entdeckungen auf dem Gebiet der Anatomie sind *von Haller* zu danken, die aber in diesem Zusammenhang ohne Bedeutung sind. Er stellt sich auch nicht direkt gegen das „Contraria“ des Mittelalters, sondern erforscht experimentell die spezifische Reizwirkung der „Lebenskraft“ auf anatomisch unterschiedliche Bestandteile des Organismus. So stellt er fest – und das ist etwas ganz neues –, daß ein Muskel auf einen Reiz hin nur mit Bewegung und daß ein Nerv ganz allein mit Reizaufnahme und dessen Weiterleitung reagieren kann. Er erfaßt das lebendige Phänomen der Vitalität vollkommen neuzeitlich und erklärt auf diese Weise rückschließend die Arzneimittelwirkung. Ein bedeutender Schritt zu dem Gedankengang der Homöopathie. Auf diese Weise kommt er zu der Forderung, daß die Arzneien, bevor sie am Krankenbett eingesetzt würden, am Menschen geprüft werden müßten, in einer Dosis, die nicht schädlich sei. Dieses war 50 Jahre vor *Hahnemann*s Veröffentlichung in Hufelands Journal über ein neues Prinzip in der Heilkunde (1796).

In derselben Zeit lebte auch *Anton Störck* (1731–1805), der den *Haller*schen Gedankengang aufgriff und an sich selbst Arzneiversuche machte. Er bekam Wirkungsbilder von Aconitum – Colchicum – Datura und Hyoscyamus. Ganz bewußt hat er die Phänomene bei dieser Prüfung an sich selbst aufgezeichnet und die Einnahme bei entsprechenden Erkrankungen in geringen Dosen empfohlen. Dieses war im Jahre 1769.

Es ist zu bedenken, daß diese ganzen Forschungen und Untersuchungen aus der erschreckenden Kenntnis der Giftwirkung der eingesetzten Arzneien geboren wurden. Man kannte die Schäden, man versuchte sie zu ergründen. Der Gedanke der Homöopathie schwebt wie eine Windsbraut über der ganzen medizinischen Welt, ohne daß die Folgerungen daraus gezogen wurden. Wurde zunächst die Vielzahl der rezeptierten Mittel für die Schäden durch die Arzneien verantwortlich gemacht, so mußte man resigniert feststellen, daß nicht die Vielzahl allein die Ursache war, denn auch mit wenigen oder gar einzelnen Mitteln kam es zu schweren Schockwirkungen, wenn nicht gar zu Todesfällen. Wir sehen die Situation vor uns, die *Hahnemann* in seinem „Organon“ anprangert, daß die Ärzte seiner Zeit wohl die Arzneischäden genau kannten und beschrieben, aber nicht den Zusammenhang mit der Krankheit und der Arznei und deren Heilwirkung erkannt hätten.

Seit *Hippokrates* kreißt der Gedankengang der Homöopathie über der Medizin und will geboren werden. Er wird verdrängt durch die *Galen*ische Übermacht in der Medizin, bis dann *Paracelsus* in seinem „Volumen paramirum“ zum ersten Male den Zusammenhang zwischen der Arznei und der Erkrankung ausspricht. Immer wieder aber wird er verdrängt, obwohl er in Einzelheiten schon ausgesprochen war. Aber er konnte noch nicht gedacht werden, weil in den berühmten Männern des 15. bis 18. Jahrhunderts niemals das gesamte Bildungsgut der Medizin in einem Geist vereint war. Nur aus einem solchen Wissen heraus konnte es möglich werden, diese einmalige Neuerung in der Medizin zu initiieren.

Meissner schreibt in seiner „Chymia perennis“: „Im 19. Jahrhundert bietet *Samuel Hahnemann* über den Weg der Arzneimittelprüfung durch die ... Auswertung des „Simile-Prinzipes“ die unumstößlichen Grundlagen für eine biologisch-medizinische Heilmethode – er schafft damit ... erstmalig eine allgemeine Gesetzmäßigkeit für das damals aufdämmernde ... biologische Weltbild." Auf welcher Basis nun ist *Hahnemann* dieses möglich? Er ist eben ein aus breiter Wissensgrundlage schöpfender Gelehrter, dessen fachwissenschaftliche Arbeiten sich mit der Chemie, der Analyse (Apothekerlexikon), der Pharmazie (s.o.), der Psychiatrie, der Chirurgie, der Gesundheitslehre und der Heilkunde befaßten. *Hahnemann* hat sicherlich die Schriften der Alten, vor allen Dingen des *Paracelsus'*, gekannt. Aber wir haben die Zeit der Aufklärung, und selbst ein noch in der Romantik verhafteter Mensch wie *Hahnemann*, wollte sich natürlich nicht auf einen als obsolet geltenden Mann des Mittelalters berufen. Er hatte es auch gar nicht nötig, denn sein die Jahrhunderte zusammenfassender Gedankenschluß, der in der Simile-Regel endete, ist so genial, daß keine Reminiszenzen notwendig waren, um seinem Gedanken Glaubwürdigkeit zu schenken. Vor allen Dingen unterschied sich *Hahnemann* von den anderen Wissenschaftlern seiner Zeit dadurch, daß er seine Beobachtung, die er zuerst mit der China-Rinde machte, nicht gleich in ein System einordnete, sondern Beobachtung an Beobachtung fügte und so die gesetzmäßige Wiederkehr der Simile-Regel festlegte.

Wie gesagt, 1796 erfuhr die medizinische Welt zuerst davon, in dem Jahr also, in dem von *Jenner* die Pockenimpfung entwickelt wurde. Während *Jenner* die große Tat der Prophylaxe durch die Impfung einleitet und so der Medizin einen großartigen, aber gefährlich werdenden Weg zeigt, der nun in allen nur erdenklichen Übeln die Vorsorge bringen soll, ohne daß von den Patienten etwas dazu getan zu werden braucht. Es ist also eine gewisse Passivität, die sich damit in der Medizin anbahnt und die zu dem heutigen Aberglauben an die Alleinwirksamkeit einer Schutzimpfung geführt hat.

Anders steht die Forderung *Hahnemann*s, der die sich in Jahrhunderten entwikkelnden Gedanken in einer großartigen Schau zusammenfaßt, aber dem Organismus und damit dem Menschen oder dem Tier selbst die Aufgabe zuschreibt, die Heilung zu erreichen, unterstützt von der starken, aber milde wirkenden Arznei. *Hahnemann* hat dieses Simile-Prinzip in eine wissenschaftliche Form gebracht, die verhaftet in der Romantik, hinweist in die experimentelle Medizin der heutigen Zeit. Wenn auch die Homöopathie immer wieder in die Außenseiterstellung gedrängt wird, so sollte man doch aufmerksam in der Welt herumhorchen, was über die Homöopathie gesagt und geschrieben wird. Ich möchte *Hildegard Bösch-Billing* anführen, die in der „Neuen Züricher Zeitung" am 11.5.1983 in einem groß angelegten Artikel schreibt: „Homöopathie – Weltanschauung oder Wissenschaft?": „Auch der Grundpfeiler der Homöopathie, die Ähnlichkeitsregel, kann physikalisch gedeutet werden und zwar mit dem Resonanzprinzip. Dazu nehmen wir an, daß ein krankmachendes Agenz inkompatible Schwingungen in ein Lebewesen einspeichert, die Stoffwechselfunktionen auslösen und unterbinden können. Eine solche Schwingung läßt sich mit einer Schaukel vergleichen. Will man die stark schwingende Schaukel ohne Bremsbacken bremsen, muß man sie wiederholt mit ruhenden Schaukeln, die mit der gleichen Frequenz schwingen können, koppeln. Jede Schaukel nimmt jeweils die Hälfte der Schwingungsenergie auf. Mit der Zeit kommt die erste Schaukel nahezu zum Stillstand. Die stark schwingende Schaukel entspricht der Krankheitsschwingung, das homöopathische Mittel den gekoppelten „Abteilungs“-Schaukeln. Sogar das rituelle Schütteln oder Verreiben ist nicht ganz unbegründet. Aus quantentheoretischer Sicht läßt es sich als ein Verfahren zur Verbesserung der Speicherfähigkeit deuten.

Denkmodelle sind keine Beweise, aber immerhin Hinweise, daß an der Homöopathie – naturwissenschaftlich betrachtet – etwas dran sein könnte.“

„Wissenschaft bedeutet, das Seiende so zu erfassen, wie es seinem Wesen nach erfaßt werden will.“ So schreibt 1947 *Romano Guardini* in seiner Schrift „Tod des Sokrates“. Welches ist nun das Wesen der Homöopathie? Die wissenschaftliche Bilanz aus fünf Jahrhunderten in der Simile-Regel zusammengefaßt zur gültigen und reproduzierbaren Therapie.

2 Lebensgeschichte von Dr. *Samuel Hahnemann* – Ein kurzer Überblick

Samuel Hahnemann wurde am 10. April 1755 in Meißen als Sohn eines Porzellanmalers geboren. Sein unruhiges Leben endete am 2. Juli 1843 in Paris.

Er ist als einer der gebildesten Ärzte seiner Zeit anzusehen, wie durch sein umfangreiches Schrifttum aufgezeigt wird, in dem die Kenntnis der in- und ausländischen medizinischen und philosophischen Literatur ihren Niederschlag findet. Auf vielen Umwegen, die allerdings erst später als solche erkannt werden, kam er zu der bedeutungsvollen Formulierung der Simile-Regel – Similia similibus curentur. Außer seinem Studium an den Universitäten in Leipzig, Wien und Erlangen bekam er seine ärztliche Ausbildung bei den bedeutendsten Ärzten seiner Zeit. Schon die ersten wissenschaftlichen Arbeiten weisen auf sein kritisch-synthetisierendes Denken hin, erkennbar in seiner Dissertation 1780: „Betrachtung der Ursachen und Behandlung krampfartiger Affektionen." (Conspectus adfectum spasmodicorum aetiologicus et therapeuticus.) in Erlangen. Wegen seiner neben dem Arztstudium gemachten Sprachstudien war er ein gesuchter Übersetzer. Auf diese Weise bekam er seine breite Übersicht über die medizinische und philosophische Literatur der damaligen Zeit. Er sprach außer den klassischen Sprachen Latein und Griechisch fließend Englisch, Französisch und Italienisch.

Den ersten Anstoß zur Simile-Regel bekam er nach einem Selbstversuch mit der China-Rinde, zu dem er durch die Übersetzung von *Cullens* „Materia medica" angeregt wurde. Dieser Versuch fand während der Herausgabe seines Apotheker-Lexikons (1793 bis 1799) statt und brachte die erste Formulierung des Simile-Satzes 1796 in Hufelands Journal II. Hierdurch wurde er zu weiteren Arzneimittelversuchen angeregt, die er kritisch 1805 in seinem Buch: „Fragmenta de viribus medamentorum positivis in sano corpore observatis" beschrieb.

Dem folgte 1806 die „Heilkunde der Erfahrung" und 1810 das erste „Organon der rationellen Heilkunde", das von der II. Ausgabe ab dann „Organon der Heilkunst" genannt wurde mit dem Motto: „Aude sapere!", einem etwas veränderten Horaz-Zitat. 1811 erschien seine Habilitationsschrift „De helleborismo veterum" in Leipzig. Bis zum Jahre 1821 kamen dann die 6 Bände der „Reinen Arzneimittellehre" heraus.

Seine ärztlichen Stationen waren 1780 in Nettstedt, 1782 in Gommern, davor pharmazeutische Ausbildung in Dessau; 1784 Dresden und 1789 Leipzig; 1792 in Gotha Einrichtung einer Irrenanstalt; bis 1821 verschiedene Orte in ganz Deutschland, dann als letzte deutsche Station Köthen bis 1835.

Während seiner ärztlichen Tätigkeit in Köthen wurde seine fünfbändige Folge der „Chronischen Krankheiten" herausgegeben.

Nach einer fast 50jährigen Ehe mit *Henriette Küchler* (11 Kinder), die im Jahre 1830 starb, heiratete er im Jahre 1835 *Melanie D'Hervilly* und zog dann nach Paris um, wo er am 2. Juli 1843 starb.

Bedeutungsvoll für die großartige Beobachtungsgabe von *Hahnemann* ist die Tatsache, daß er die 1830 grassierende Choleraepidemie auf „kleinste Lebewesen" zurückführte und dieses zu einem Zeitpunkt, bevor die bakteriologische Ära angebrochen war.

Das Prinzip der *Hahnemann*schen Homoopathie basiert auf der Gabe eines einzigen Mittels, das durch die Arzneimittelprüfung die Ähnlichkeit zu der von ihm zu beeinflussenden Krankheit aufweist. Seine Forderung „Macht's nach, aber macht's genau nach" sollte die Richtschnur jedes Arztes oder Tierarztes sein, wenn er in seiner Praxis Homöopathie anwenden will. Alle zusammengesetzten Mittel, auch wenn sie sich als „homöopathische Arzneien" bezeichnen, sind keine Homöopathie im Sinne *Hahnemann*s. Es sollte an dieser Stelle eine exakte Trennung, auch von BGA, bzw. von den nachfolgenden Institutionen gezogen werden, um die Wahrheit und die Wissenschaftlichkeit der Homöopathie und damit der gesamten Medizin zu erhalten.

3 Homöopathie in der Veterinärmedizin – Geschichtliche Betrachtungen

Seit dem Jahre 1796, als *Hahnemann* die Homöopathie inaugurierte, ist in tierärztlichen Kreisen kaum Notiz von dieser neuen medizinischen Gedankenführung genommen worden. Das mag zum Teil daran gelegen haben, daß die Veterinärmedizin als solche eigentlich noch gar nicht existierte, daß Hufschmiede, Roßkämmer und auch Scharfrichter empirische Erfahrungen niedergeschrieben und so in einem Wirrwarr von Medikamenten – es ist die Frage, ob man diese überhaupt als solche bezeichnen konnte – Behandlungen durchführten, die zeigten, daß die interne Widerstandskraft der Tiere, damals wurden hauptsächlich Pferde behandelt, ungeheuer hoch war. Die damals bestehenden Tierarzneischulen bezeugen selbst, daß das Wissen um die Therapie noch sehr gering sei.

Um so verwunderlicher ist es, daß *Hahnemann* sich schon frühzeitig um die homöopathische Behandlung der Haustiere gekümmert hat. So soll ein unveröffentlichtes Manuskript aus der Feder *Hahnemann*s in der Universitätsbibliothek Leipzig existiert haben, das zwar mehrfach in Veröffentlichungen erwähnt wird (*Grieser, Wolff*), das aber seitdem nicht wieder aufgefunden wurde*. Es werden darin nach *Wolff* klare Außerungen *Hahnemann*s aufgezeigt, daß er sich Vorstellungen macht über evtl. Arzneimittelprüfungen an Tieren, die er nach ihrem jeweiligen Gesundheitszustand differenzieren will. Leider fehlen aber genaue Angaben darüber, wie er sich die AMP an Tieren denkt. So wurden zunächst die AMP an Tieren unbeachtet gelassen und die homöopathisch arbeitenden Tierärzte der damaligen Zeit werden sich an die durch die AMP am Menschen gefundenen Symptome gehalten haben.

Es sind noch zu Lebzeiten *Hahnemann*s Veröffentlichungen erschienen, deren Inhalt und Gedankenführung noch heute wesentliche Beobachtungen über die Wirkung der homöopathischen Arzneien aussagen. Da ist besonders zu nennen *J.C.L. Genzke*, Tierarzt in Neustrelitz, der eine „Homöopathische Arzneimittellehre für Thierärzte" 1837 herausgegeben hat. Ihr Inhalt befaßt sich mit 65 mit großer Akribie beschriebenen Mitteln der Homöopathie, spezialisiert für die einzelnen Tierarten. Das in die heutige Zeit Deutende dieses Buches ist schon in der Vorrede desselben von *Genzke* selbst ausgesprochen:

„In der neueren und neusten Zeit sind eine bedeutende Anzahl tierärztliche Arzneimittellehren an das Tageslicht getreten, in ihrem Inhalte eine große Menge Arzneimittel aus allen Reichen der Natur uns vorführend, deren wohltätige Wirkungen in allen, selbst den gefahrvollsten Krankheiten angepriesen werden, so daß es bei oberflächlicher Betrachtung erscheinen könnte, als sei dieser Theil der Veterinairwissenschaft vor allem so ausgebildet, daß wenig zu wünschen übrig bliebe,

---

* Während der Drucklegung wurde dieses Manuskript – ein Vortrag – von der Universität Leipzig der FU Berlin zur Verfügung gestellt.

und das Leben der Thiere bei Behandlung eines tüchtigen, theoretisch und praktisch gebildeten Thierarztes so ziemlich assecurirt sei." Seine Zweifel daran belegt er dann im weiteren Verlauf seiner Abhandlungen. Man fühlt sich fast in die moderne Zeit versetzt, wo in den Fachzeitschriften ständig Arzneimittel angepriesen werden, die mit einer solchen Sicherheit einzusetzen seien, daß eben die „gefahrvollen Krankheiten" sofort zum Abheilen gebracht werden könnten. Ist da nicht der Simile-Satz mit seinem Konjunktiv – Similia similibus curentur – ehrlicher? Er schließt die Möglichkeit ein, nicht in allen Fällen unfehlbar zu sein.

Es sollte auch ein kurzer Blick auf ein Buch gelenkt werden, das im Jahre 1834 bereits in neunter Auflage vorgelegen hat mit dem Titel „Allgemeines Vieharzneibuch usw." des „alten Schäfer Thomas seine Kuren an ... allen Haustieren" – wenn auch nicht mit homöopathischen Mitteln –, der aber als größte Weisheit seiner Tätigkeit bei diesen Kuren sagt: Man solle der Natur mit seiner Behandlung nicht voraneilen, sondern geduldig zunächst abwarten, wohin sich die Erkrankung neigen will. Sind das nicht Gedankengänge, die sich die heutige Medizin, nicht nur die Veterinärmedizin aneignen sollte, um dem erkrankten Individuum die Möglichkeit der Selbstheilung, die nur zu unterstützen ist, zu geben? Das „Natura sanat, medicus curat" sollte wieder vornehmstes Gesetz der Therapie sein.

Es ist anzunehmen, daß der erwähnte *Genzke* Kenntnis von dem Manuskript *Hahnemann*s über die homöopathische Behandlung der Haustiere gehabt hat. Er gibt aber seine Skepsis zu, die ihn nicht mit vollen Segeln zur Homöopathie fahren läßt; sondern er hat sich „vorurteilsfrei" dem Studium des „Organon" hingegeben und war von der klaren einleuchtenden Darstellung der Methode durch *Hahnemann* überzeugt, selbst bereit, sich der Homöopathie anzunehmen.

Zu dieser Zeit waren viele bedeutende Ärzte dabei, die Therapie logisch zu gestalten, d.h. sie von der reinen Empirie auf eine Verbindung zu stellen, die von der Diagnose ausgehend sich komsequent der Heilung der Krankheit widmet, die aber „keine Brücke von der Diagnose zu irgendeiner Therapie, ausgenommen unsichere allgemeine Erfahrung" (*Grieser*) fanden.

Da ist es verständlich, daß diejenigen, die sich als Tierärzte oder sonstige Tierbehandler dem Gedankengang der *Hahnemann*schen Homöopathie öffneten, eigene Wege gehen mußten. Als erster wohl – wie schon erwähnt – *Grenzke*. Aber nur kurze Zeit später erschien dann der berühmte Dr. *F.A. Günther* (3 Bände), der das „Hülfsbuch: Der homöopathische Thierarzt" herausgab, das 1844 bereits in vierter Auflage vorlag. Es waren eigentlich Zusammenfassungen aus den verschiedensten Schriften, die sich mit der Homöopathie bei Tieren befaßten. U.a. erwähnt er den Tierarzt *Lux* mit seiner „Zooiasis der Heilungen nach dem Gesetz der Natur" 1833. Neben den Veröffentlichungen von zwei Nichttierärzten („Landwirt, Laie") weist er auf die Schrift von Dr. *Weber* hin, Hofrat in Lich (Hessen), der 1836 über die Heilung von 108 Milzbrandfällen bei Rindern berichtete. Ein gleicher Erfolg wird von *Sommer*, Kreistierarzt in Hanau, berichtet. Soweit bekannt, wurde von beiden ein Extrakt aus der Milz erkrankter Tiere nach *Hahnemann*schen Vorschriften zubereitet und den Tieren sowohl therapeutisch wie auch prophylaktisch verabreicht. Es wären dann noch zwei Tierärzte zu erwähnen, die sich maßgeblich für die Homöopathie mit großem Erfolg einsetzten. Da ist zunächst *J.A.F. Theodor Träger* zu nennen, der aus Preußen stammte, sich aber in Österreich-Ungarn betätigte. Er war jahrelang in den preußischen Militärgestüten als homöopathisch arbeitender Tierarzt tätig. Als ein besonders aktiver Tierarzt auf homöopathischen Gebiet ist *Carl-Ludwig Böhm* zu nennen, der neun Bücher über die homöopathische Behandlung der Haustiere, eine homöopathische Pharmakologie und einige kleinere Schriften schrieb (nach *Grieser).*

Trotz dieser überzeugenden Arbeiten der homöopathisch arbeitenden Tierärzte, wurde es in der Veterinärmedizin still um die Homöopathie. Erst in den Zwanziger Jahren wurde, wenn auch sehr polemisch, die Homöopathie in der Tierheilkunde erwähnt. Nach dieser Zeit stellte *Brüsch* durch seine Schrift „Über Homöopathie in der Veterinärmedizin" 1934 wieder den Kontakt zu dieser Heilmethode her. Er bestätigte an Hunden den Versuch von Prof. *A. Bier* über die Sulfur-Reaktion des Organismus auf der Haut.

In neuerer Zeit gewinnt die Homöopathie in der Veterinärmedizin eine erhöhte Bedeutung. Es hat sich durch die Arbeiten und Untersuchungen über die Wirksamkeit der Homöopathie gezeigt, daß sich die Homöopathie in der Praxis und in der Forschung als stets gleichbleibend steigernd bewährt. Hinzu kommt, daß durch das wichtige Rückstandsproblem das Interesse der Tierärzte und der Tierbesitzer sehr gestiegen ist. Vor allen Dingen aber hat es sich bei der nun langsam breiter werdenden Anwendung gezeigt, daß auch in hochakuten Fällen die Homöotherapie eine zuverlässige Heilmethode darstellt.

Homöopathie in Lehre und Praxis

Das breite Interesse, das sich besonders bei den jüngeren Kollegen und bei den klinischen Semestern an der Homöopathie zeigt, hat es notwendig erscheinen lassen, Ausbildungsmöglichkeiten zu schaffen, die den Interessenten die Basis und später die breitere Therapiemöglichkeit bietet. Erfahrene Tierärztinnen und Tierärzte haben sich zur Verfügung gestellt, der Forderung nach Ausbildung in der Homöopathie nachzukommen, weil an den öffentlichen Lehrinstituten bisher keine Möglichkeit besteht, die Homöopathie offiziell zu lehren. Es ist daher besonders anzuerkennen, daß in der Tierärztlichen Hochschule in Hannover, Dissertationen unter der Leitung von Prof. *Frerking* und Prof. *Harisch* durchgeführt werden konnten, die die Berechtigung ergaben, die Homöopathie als voll gleichwertige Therapie in der Praxis einzusetzen.

Ein weiteres Problem schien es zu sein, das durch die Arzneimittelprüfung am Menschen entstandene Arzneimittelbild auf das Tier zu übertragen. So wurde auf Fort- und Weiterbildungskursen, die von der ATF als Ausbildungsinstitution anerkannt wurden, Arzneimittelbilder für die Tiere, aufgeteilt in die verschiedenen Tierarten, zusammengestellt. Dabei wurden die rein subjektiv-psychischen Symptome des Menschen in die Verhaltensweise der verschiedenen Tierarten übersetzt und so ein dem menschlichen Arzneimittelbild ebenbürdiges tierisches Arzneimittelbild zur Seite gestellt. An dieser Stelle sind die Arbeiten zu erwähnen, die von den Teilnehmern an den Seminaren „Homöopathie für Tierärzte", die monatlich in Ottersberg stattfanden, inzwischen aber aus zwingenden Gründen nach Stuckenborstel, Krs. Rotenburg (Wümme) verlegt wurden. Diese Arbeiten bringen eine „Sammlung kurzgefaßter Arzneimittelbilder für die Veterinärhomöopathie“, in Relation zu den einzelnen Tierarten, in organismischen, organischen und verhaltensmäßigen Reaktionen (s. Spezieller Teil). Auf diese Weise gelingt es mit dem von *Hahnemann* entwickelten Gedankengebäude exakte Therapie auch in der Veterinärmedizin zu betreiben. Dabei kommt es darauf an, die Mittel einzusetzen, die sich nach der Simile-Regel als die wirksamsten herausstellen. Es gilt in diesem Zusammenhang immer, das *ganze* Tier einer genauen Untersuchung zu unterziehen, wobei die allgemeine klinische Untersuchung als Grundlage angesehen werden muß. Aus ihr treten bereits Hinweise hervor, die eine Reihe von homöopathischen Arzneimitteln erkennen lassen. Bei dieser Betrachtung ist aber bevorzugt die Reaktion des Tieres innerhalb des Krankheitsgeschehens zu beachten. Denn an diesem Punkt kann die homöopathische Arzneimittel-Diagnose aufgebaut werden. Dabei zeigt sich auch die Besonderheit der homöopathischen Therapie: man nennt nicht die klinische Diagnose als den Angelpunkt für die Therapie, sondern man findet mit der Klärung der Reaktionsfähigkeit des erkrankten Tieres das Mittel, das in diesem Fall das Richtige ist. Und so nennt man eine Bronchopneumonie nicht nur mit diesem naturwissenschaftlichen Namen, sondern man bezeichnet diesen Krankheitsfall nach dem einzusetzenden Mittel. Man spricht also zusätzlich von einem „Belladonna-Fall“, oder von einem „Aconitum-Fall“ oder von einem „Ferrum-phosphoricum-Fall“, damit die Diagnose einengend. Man wird an die Nomenklatur eines *Paracelsus* erinnert, der auch die Krankheitsbezeichnung nach dem Mittel, das die Heilung bewirken würde, benannte. So wurde früher bei *Paracelsus* und heute in der Homöopathie zum Ausdruck gebracht, daß Krankheit und Arznei bei dem erkrankten Indivuduum eine Einheit bilden. Die Einheit ist in der Veterinärmedizin besonders eindringlich festzustellen, denn in seiner Gesamtheit ist das Tier erkrankt, es zeigt uns durch sein Verhalten an, daß sich zwar an einem Organ die Krankheit manifestiert hat, daß es aber in seiner Gesamtheit wirklich krank ist.

In der Homöopathie ist es wichtig, neben dem Krankheitsbild die *Ursache* festzustellen. Hiermit ist nicht der eventuelle Infektionserreger gemeint, sondern der Umstand, der zum Ausbruch der Erkrankung geführt hat. In den wenigsten Fällen hat man im Erreger die wahre Krankheitsursache zu suchen; er ist nur der Indikator dafür, wo der schwache Punkt in der Reaktionsfähigkeit des Organismus liegt. Es ist in diesem Zusammenhang auf die Arbeiten von *Speranski* hinzuweisen, der dieses bereits im Jahre 1930 feststellte, fast zur gleichen Zeit, in der *Pawlow* seine Arbeiten über die „bedingten Reflexe“ veröffentlichte. Nur in einem irritierten Organismus kann sich eine Infektion halten und so zu einer Erkrankung führen. Der „Erreger“ ist nicht die eigentliche Ursache; diese liegt in den Umständen unter denen der irritierte Organismus infiziert wurde und so in einer Reaktionsschwäche war, die ihn die Störung nicht wieder überwinden läßt. Das kann in einer Durchkältung im harten trockenen Wind sein, das kann in einer kalten Durchnässung mit allen ihren rheumatoiden Erscheinungen sein, das kann auch in einer falschen oder ungesunden Fütterung liegen: alle diese Situationen sind geeignet, das Immun- und Regulationssystem zu blockieren und somit dem Organismus die Krankheit zu bringen. Aber nicht nur solche massiv einwirkenden Schädigungen sind auslösend für Störungen des gesamten Organismus. Auch psychische Belastungen können krankheitsauslösend wirken. So berichtet *Tiefenthaler* (1984) den Fall einer Kuh, die aus ihrer gewohnten Umgebung herausgebracht wurde, mit schweren Verdauungsstörungen, die mit deutlichen Wesensveränderungen einhergingen, reagierte. Eine lange Behandlungszeit mit allgemein bekannten Mitteln brachte keinerlei Änderung des Zustandes. Erst eine Gabe homöopathisch aufbereiteter Ignatia D_{30} brachte die Umkehr in eine völlige Beschwerdefreiheit. Das Symptom der Verdauungsstörungen wurde längere Zeit mit konventionellen Mitteln zu heilen versucht, erst das an der „Ursache", dem „Heimweh", angreifende Mittel brachte die Heilung. Man ersieht daraus, daß eben auch Unwägbarkeiten schwere Krankheitszustände auslösen können; weiter kann man daran erkennen, daß die psychische Komponente auch bei Tieren, selbst bei den als indolent verschrieenen Rindern, eine wesentliche Rolle spielen kann. Und in dieser Hinsicht ist die Homöopathie der Allopathie überlegen, da sie sich niemals blockierend oder sedierend in den Krankheitsprozeß einschaltet, sondern immer regulierend. Voraussetzung ist allerdings, daß das eingesetzte Mittel auch wirklich das Simile für den betreffenden Krankheitsfall *und* das betreffende Tier ist. Man hat also mit dieser homöopathischen Behandlung eine kausale Therapiemöglichkeit, die keine andere therapeutische Methode nachvollziehen kann, ausgenommen vielleicht die Akupunktur.

Es mag noch ein anderes Mittel in diesem Zusammenhang einer Betrachtung unterzogen werden: Nux vomica, die Brechnuß aus Hinterindien. Ist bei Ignatia eine psychische Situation richtungsgebend für den Einsatz, eben das, was in der Humanmedizin mit „Heimweh" bezeichnet wird, so ist bei dem Einsatz von Nux vomica eine andere psychische Komponente vielfach auslösend für das Auftreten bestimmter Krankheitsfälle. Dazu muß bedacht werden, daß die Tiere an sich Lebewesen der freien Natur sind, auch wenn sie als Haustiere gehalten werden. Diese oft unnatürlichen Haltungsbedingungen in Ställen, die so eingerichtet sind, daß die Tiere nur angebunden an die Wand starren können, wirken in doppelter Hinsicht schädigend auf die so gehaltenen Tiere: Die gesamte Stoffwechselsituation wird gestört, alles wird verlangsamt, nur durch die Fütterungsintensivierung kann das gesundheitliche Niveau einigermaßen gehalten werden. Dabei stellen sich dann Störungen im Verdauungstrakt ein, die oft Autointoxikationen bewirken können und dann merkwürdige Lähmungserscheinungen über das Rückenmark nach sich ziehen. Diese ausgesprochenen Folgen der ständigen Stallhaltung werden durch Nux vomica D_6 sicher behoben. Hierher gehören auch die Obstipationskoliken der Pferde, die oft auf ähnliche Ursachen zurückzuführen sind und ebenfalls mit Nux vomica D_6 reguliert werden können, bis hin zur schweren Blinddarmverstopfung.

In der Humanmedizin wird Nux vomica mit Erfolg eingesetzt bei Menschen, die eine sitzende Lebensweise haben und durch die Eintönigkeit der Tätigkeit zu nervösen Reizzuständen neigen. Die dabei auftretenden Darmkrämpfe verschwinden nach Nux vomica-Gaben. So haben wir auch bei der Obstipationskolik, die mit Spasmen einhergeht und aufgrund irgendwelcher toxischen Schädigungen auftritt, in Nux vomica ein fast momentan wirkendes Mittel. Man kann bei rektaler Kontrolle die Spasmolyse der verkrampften Darmpartien während der intravenösen Injektion von 10 ml Nux vomica D_6 feststellen.

Diese Beispiele lassen erkennen, daß die Homöopathie nicht, wie immer wieder behauptet wird, nur bei chronischen Erkrankungen in Frage kommt, weil sie zu langsam wirke, sondern daß sie gerade bei akuten Fällen in der tierärztlichen Praxis ein wesentlicher Faktor sein kann.

Die Homöopathie ist eine Therapie, die auf Erfahrung beruht. Daher wird immer wieder in Frage gestellt, ob sie überhaupt lehrbar sein könne. Sicher ist die Erfahrung der wesentliche Bestandteil für den Einsatz der Homöopathie, aber Erfahrungen lassen sich weitergeben, doch ohne maßgebliche Grundlage ist, wie in allen wissenschaftlichen Gebieten auch in der Homöopathie keine Erfahrung zu erwerben. So ist bei der Vermittlung der Grundlagen der Homöopathie auf die Grundtendenz derselben deutlich hinzuweisen. Aber auch für die Anwendung der Homöopathie ist klarzustellen, daß die Grundlage aller medizinischen Tätigkeit, soll sie nicht in einem nebulösen Raum einlaufen, die offiziell erlernte Medizin ist. Erst darauf sollten sich die homöopathischen Kenntnisse aufbauen, um ein fest zu übersehendes Fundament zu haben, wo man sich bei Diagnose und Therapie befindet. Auf dieser Basis, die die Pharmakologie und die Toxikologie beinhaltet, können die homöopathischen Gedankengänge aufgebaut werden. Man versteht, wieso sich die homöopathischen Arzneimittelbilder natürlich aus den Arzneimittelprüfungen entwickelt haben. Vor allen Dingen versteht man aufgrund der Erweiterung der Krankheitsbilder um die psychischen – oder bei den Tieren besser ausgedrückt – Verhaltenssymptome, warum die Krankheit nach einem homöopathischen Arzneimittel benannt wird und nicht nach dem organischen Momentanzustand. In der Schulmedizin wird ein *Status* erhoben, in der Homöopathie ein *Geschehen*. Darin liegt der große, nicht zu überbrückende Unterschied zwischen den beiden Therapiemethoden. In der Homöopathie zählt die Entwicklung von der *Causa* bis zum Krankheits*geschehen* einer Erkrankung, nicht deren Zustand. Deshalb ist auch der eventuell vorhandene Erreger nur insofern interessant, als er eine Ansteckung erzeugen kann und daher mit spezifischen blockierenden Medikamenten angegangen werden muß. Innerhalb des Krankheitsgeschehens spielt er eine absolut untergeordnete Rolle. Das, was der Organismus innerhalb der Krankheit auf die Besiedelung für Reaktionen zeigt, welche *Symptome* er produziert, entscheidet weitgehend über das einzusetzende homöopathische Mittel. Schon Paracelsus sagt, daß Krankheit und Arznei eine Einheit bilden, daß die eine nicht ohne das andere zur Gesundung kommen kann. So ist auch die Gedankenführung von *Hahnemann*, der diese Einheit immer wieder als die Basis der erfolgreichen Therapie hinstellt.

Die von *Hahnemann* auf eine wissenschaftliche Basis gestellten Arzneimittelprüfungen sind die immer wieder, besonders von den Zulassungskommissionen des BGA geforderten Voraussetzungen, daß ein Arzneimittel an der Zieltierart ausprobiert sein müsse, um festzustellen, inwieweit überhaupt eine Wirksamkeit vorliege. Diese Forderung ist von *Hahnemann* in vorbildlicher Weise erfüllt worden: Die am Menschen geprüften Arzneimittel haben das für den erkrankten Menschen typische Arzneimittelbild ergeben, das sich ohne weiteres auf das Tier in seinen verschiedenen Arten übertragen läßt. Es liegt also hiermit eine echte Aussage vor, die die Richtigkeit des Einsatzes der homöopathischen Arzneimittel aufzeigt. Aus dieser Tatsache resultiert auch, daß die Mittel der Homöopathie reproduzierbar einzusetzen sind, denn die sich innerhalb eines Krankheitsgeschehens wiederholenden Reaktionen, die die wesentlichen Symptome für die homöopathische Behandlung erzeugen, sind in der Mehrzahl der Fälle untereinander ähnlich, ob es sich um Menschen oder Tiere handelt. Diese Ähnlichkeit hat eine gewisse Variabilität, da jedes Tier *seine* Erkrankung durchlebt, ob es sich um eine Mastitis, eine Pneumonie, eine Obstipation oder sonst irgendeine Erkrankung handelt. Dieser Variabilität kann man in der Homöopathie auf zweierlei Art gerecht werden:

1. Durch die Veränderung eines Mittels hinsichtlich seiner Konzentration. Es kann also bei einem Krankheitsbild mit einander ähnlichen Symptomen eine D_4 oder eine D_{12} oder eine D_{30} eingesetzt werden, je nach dem, wie sich das Krankheitsbild in seiner Individualität zeigt.
2. Kann eine gleiche Erkrankung bei einem anderen Tier ein anderes Mittel erforderlich machen, das zwar in die gleiche therapeutische Richtung zielt, aber den individuellen Symptomen dieses Tieres näher steht. Ein diesem Arzneimittel zugehöriges Krankheitsbild muß dann beachtet werden. So ist aus dem homöopathischen Arzneimittelschatz immer wieder ein vollwirksames Heilmittel einzusetzen. Dabei ist zu bedenken, daß der erreichte Krankheitsverlauf in einem ähnlichen Fall reproduziert werden kann.

Es wird immer wieder versucht, sich der Homöopathie mit den Gedankengängen der Pharmakologie zu nähern. Daß dieses unmöglich ist, kann aus der Verschiedenheit der Gedankenführung voll ersichtlich werden. Der grundlegende Unterschied scheint darin zu liegen, daß sich die Pharmakologie mit Einzelsubstanzen, seien sie chemischer oder isolierter Natur, hinsichtlich der rein organischen Einwirkung befaßt, indem sie schädigende und regulierende Folgen des Einsatzes der Substanzen als deren Wirkung aufführt. Sie stellt therapeutische und toxische Wirkungen immer als zueinander gehörend hin, wobei in den labormäßigen Versuchen nie klar erkannt werden kann, wie sich beide Wirkungen therapeutisch am Zieltier in Wahrheit zeigen. Es werden in diesen Versuchen und Untersuchungen immer nur die Erfolgsorgane erfaßt, nicht aber das ganze Tier, und darin liegt eine große Schwäche der pharmakologischen Untersuchungen. Denn wenn ein Organ auf irgendeinen Reiz anspricht, reagiert stets der gesamte Organismus auch; dessen Reaktionen sind nicht in diesen Versuchen mit isolierten Substanzen zu erkennen. Die Homöopathie dagegen hat die Ganzheitsbetrachtung als wesentlichen Bestandteil ihrer Gedankenführung durch die bei den AMP aufgetretenen Arzneimittelbilder (AMB).

Wie sieht nun diese Ganzheitsbetrachtung in praxi aus?

Ein Tier wird als an einer Euterentzündung erkrankt gemeldet. Bei der Behandlung einer Euterentzündung mit homöopathischen Mitteln tritt man zunächst einen Schritt zurück und betrachtet das ganze Tier, wie es dasteht, wie es sich im Stall verhält, wie es sich zu seinen Nachbartieren benimmt, wie es auf Anfassen durch den Besitzer reagiert; dann versucht man den Allgemeinzustand allein durch das Betrachten des Gesamttieres zu begreifen: ist es mager oder gutgenährt, ist das Haarkleid glatt oder struppig, zeigt das Tier ein aufmerksames Interesse an seiner

Umgebung usw. Danach erst inspiziert man das erkrankte Organ, in diesem Fall also das Euter auf Asymmetrien, auf Farbveränderungen an den einzelnen Vierteln, auf das Aussehen der Haut hin, ob sie blank oder stumpf ist. Nun erst beginnt die manuelle Untersuchung, nachdem vorher Puls, Atmung und Temperatur festgestellt wurde. Der Blick für das Tier in seiner Gesamtheit kann geschult werden, so daß man schon während der Aufnahme der Anamnese beim Besitzer diese Fakten alle registrieren kann.

Bei der Anamnese ist es wichtig nach Möglichkeit zu erfahren, durch welchen Umstand die Erkrankung aufgetreten ist. Sie kann durch kalte Zugluft im Stall oder nach einem schweren kalten Regenguß auf der Weide entstanden sein. Sie kann durch eine Kontamination mit irgendeinem schädigenden Agens entstanden sein. Immer ist es wichtig zu erfahren, welches die eigentliche *Causa* gewesen sein kann. Denn durch diese wird das homöopathische Simile mitbestimmt. Der kalte trockene Wind weist auf Aconitum hin, oder die kalte Durchnässung auf Belladonna oder Dulcamara, die Kontamination auf Lachesis, Pyrogenium oder Hepar sulfuris. So ist in jedem homöopathischen Mittel die Causa mit verankert und stellt mit dem erkrankten Tier und seiner Symptomatik eine geschlossene Einheit dar. Niemals ist eine isolierte Betrachtung der Einzelheiten zum Ziele führend, sondern immer nur die Gesamtheit. Und hierin liegt der eindeutige Unterschied zur schulmedizinischen Therapie, weil hierdurch eine wirkliche *biologische* Therapie (biologisch = folgerichtig den Lebensvorgängen gegenüber) durchgeführt wird.

Wie sieht nun eine solche bis ins Einzelne gehende Anwendung der Homöopathie in der Praxis aus? Dieses zunächst umständlich erscheinende Aufnehmen des Falles innerhalb der Anamnese und Diagnose ist in praxi schnell und problemlos zu lösen, wenn man es sich angewöhnt hat, immer das ganze Tier in seiner Umwelt und seinem Verhalten zu betrachten und nicht gleich zu Einzelheiten überzugehen. Dann können auch während der unbedingt wichtigen klinischen Untersuchung weitere Symptomatik und Besonderheiten festgestellt werden. Die computerähnliche Speicherung aller Einzelheiten nun aber zu einem Ganzen zusammengefaßt, lassen dann das richtige Arzneimittel erkennen.

Hier ist noch auf eine weitere Besonderheit der Homöopathie hinzuweisen, die besagt, daß es sich bei den Symptomen der Erkrankung und des Arzneimittels nicht um eine Gleichheit handelt, sondern um eine *Ähnlichkeit*. Man findet also bei dem erkrankten Tier niemals dieselben Symptome, wie bei der Vergiftung oder sonstigen direkten Einwirkung des Mittels in toxikologischer Hinsicht, sondern nur eine Ähnlichkeit derselben, wie eben ein Ei dem anderen ähnlich ist, aber doch unterschiedlich in seiner letztendlich gültigen Form. Dies mag anhand eines Beispieles verständlich gemacht werden:

Durch die Vergiftung mit dem Bilsenkraut (Hyoscyamus niger L) treten ganz bestimmte Erscheinungen auf, die sich in psychischer und organischer Hinsicht zeigen: Die psychische Verwirrung, die bei wachem Zustand Halluzinationen erleben läßt, wie sie aus den Hexentränken oder der Hexensalbe des Mittelalters bekannt sind, die Salivation, die körperliche Erregbarkeit mit dem hemmungslosen Bewegungsdrang, das Zittern der Glieder; dazu dann im Verlaufe der Vergiftung die Irritationen am Verdauungstrakt, die krampfartig den betreffenden Menschen schütteln. Auch beim Tier, das das Bilsenkraut ungewollt zu sich nimmt, treten diese tollwutähnlichen Symptome auf. Die Verbindung zum Arzneimittelbild zeigt sich nun in folgendem: Während die geschilderten Erscheinungen auf einmal bei der Vergiftung auftreten, so ist für den Einsatz von Hyoscyamus als homöopathischem Mittel wohl das Auftreten der Symptome typisch, aber sie treten niemals zusammen auf, sondern protrahiert nacheinander. Oft ist es so, daß bei einer vorhergehenden Erkrankung Einzelsymptome der Bilsenkrautvergiftung aufgetreten sind, die hier den Einsatz von Aconitum oder Belladonna erforderten, als Nachwirkung der vorhergehenden schweren Erkrankung aber eine Darmschädigung provoziert haben, die den Arzneimittelprüfungssymptomen von Hyoscyamus weitgehend ähnelt. Hier greift Hyoscyamus überraschend schnell regulierend ein: So hat sich im Laufe der langen Erfahrung für die Bilsenkraut-Therapie in homöopathischem Sinne herausgestellt, daß es das Mittel ist für Irritationen, die nach schweren vorhergehenden Erkrankungen zurückbleiben, z.B. nach einer schweren Kolik oder nach einer akuten Lebererkrankung oder nach einer lebensbedrohenden Insolatio. Immer ist Hyoscyamus als Folgemittel wirksam einzusetzen. Vielleicht zeigt dieses Beispiel auf, daß nicht einfach nach den Vergiftungssymptomen der Einsatz des Mittels richtig ist, sondern daß weitere Faktoren beachtet werden müssen, wie sie in diesem Beispiel beschrieben wurden, daß eben die Causa beachtet werden muß, die dann das Simile bestimmt. Das ist für Aconitum die Einwirkung des kalten trockenen Windes oder ähnlicher Störungen, für Belladonna die Insolatio oder die Durchnässung im kühlen Herbst. So ist für Hyoscyamus die vorhergehende schwere Erkrankung der Hinweis für seinen Einsatz.

Die Applikation der homöopathischen Mittel kann auf verschiedene Art und Weise vor sich gehen. Die perlinguale Resorption ist nach langjährigen Erfahrungen die wirkungsvollste. Hierfür gibt es die äthanolische Lösung als Tropfen zum Einnehmen auf einem Stückchen Brot oder einem sonstigen kleinen Leckerbissen. Bei Kühen können die Tropfen in ein Nasenloch geträufelt werden, wo sie sofort von dem Tier mit der Zunge aufgeleckt werden. Dieses erfordert aber doch eine gewisse Arbeitsaufwendigkeit, die im modernen Betrieb oft nicht durchführbar ist, wohl bei Kleintieren und Pferden. Es hat sich daher als vorteilhaft erwiesen, die subkutane Injektion der homöopathischen Mittel anzuwenden, auf die seinerzeit der Kollege *Thienel*, Fürstenfeldbruck, hingewiesen hat und deren Wirksamkeit feststellen konnte. Für Kleintiere, besonders Katzen haben sich die als Globuli vorliegenden Mittel bewährt. Hunden können die Mittel mit einer Einmal-Spritze mit etwas Wasser verdünnt ohne Kanüle zwischen die Lefzen appliziert werden. Jeder Praktiker wird bald die für seine Praxis einfachste Methode herausfinden.

Erklärend sollte nur angeführt werden, daß die perlinguale Resorption die schnellste ist und die subkutane Injektion die langsamste, deshalb ist bei den Großtieren die intravenöse Applikation vorzuziehen, wenn die perorale Gabe auf betriebliche Schwierigkeiten stößt.

4 Grundregeln der Homöopathie

Für den Einsatz der Homöopathie ist es erforderlich, die Grundregeln derselben zu beherrschen und sie in der Praxis umzusetzen. Das Prinzip der Simile-Regel als Basis der Homöopathie ist die Voraussetzung dafür. Da taucht die Frage auf, was der Satz „Similia similibus curentur" bedeutet. Er heißt übersetzt: „Ähnliches kann durch Ähnliches geheilt werden." Er besagt also deutlich, daß die immer wieder gehörte Übersetzung wie „Gleiches heilt Gleiches" falsch ist. Dies ist die eine irrige Interpretation der Homöopathie, denn der Simile-Satz sagt, daß es eine Regel mit Ausnahmen ist, aber kein Gesetz, das zwingend Folgerungen nach sich zieht. Damit wird der Tatsache Rechnung getragen, daß man es in der Therapie nicht mit Mechanismen zu tun hat, bei denen ein Ersatzteil die Funktion wieder garantiert, sondern mit lebenden Organismen, die eigenständig reagieren, aber die homöopathischen Mittel wie einen Wegweiser annehmen können, der den Weg in die normale Regulation und Reaktion aufzeigt. Dieser muß aber vom Organismus selbst gegangen werden. Die Unwägbarkeit des Ergebnisses wird deutlich bei der realen Betrachtung dieser Gegebenheit.

Die reproduzierbare Erfahrung, daß trotz dieser Unberechenbarkeit eine stets gleichbleibende Wirkung der einzelnen Mittel zu beobachten ist, zeigt die Richtigkeit des Simile-Gedankens auf, der nun fast 200 Jahre die Grundlage für unzählige Behandlungen mit der darauf folgenden Heilung für viele Ärzte und Tierärzte ist.

Die Grundlage der Wirkung der homöopathisch eingesetzten Mittel basiert auf der Arzneimittelprüfung (AMP) an gesunden Individuen, Menschen oder Tieren, bei denen nach Einnahme oder Eingabe subjektive (Mensch) oder objektive (Tier) Symptome auftreten können, die zusammengefaßt zu einem Arzneimittelbild (AMB) dann eine deutliche Ähnlichkeit mit solchen Symptomen haben, wie sie bei Krankheiten bekannt sind oder vom Menschen im Krankheitsfall gefühlt oder vom Tier demonstriert werden. Dazu ist es in der Veterinärmedizin notwendig, sich über die Verhaltesweise eines zur Behandlung kommenden Tieres Klarheit zu verschaffen, da durch dieses Verhalten das auch beim Tier vorhandene subjektive Gefühl erkannt und in die Arzneimittelwahl eingebaut werden kann.

Jeder Prüfling ist bei der Darstellung von Symptomen abhängig von seiner augenblicklichen Reaktionslage, in der die Prüfung beginnt. Hierbei können Differenzen vorliegen nach der einen oder anderen Seite hin, die dann u.U. völlig entgegengesetzte Symptome erzeugen können. So kommen dann die für einen Außenstehenden unverständlichen Gegensätzlichkeiten zustande, daß ein Mittel sowohl bei Verstopfung als auch bei Durchfall eingesetzt werden kann und zwar mit Erfolg. Es sei hier auf das vorher erwähnte Phänomen hingewiesen, daß die homöopathischen Mittel die irritierte Regulation eines Organismus normalisieren helfen, aber in keiner Weise irgendein Befindenssymptom unterdrücken sollen, auch nicht können. Hierin liegt der große, oft nicht verstandene Unterschied zur allgemeinen Medizin, bei der die auftretenden Symptome beseitigt werden sollen durch ein gegenteilig wirkendes Mittel.

Ein weiterer Unterschied liegt darin, daß bei der homöopathischen Behandlung nicht das einzelne Symptom erfaßt wird, wie z.B. Kopfschmerz oder Diarrhoe, sondern dieses Symptom nur im Zusammenhang mit allen anderen aufgetretenen Symptomen – eben dem Gesamtkrankheitsbild – in die Diagnostik einbezogen wird. So steht immer der ganze Patient im Blickpunkt der Untersuchung mit seinen Reaktions- und Regulationsschwierigkeiten, die das dem Arzneimittel ähnliche Symptomenbild erkennen lassen.

In Anbetracht dieser Situation ist es verständlich, daß in den Arzneimittelbildern die scheinbar gegensätzlichen Symptome erfaßt werden.

Eine weitere Besonderheit der homöopathischen Arzneimittelbilder liegt darin, daß sie nur dann von gesunden Prüflingen produziert werden können, wenn eine gewisse Affinität zu diesem Mittel vorliegt. So ist auch das Phänomen zu erklären, daß Probanden keinerlei Symptome bringen können, weil diese Affinität nicht besteht. Trotzdem wirkt dies Mittel auch bei diesen Prüflingen, wenn sie in einer Erkrankung das AMB des Mittels aufweisen, hiermit die pathologisch erzeugte Affinität dokumentierend. Über diesem Aspekt wird der logische Aufbau der Simile-Regel verständlich und die immer wieder reproduzierbare Wirksamkeit der homöopathischen Mittel einleuchtend.

Ein anderer immer wieder gehörter Irrtum von Außenstehenden gegenüber der Homöopathie ist die sog. „homöopathische kleine Dosis". Diese Bezeichnung geht an der Realität vorbei, weil damit das Prinzip der homöopathischen Arzneimittel nicht erfaßt wird. Es muß zugegeben werden, daß die Menge oder Größe eines homöopathischen Arzneimittels gegenüber den üblicherweise angewendeten Mitteln gering ist. Bei den homöopathischen Mitteln ist die Abhängigkeit vom Gewicht, Alter und Rasse der Patienten und der Menge der zu gebenden Arznei nicht vorhanden. Eine homöopathische Verdünnung wirkt bei großen und kleinen Tieren jeden Alters in gleicher Weise. Da auch die Herstellung eines homöopathischen Mittels nach ganz anderen Vorschriften vor sich geht als die der chemisch orientierten Mittel, muß bei einer vergleichenden Bewertung ein anderer Maßstab angesetzt werden.

Der nach der Vorschrift des HAB I vorgeschriebene Potenzierungsvorgang ist für fast jedes Mittel ein anderer, der sich nach Gehalt, Festigkeit oder sonstigen Eigenschaften des betreffenden Mittels richtet. Die hierdurch aufgeschlossene therapeutische Wirksamkeit differenziert sich nach der Potenzstufe, die das Mittel aufweist. So hat sich in der Praxis herausgestellt, daß ein Unterschied in dieser Hinsicht besteht zwischen den sog. Tief- und Hochpotenzen. Die ersteren bewegen sich in einer Potenzierungsstufe von D_1 bis etwa D_{15}, die mittleren liegen bis zur D_{25} und darüber von D_{30} bis D_{1000} u.U. noch höher die sog. Hochpotenzen. In verschiedenen Ländern wird anstatt der Zehner-Verdünnung die Hunderter-Verdünnung (C_{30} z.B.) verwendet, die eine vergleichbare Wirksamkeit mit den D-Potenzen hat. Bei diesen Potenzierungsstufen werden immer wieder Zweifel an deren Wirksamkeit angemeldet. Dazu soll kurz auf die in „Nature" vom 30.6.1988 erschienene Arbeit von Prof. *Jaques Benveniste* der Universität Paris-Süd hingewiesen werden, der die

Wirkung einer nach homöopathischer Verfahrensweise hergestellten Hochpotenz in Zusammenarbeit mit Forschern anderer Länder feststellte. Diese bisher nicht widerlegte Arbeit sollte auch den Gegner der homöopathischen Therapie zum Nachdenken anregen. Außerdem sei hier noch einmal auf die Forschungen von Prof. *Harisch*, Hannover, hingewiesen, der für einige homöopathische Mittel ebenfalls den Wirkungsnachweis in den unterschiedlichsten Verdünnungsstufen erbringen konnte.

Zum Verständnis für den wirksamen Einsatz der zum Teil hochpotenzierten homöopathischen Mittel, sei daran erinnert, daß der lebendige Organismus gewohnt ist, auf kleinste Anstöße hin zu reagieren, wie es durch die Forschung der Hormonwirkungen und der Spurenelemente bekannt ist. Die homöopathischen Arzneimittel wirken nicht als Substanz, auch nicht in den tiefen Verdünnungsstufen, sie geben nur den deutlichen spezifischen Anstoß zur Regulierung für eine Reaktion, die im Organismus gestört oder ausgefallen ist. In der praktischen Anwendung der Homöopathie bei der Behandlung auch proliferativer Krankheitszustände (Periostitis, Exostosen, equines Sarkoid etc.) ist diese regulierende Fähigkeit immer wieder zu beobachten durch die Rückbildungstendenz solcher Prozesse.

Die drei Grundregeln: die Simile-Regel, die Arzneimittelprüfung mit den daraus gewonnenen Arzneimittelbildern und der Potenzierungsvorgang sind die Basis der Homöopathie, wodurch die oft überraschenden Heilerfolge zustande kommen.

II Theoretischer Teil

1 Homöopathie: Wissenschaft und Empirie

Auf den ersten Blick mag die Verbindung der beiden Begriffe Wissenschaft und Empirie verwunderlich und nicht zusammengehörend erscheinen, da man gewohnt ist, die Wissenschaft streng von der Empirie zu trennen. Da taucht aber die Frage auf, ob nicht auch die Wissenschaft als solche allein auf Erfahrung beruht. Denn ohne die fortlaufende beobachtende Erfahrung ist keine echte Wissenschaft zu vollziehen. Da ist diese das ausschlaggebende Faktum, das die Beständigkeit der wissenschaftlich gefundenen Ergebnisse erbringen kann. Weiterhin ist man immer noch geneigt, allein die Naturwissenschaft als Wissenschaft zu bezeichnen, bei der Maß und Gewicht – ganz grob gesprochen – die Richtigkeit der Beobachtungen bestimmen. Daher werden die entsprechenden Untersuchungen auch in diesem Sinne durchgeführt. In der Homöopathie sind andere Faktoren ausschlaggebend für die Beweisführung der Wirksamkeit eines Heilmittels. Wie z.B. das Befinden und das Empfinden, wie die physiologischen Funktionen oder Aktivitäten, die sich innerhalb eines Krankheitsfalles ständig ändern, zeigen. Immer ist die konsequente Erfassung der Fakten ausschlaggebend für die Umsetzung des gefundenen Ergebnisses in die Reproduzierbarkeit derselben. Der Unterschied zwischen der naturwissenschaftlichen Medizin und der Homöopathie besteht eigentlich darin, daß die erstere mit „Gesetzen“ zu arbeiten versucht und die Homöopathie mit „Regeln“. Die Gesetze schreiben zwingend vor, wie eine Sequenz auftreten muß, die Regeln erkennen dagegen die Ausnahmen an. Und da sowohl die naturwissenschaftliche Medizin wie auch die Homöopathie mit lebenden Wesen zu tun haben, so sind die Voraussetzungen eben nicht einem Gesetz gehorchend, sondern lebendig variabel. Beide Formen entbehren nicht der Logik, es ist aber nicht abzuleugnen, daß die Homöopathie „biologischer“ vorgeht, da sie die Regeln des Lebens folgerichtig beachtet und nicht gegen dieselben ihre Aktivität einsetzt. In der Humanmedizin ist mit zu berücksichtigen, daß der Mensch ein Wesen mit freiem Willen ist, das sich den Gesetzen entziehen kann, während das Tier, mit dem die Tierärzte zu tun haben, seinen gesetzlichen Gegebenheiten tierartgemäß folgen muß. Daher läuft die homöopathische Simile-Regel bei den Tieren fast gesetzmäßig ab, weil andere Voraussetzungen bei der veterinären Homöopathie vorliegen als bei der humanen.

Wenn nun grundsätzlich über die Homöopathie in der Veterinärmedizin gesprochen und dabei das Verhältnis von Homöopathie und Wissenschaft herausgestellt werden soll, dann ist das Thema „Homöopathie und Wissenschaft“ im Jahre 1958 auf dem Kongreß der Liga medicorum homöopathika internationalis in Salzburg falsch formuliert worden. Das Thema war gewählt, weil kurz vorher ein Buch von den Brüdern *Prokop* erschienen war unter dem Titel: „Homöopathie und Wissenschaft" und das sich sehr ablehnend mit der Homöopathie auseinandersetzte. Das Ergebnis dieses Kongresses auf die damit angesprochene Wissenschaft war nicht sehr richtungsweisend, es wurde eigentlich gar nicht zur Kenntnis genommen.

Fragt man sich nun, wieso dieses der Fall sein konnte, dann kommt man zu der Ansicht, daß die Themastellung falsch war, daß mit dieser Thematik Gegensätze herausgestellt waren, die eigentlich keine zu sein brauchten. Die Homöopathie ist ein Zweig der Naturwissenschaft und steht nicht im Gegensatz zu ihr, sondern ist fest in ihr verankert. Allerdings muß die Themastellung abgeändert werden in: „Homöopathie: Wissenschaft und Empirie."

Dazu erscheint es notwendig, den Begriff „Wissenschaft" kurz zu erläutern. *Romano Guardini* hat in seinem Buch „Tod des Sokrates" einen maßgeblichen Hinweis dazu gegeben. Er sagt: „Wissenschaft ist, das Seiende so zu erfassen, wie es seinem Wesen nach erfaßt werden will." Dieses Wort *Guardinis* ist wie kein anderes geeignet, die Homöopathie in den Begriff „Wissenschaft" einzuordnen und ihrem Wesen nach zu beurteilen und zu verstehen. Hierzu ist allerdings notwendig, die Homöopathie nicht nur theoretisch, sondern auch praktisch durchdacht und durcharbeitet zu haben.

Da taucht die Frage nach dem Wesen der Homöopathie auf. Was ist Homöopathie? Die Antwort darauf lautet: Die Homöopathie ist eine Therapie und unter dieser Voraussetzung zu beurteilen und zu bewerten. Nur unter diesem Gedankengang ist auch der logische Aufbau der homöopathischen Therapie zu verstehen, wie er von *Christian Samuel Hahnemann* inauguriert worden ist.

Da aber die Forscher vor und um *Hahnemann* nur die Tatsachen registrierten, aber die Beobachtungen nicht mit einem leitenden Grundgedanken verfolgten, blieb der Gedanke der Homöopathie noch ungedacht.

Für *Hahnemann* war die Logik des Zusammenhanges zwischen dem Arzneimittel und der Erkrankung so zwingend, daß er die gefundenen Zusammenhänge als eine Regel mit Ausnahmen erkannte, als „Similia similibus curentur!". Diese Regel, als Simile-Regel bekannt, besagt, daß ein Mittel, das man gesunden Menschen eingibt und das bei diesen einen bestimmten Symptomenkomplex erzeugt, bei einem kranken Menschen, der in seiner Krankheit einen ähnlichen Symptomenkomplex aufweist, als heilende Medizin zwingend wirken muß. Er beklagt sich in seinem Hauptwerk, dem „Organon der Heilkunst" darüber, daß die Schädigungen, wie sie durch Pflanzen oder Gifte als Medikamente erzeugt werden könnten, dem Ärzten seiner Zeit wohl bekannt seien, daß aber niemand die Erkenntnis gehabt habe, daß mit diesen krankmachenden Kräften unter bestimmten Umständen auch eine Heilung erzielt werden könnte bei Symptomen, die den schädlichen ähnlich seien. Um nun die schädigenden Kräfte eines Mittels auszuschalten, setzte *Hahnemann* diese einer erheblichen Verdünnung aus, die so groß sein müsse, daß eben noch eine Wirkung vorhanden sei. Hierdurch würde eine – wie er es nannte – „Kunstkrankheit" erzeugt, die durch die nun neu im Organismus ausgelöste Reaktion, die natürliche Krankheit überwinden könnte. Eine volkstümliche Wahrheit, daß „Hitze Hitze vertreiben muß“ – genial in die medizinische Gedankenwelt übersetzt. Die Unsitte bei Hitze Eis zu essen, ist erst neueren Datums. Früher wurde heißer Tee getrunken.

Das von *Hahnemann* benutzte Wort „Verdünnung“ regte seine Gegner zu heftigen Angriffen an; eine so kleine Gabe eines einzigen Mittels könne das vielgestaltige Geschehen einer Krankheit nicht erfassen. Dazu noch einmal *Jochmann*, der schreibt, daß eine Einwirkung auf einen Organismus nicht nur eine Folge, sondern Folgen habe. So könne dieses Einzelmittel sehr wohl ein Krankheitsgeschehen erfassen und in seiner Gesamtheit regulieren.

Hahnemann tritt der allgemeinen Anschauung der damaligen Medizin gegenüber, die besagt, daß die Dosis groß sein müsse, wenn sie wirken solle, und durch die Nebenwirkungen eben die große Wirksamkeit aufgezeigt würde.

Hier stehen zwei Fragen einander gegenüber: Wie *klein* kann eine Dosis sein, daß sie *noch* wirkt? Wie *groß* muß eine Dosis sein, daß sie *schon* wirkt? An diesem Punkt trennen sich auch heute noch die Ansichten der Schulmedizin und der Homöopathie, indem die eine Methode funktionell denkt und die andere materiell. Hier zeigt sich vielfach die Überlegenheit der Homöopathie, die oft noch Fälle zur Heilung bringt, die von der offiziellen Medizin als unheilbar abgeschoben werden. Es sei kurz ein solcher Fall erwähnt von einem Pferd, das im Alter von 12 Jahren wegen Spat (Osteoarthropathia deformans) hinten links und Schale (Periostitis ossificans) an beiden Vorderbeinen außer Dienst gestellt werden sollte, wozu sich die Besitzerin allerdings nicht entschließen konnte und das Pferd homöopathisch behandeln ließ. Dieses Pferd ist mit 25 Jahren noch immer im Reitdienst mit federnden Bewegungen tätig. Die Erkrankung wurde röntgenologisch verifiziert, so daß die tatsächliche Heilung, d.h. das Verschwinden der verschiedenen Proliferationen durch Vergleich der Röntgenaufnahmen vor und nach der Behandlung nachgewiesen werden konnte; es wurden eingesetzt je nach dem Zustand der Erkrankung Symphytum, Hekla Lava, Viscum album und Calcium carbonicum in den unterschiedlichsten Verdünnungen. Dazu kam eine Salbenbehandlung mit einer Symphytum, Viscum album und Mandragora enthaltenden Salbe im Wechsel mit einer nur Symphytum enthaltenden Salbe. Die Behandlung nahm etwas weniger als ein Jahr in Anspruch. Während dieser Zeit aber konnte das Pferd – entsprechend der funktionell wirkenden Behandlung – leicht geritten werden.

Zu diesem funktionell orientierten Denken gehört auch das Einbeziehen der krankhaften Wucherungen und die Möglichkeit deren Rückbildung auf internem Wege durch die entsprechenden in diesem Fall spezifisch wirkenden Medikamente. Eine solche Problemerkrankung ist hauptsächlich auf internem Wege zu behandeln und zwar mit solchen Mitteln, die sich aufgrund der durch die spezifische Zubereitung zustande gekommenen Aufschließung wirklich in den Krankheitsprozeß einbauen lassen. Das ist nicht mit hohen Calcium-Gaben, Vitaminen etc. möglich, sondern nur mit differenziert wirkenden, spezifisch angreifenden Arzneidosen, die dem Krankheitsprozeß gegenüber affin sind.

Da taucht eine weitere Frage auf: Wie hat *Hahnemann* diese spezifische Wirkung erreichen können, d.h. wie hat er die Dosis eines Arzneimittels so verkleinern können, daß es mit einer solchen Kraft wirkt, daß sogar, wie im angeführten

Beispiel, proliferative Prozesse nicht nur zum Stillstand, sondern vollkommen zum Verschwinden gebracht werden können.

Es ist allgemein bekannt, daß die homöopathischen Medikamente durch einen besonderen Vorgang der Verdünnung gehen müssen, um als homöopathische Arznei angesehen zu werden. Man nennt diesen Vorgang „potenzieren". *Hahnemann* selbst hat zunächst nur im Verhältnis 1:100 verdünnt, also nach der heutigen Nomenklatur die als C-Potenz (Centesimalpotenz) benannte Arznei hergestellt und verwendet. Für diesen Vorgang wird 1 Teil der Arzneisubstanz mit 99 Teilen Lösungsmittel nach bestimmter Vorschrift verschüttelt oder verrieben und man erhält so die C_1. Von dieser C_1 wird wieder 1 Teil mit 99 Teilen Lösungsmittel verschüttelt oder verrieben. Man erhält so die C_2. In diesem Rhythmus geht man weiter, bis man die gewünschte Verdünnung erhalten hat. Später beschreibt *Hahnemann* dann in seinem „Organon" eine weitere Verdünnungsvorschrift, die die heute als LM-Potenz benannte Arznei ergibt. Hierzu wird ein Teil des Mittels als C_3 mit 50000 Teilen Lösungssubstanz verarbeitet in einer ähnlichen Weise wie bei den C-Potenzen. Von dem Arzt Dr. *Hering* wurde die heute gebräuchlichste Verdünnung eingeführt, die Dezimal-Potenz, die mit D bezeichnet wird. Diese Potenzreihe wird auch in der entsprechenden Abänderung im gleichen Rhythmus wie die anderen Potenzreihen hergestellt.

Die Verdünnungen, die im Verhältnis 1:10 potenziert werden, bezeichnet man als D-Potenzen, diejenigen, die im Verhältnis 1:100 potenziert werden als C-Potenzen und die später von *Hahnemann* geforderten Potenzen, die im Verhältnis 1:50000 verdünnt werden, als LM-Potenzen. Man sollte aber die D- und C-Potenzen als die Grundlage ansehen und danach auch handeln.

Es ist kurz erwähnt worden, daß durch die Arzneimittelprüfungen die Arzneimittelbilder (AMB) erarbeitet worden sind, nach denen die homöopathischen Mittel erfolgreich eingesetzt werden können.

Welche Gesichtspunkte sind nun in der Homöopathie wichtig für die Behandlung? Jedes Mittel hat pharmakologisch und toxikologisch gesehen, eine allgemeine Wirkungsrichtung, bei der als Vergiftung die banalen Symptome wie Fieber, Herzklopfen, Mattigkeit und andere immer wieder auftretende Krankheitszeichen vorhanden sind. Hiermit ist die homöopathische Therapie nicht durchzuführen. Es wird daher in den AMP auf die zusätzlich auftretenden Symptome geachtet, die für jedes Mittel typisch sind. Z.B. hat man bei Nux vomica als Charakteristikum u.a. die Schädigungen, die durch ausschließliche Stallhaltung auftreten wie mangelnde Verdauungstätigkeit, Verstopfung, Schreckhaftigkeit bei plötzlichen Ereignissen, die zu einer Verkrampfung führt; bei Pulsatilla, diesem ausgesprochen „weiblichen" Mittel die Anschmiegsamkeit, die immer etwas zu spät kommende Reaktion, z.B. bei der Brunst, bei verzögerter Geburt u.a.

Solche durch die Arzneimittelprüfung (AMP) erkannten Symptome ergeben in ihrer Gesamtheit dann das Arzneimittelbild (AMB).

Bei diesen AMB finden wir beim Menschen viele Symptome, die auf subjektive Empfindungen zurückzuführen sind. Dieses sind Symptome, die kein echtes pathologisches Bild erkennen lassen, sondern die mit einem „Gefühl, als ob ..." zu beschreiben sind. Diese Symptome sind in der Veterinärmedizin schwer zu erfassen, da kein Arzt-Patient-Gespräch möglich ist. In dem Verhalten der kranken Tiere und dem Erfragen des Verhaltens *vor* der Erkrankung lassen sich die sog. „Verhaltenssymptome" erkennen, die auch in die subjektiven Empfindungen der Tiere einen Einblick gestatten, der die Wahl eines homöopathischen Arzneimittels differenzierter werden läßt, als wenn nur nach den rein organischen Beschwerden die Arzneimittelwahl getroffen werden muß. Allerdings kann man oft bei den Tieren gar nicht anders therapieren, da die Diagnose eben nur nach diesen Feststellungen zu erheben ist. Je länger man aber die Homöopathie betreibt, desto intensiver zieht man die Verhaltenssymptome in das therapeutische Denken mit ein.

Die Kunst der homöopathischen Behandlung liegt nun darin, daß die bekannten AMB mit dem Krankheitsbild verglichen werden und so aufgrund einer Ähnlichkeit zwischen beiden das Mittel gewählt wird.

Wenn man mit Kritikern der Homöopathie ins Gespräch kommt, ist immer die D_{30} oder die D_{200} der Punkt, an dem das Verständnis an dem Kern der Sache vorbeigeht. Es werden die wunderlichsten Vergleiche angestellt aus rein materiellem Denken heraus und die funktionelle Wirkung dieser feinst aufgeschlossenen Mittel völlig übersehen. Die tiefen Potenzen werden als eventuell wirksame Mittel noch anerkannt, wobei aber übersehen wird, daß auch diese tiefen Verdünnungen wegen der geringen Arzneisubstanz substantiell gar nicht wirken können, sondern daß bereits bei der D_3 ein funktionelles Umschalten erreicht wird, das mit einer substantiellen Wirkung keinerlei Ähnlichkeit hat. Hierzu sei ein Beispiel angeführt:

Im Rahmen einer Arbeit, die i.A. des Bundesministeriums für Jugend und Gesundheit in Bonn zum Zwecke des Wirksamkeitsnachweises homöopathischer Einzelmittel durchgeführt wurde, wurde das homöopathische Mittel Flor de Piedra D_3 bei der Azetonämie der Milchkühe geprüft. Hierbei wurden vor allen Dingen die klinischen Symptome für die Beurteilung herangezogen wie Futteraufnahme, Laktation und Wiederkauakt; daneben wurden dann die Blutserumwerte GOT, alkalische Phosphatase und Bilirubin ausgewertet. Diese Werte wurden mehrere Male gemessen: Zunächst vor der Verabreichung des Medikamentes, dann 48 Stunden nach der Medikation und in einigen Fällen noch einmal nach 72 Stunden. Die statistische Auswertung ergab für GOT und alkalische Phosphatase eine hochsignifikante Besserung, für Bilirubin eine signifikante Besserung. Der komplette Heilungsvorgang einschließlich der klinischen Symptome ergab innerhalb von 72 Stunden einen Prozentsatz von 71,78 % bei einer Gesamtzahl von 48 Tieren. Es trat in keinem Falle ein Rezidiv auf. Kein Tier zeigte länger als 96 Stunden Anzeichen der Azetonämie, wobei es auffällig war, daß sich die klinischen Symptome schneller besserten als die parallel laufenden Serumwerte.

Aufgrund dieser Untersuchungen wurde von *Andresen* in der Tierärztlichen Hochschule in Hannover eine Dissertation abgeschlossen, die dieses Ergebnis an 112 Kühen voll bestätigte und eine leichte Überlegenheit der Flor de Piedra D_3-Therapie gegenüber einem der Hauptmittel der Schulmedizin gegen Azetonämie, dessen wirksame Bestandteile größtenteils aus essentiellen Aminosäuren bestehen, beobachtet. Hervorgehoben wurde die Einfachheit der einmaligen subkutanen Injektion gegenüber der meistens mehrmaligen intravenösen Infusion der anderen Mittel. Jeder Tierarzt weiß, welche Schwierigkeiten oft die Azetonämie bereitet und wieviel Rezidive auftreten können, die mit einer einmaligen sc. Injektion von 10 ml Flor de Piedra D_3 vermieden werden könnten.

Nun zu der tiefen Verdünnung dieses Mittels bei diesem Fall, der doch sicher das Gesamtregulationssystem des Organismus schwer belastet hat. Hier ist die echte Causa der entscheidende Punkt – ich komme noch darauf zurück –, die durch die erzwungene überhöhte Leistung durch Fütterung und Züchtung diese schwere Erkrankung auslöst. Es ist eindeutig eine Einwirkung von außen, also eine externe Causa als Ursprung für diese Erkrankung gelegt und der interne Stoffwechsel ist erst sekundär an diesem Geschehen beteiligt.

Von dieser Verdünnung – Flor de Piedra D_3 – ist keinerlei substantiell oder substitutionell wirkende Regulierung zu erwarten, sondern die rein – man möchte sagen – immaterielle Einwirkung bringt diesen schweren Krankheitszustand in Ordnung.

In der Potenzfrage liegt oft die Schwierigkeit für denjenigen, der sich neu mit der Homöopathie auseinandersetzen bzw. diese Methode in sein therapeutisches Programm einbauen will. Die Frage ist dann immer wieder: Wann setzt man die tiefen Verdünnungen ein, wann setzt man die hohen Verdünnungen ein? Lange hat es mit diesem Problem Schwierigkeiten gegeben, bis sich aus der Erfahrung heraus eine sich immer wieder bewährende Form der Anwendung der homöopathischen Mittel herausgeschält hat: Ist an einem Krankheitsgeschehen das gesamte interne Regulationssystem des Organismus ursächlich oder maßgeblich beteiligt, so ist die Hochpotenz, die D_{30} oder auch die D_{200} am Platze und wird sich entscheidend in den Krankheitsprozeß einschalten, ob es sich um eine akute oder chronische Störung oder gar Erkrankung handelt. Dazu sei als Beispiel die sekundäre Wehenschwäche der Muttersauen angeführt, die mit einer Hochpotenz (Caulophyllum D_{30}) als einmalige Injektion zu beheben ist.

Die in der Praxis erlebten Erfolge wurden in einem doppelten Blindversuch verifiziert.

Warum wurde nun hier die Hochpotenz eingesetzt – als eine solche ist die D_{30} ohne weiteres zu bezeichnen? Weil das interne Regulationssystem, dem auch die Wehentätigkeit unterworfen ist, entscheidend gestört war, also die Causa im Organismus selbst lag.

Dieses Verfahren wird mit gutem und verläßlichem Erfolg in der Praxis eingesetzt, wie immer wieder bestätigt wird. Ist aber dieser interne Regulationsmechanismus nicht entscheidend am Krankheitsgeschehen beteiligt, sondern sind echte externe Ursachen für die Erkrankung verantwortlich zu machen, so ist die tiefe Verdünnung die wirksamste. Hierfür sei folgendes angeführt:

Bei einer Kolik des Pferdes, das nach einem Übermaß an Futter eine spastische Verstopfungskolik bekommen hat, kann man bei intravenöser Gabe von 5–10 ml Nux vomica D_6 unter rektaler Kontrolle die fast momentane Auflösung der Spasmen feststellen. Oder: Eine Kuh mit einer Pansenüberladung wird nach sc. Gabe von Nux vomica D_4–D_6 innerhalb kurzer Zeit wiederkäuen.

So kann aufgrund der homöopathisch verwertbaren Causa eine relativ sichere Potenzwahl getroffen und die homöopathischen Mittel mit fast voraussagbarer Wirkung eingesetzt werden.

Wie die Simile-Regel selbst, so ist auch die Therapie kein Gesetz, sondern lebendig Schwankungen unterworfen, die durch Erfahrung erkannt und umgangen werden können:

Dieses sollen zwei Hunde aufzeigen, die beide an der gleichen psychischen Störung litten, die mit dem gleichen Mittel, aber unterschiedlicher Verdünnung, gebessert werden konnte:

Im ersten Fall handelte es sich um einen einjährigen Mastiff-Rüden, der einen für diese große Hunderasse merkwürdigen Charakterzug hatte, während sein Wurfbruder, der bei demselben Besitzer lebt, diese Störung nie gezeigt hat. Besagter Hund floh bei Herannahen eines Fremden oder irgendeines auch bekannten Menschen in die hinterste Ecke des Gartens des Besitzers. Es wurden verschiedene Mittel von anderer Seite gegeben, wie Cuprum, Aconitum, Ignatia in homöopathischer Verdünnung ohne Erfolg. die Fluchthandlungen waren inzwischen so stark geworden, daß der Rüde schon beim Klingeln an der Haustür auf den Boden des Hauses floh. Er wurde nach Hyoscyamus D_{200} zusehends ruhiger und gelassener und schlägt inzwischen sogar beim Nahen eines Fremden an. Der Fluchteffekt ist vollkommen verschwunden, wenn er auch nicht der mutigste Hund geworden ist, er ist eben „vorsichtig" geblieben.

Bei dem anderen Hund handelt es sich um eine Deutsche Schäferhündin im Alter von 1 1/2 Jahren. Es waren die gleichen Erscheinungen. Die Hündin gehörte einem Schlachter in der Nähe von Lugano/Tessin. Sie hatte einen großen Zwinger und konnte viel frei im Garten herumlaufen.

Schon bei nur scheinbarem Herankommen eines Fremden und sogar ihres Besitzers, der sie sehr liebevoll behandelte, floh sie in die hinterste Ecke des Zwingers, kam allerdings auf freundlichen Zuruf heraus.

Diese Hündin bekam Hyoscyamus D_4, da keine andere Verdünnung zur Verfügung stand. Auch diese Hündin besserte sich nach wenigen Tagen, sie wurde weniger scheu und flüchtete nur bei sehr groben Anrufen in den Zwinger. Nach und nach verlor sich dieses und sie bewachte Haus und Hof ihres Herrn mit energischem Bellen. Auch sie ist nicht aggressiv geworden, aber der Fluchteffekt ist auch hier sozusagen verschwunden. Zur Charakteristik der beiden Hunde kann gesagt werden: Der Mastiff wurde „vorsichtig-wachsam", die Schäferhündin „vorsichtig-freundlich".

Bei beiden Hunden war das Arzneimittelbild von Hyoscyamus so eindeutig vorhanden, daß die psychischen Störungen sowohl mit der Hochpotenz, als auch mit der Tiefpotenz reguliert werden konnten. Dieser letzte Fall widerlegt auch die immer wieder ausgesprochene Regel, daß psychische Störungen mit einer Hochpotenz angegangen werden müßten. Es zeigt sich hierbei vielmehr, daß die Simile-Regel „Similia similibus curentur!" die Basis der Homöopathie ist und nicht die auf spezielle Art zubereitete Arzneipotenz. Auch Hyoscyamus D_4 hat keine nachweisbar substantielle Wirkung; die funktionell wirkende Arzneiform allein kann solche Störungen nicht nur bessern, sondern sogar heilen, wenn das Simile gefunden ist.

Es wurde erwähnt, daß die Simile-Regel kein starres Gesetz sei, sondern lebendig sich Wandlungen unterwerfe, die durch Erfahrung erkannt werden können. Es ist dabei die Frage: Wie kommt man zu den Erfahrungen, die das Wissen über die

Homöopathie vertiefen, daß der Einsatz der Arzneien fast selbstverständlich vor sich gehen kann?

Auf allen Gebieten ist die genaue Kenntnis desselben mit seinen spezifischen Eigenschaften Voraussetzung für die sichere Beurteilung. Man folgt damit im Rahmen der Homöopathie der Forderung *Hahnemann*s, der die Kenntnis der Krankheit, die Kenntnis der Arznei in all ihren Formen und Eigenschaften und die Kenntnis ihrer Wirkung innerhalb des Organismus als unerläßlich fordert. Wir sind heute in der glücklichen Lage, über die Inhaltsstoffe der einzelnen Mittel eine breit gefächerte Kenntnis zu haben und die toxikologischen und pharmakologischen Charakteristika zu kennen, wir wissen über den Gang der Mineralien und der Metalle im Organismus weitgehend Bescheid, wir sind in der Lage aus jedem Mittel eine wirksame Substanz zu isolieren, so daß die naturwissenschaftliche Kenntnis ein breites Wissensgut des Mediziners sein kann.

Auf der Basis dieses Wissens kann man sich die toxikologisch feststehenden Wirkungen aneignen und mit den homöopathischen Arzneimittelbildern in Einklang bringen. Man wird dabei lernen, daß die toxikologischen Kenntnisse nur unvollkommen Auskunft geben können über die Wirkung eines homöopathischen Arzneimittels, denn sie berücksichtigen nur die chemisch meßbaren und die daraus resultierenden Reaktionen des Organismus, sagen aber über das Befinden des Kranken, was bei einer Therapie das Wichtigste ist, nichts aus. Sie sind also für die funktionelle Denkweise nicht entscheidend zu verwerten, sondern nur als Basis zu betrachten: sie zeigen eine Richtung an, die dem Arzneimittel innerwohnt. Der Weg muß selbst gegangen werden.

Beispiel: Nux vomica, die Brechnuß aus Hinterindien ist ein in der Homöopathie breit verwendetes Heilmittel. Als wirksamer Bestandteil ist das Strychnin in der Toxikologie und in der Pharmakologie bekannt und dessen Wirkung bis ins Einzelne geklärt. Und doch ist mit dieser Klärung im Hinblick auf die Wirkung der Nux vomica, also der Gesamtpflanze als homöopathisches Mittel nichts gesagt, denn der gesamte psychische Komplex, der von diesem Mittel erfaßt wird und der die Charakteristik von Nux vomica ausmacht, liegt auf einer anderen Ebene. Und diese Ebene wird durch die Arzneimittelprüfungen im Arzneimittelbild festgelegt.

Vom Arzneimittelbild geht also allein der Weg zum Verständnis der Homöopathie und damit der Simile-Regel.

Will man nun als Neuling in die Homöopathie einsteigen, so nehme man sich das Arzneimittelbild eines homöopathischen Mittels ohne ein „Wenn" und ohne ein „Aber" vor und lese die durch die Arzneimittelprüfungen herausgefundenen Symptome aufmerksam durch. Da werden merkwürdige Gegensätze auffallen, daß z.B. völlige Gegensätzlichkeiten niedergeschrieben sind wie „Verstopfung – Durchfall". Also zwei entgegengesetzte Symptome. Und doch stehen sie im AMB zu Recht, denn nur die Affinität zu diesem Mittel, die der Prüfling besessen hat, der dieses Mittel einnahm, bringt Symptome hervor und diese gehören dann zu diesem Arzneimittel. Je nach der Reaktionsphase, in der sich der Prüfer befand, treten die Symptome auf. Dabei ist ausschlaggebend, wann er diese Symptome bemerkt, ob am Morgen oder am Abend; die jeweilige Reaktionslage ist für die Qualität der Symptome ausschlaggebend und so ergeben sich unterschiedliche Reaktionsfolgen, die oft völlig entgegengesetzt sein können. Wichtig ist in diesem Zusammenhang, daß sich das Gesamtbild der parallel laufenden Symptome des Mittels am Prüfling gezeigt hat. Niemals ist nur ein Symptom richtungsweisend, sondern immer das Gesamtergebnis der Prüfung, also das Arzneimittelbild.

Ein solches Arzneimittelbild sollte in seinen gesamten Einzelheiten auswendig gelernt werden und vielleicht ein zweites oder drittes dazu. Und wenn in der Praxis diese Arzneimittelbilder plötzlich bei einem erkrankten Tier auftauchen, dann kann man seinen ersten Versuch starten und wird erstaunt sein, mit welcher Präzision die Krankheit sich wendet und die Genesung und Heilung auf dem Fuße folgen. Dann zeigt sich, daß die AMB keine Utopien sind, sondern reale Tatsachen. Es wird immer wieder bei der gesamten Arzneimitteltherapie gefordert, daß die Arzneien am „Zielobjekt" geprüft werden müßten. Hier haben wir diese Forderung erfüllt: Die Homöopathie ist für den Menschen entwickelt worden und am Menschen wurden und werden die Arzneien geprüft. In der Veterinärmedizin können diese Bilder entsprechend übersetzt und so voll in die Behandlung unserer kranken Haustiere eingebaut werden.

Bei der Beachtung der Regeln des Similesatzes wird auch erkannt, daß es eine logische Folge ist, die sich vom Arzneimittel über sein Arzneimittelbild bis zur Heilung des Patienten zieht.

Wird noch einmal die Themastellung betrachtet: „Homöopathie als Wissenschaft und Empirie", so kann die logische Folge erkannt werden, die sich wie ein roter Faden durch die gesamte Homöopathie hindurchzieht: Von der Arznei, die sich durch die Arzneimittelprüfung als einem bestimmten Reaktionskomplex zugehörig erwiesen hat und in diesem Komplex einen Gesamtorganismus erfassen kann, über die Erkrankung, die sich durch ihren typischen Reaktionskomplex affin zu dieser Arznei erweist. So läßt sich in der Ähnlichkeit dieser beiden Symptomenkomplexe die Einheit finden, die als Heilung dann den Kreis schließt. Eingebettet in diese Zusammenhänge steht die bestimmte Art der Arzneimittelzubereitung. Nur durch diese Form kann die therapeutische Fähigkeit aus dem Mittel herausgeholt werden, das dann die logischen Zusammenhänge in diesem Geschehen wie „Positiv" und „Negativ" zueinander stellt. An dieser Therapie ist nichts konstruiert, nichts, was wieder ausgeschieden werden muß und ein langes Rekonvalenszenzstadium bewirkt, nichts, was den Organismus in seiner Abwehrreaktion gegenüber dem Krankheitsgeschehen schaden könnte. Oft verschwindet die Krankheit so schnell, daß eine falsche Diagnosestellung angenommen werden könnte. Aber hierin bewahrheitet sich das Wort von *Guardini*, daß das Seiende so erfaßt werden muß, wie es seinem Wesen nach erfaßt werden wolle. Die große Tat *Hahnemann*s kann gar nicht hoch genug gewürdigt werden, der in dieser einmaligen Form etwas, was nicht bewiesen werden kann außer durch seinen Effekt, geschaffen hat, das über bald zwei Jahrhunderte hinweg der Medizin eine neue Richtung gegeben hat, deren Weiterführung vornehmste Aufgabe sein muß.

Seit vielen Jahren besteht der Wunsch der Studierenden der Human- und Veterinärmedizin, daß die Homöopathie in das Lehrprogramm der Universitäten und Hochschulen aufgenommen wird. Dieses ist bislang daran gescheitert, daß der Homöopathie vorgeworfen wird, sie sei wissenschaftlich nicht bewiesen. Hier taucht natürlich die Frage auf, was „wissenschaftlich bewiesen" werden soll. Im Laufe der fast 200 Jahre des Bestehens der Homöopathie sind viele Fälle bekannt geworden, in denen die homöopathische Behandlung einen aussichtslos erscheinenden Fall glücklich zu Ende gebracht hat. Nun ist ein Kompendium keine Streitschrift, die auftrumpfend den Beweis antreten will, daß sich die Homöopathie voll wirksam jeder anderen Therapie an die Seite stellen kann, zumal auch von der naturwissenschaftlichen Richtung bei weitem nicht alle therapeutischen Phänomene bewiesen werden können. Im folgenden sollen aber doch wichtige Arbeiten aus dem Gebiet der Homöopathie erwähnt werden, die wohl aufzeigen, daß sich die Homöopathie absolut wissenschaftlicher Methoden bedient, um sich über die Wirksamkeit der innerhalb ihrer Therapie angewendeten Mittel klar zu werden. Es müssen die Voraussetzungen beachtet werden, die zur Wahl des Simile benötigt werden und die von der zu behandelnden Person oder dem zu behandelnden Tier angeboten werden. *Wurmser* schreibt in ihrer Arbeit: „Die Entwicklung der homöopathischen Forschung" über diesen Punkt am leidenden Menschen: „... seine Reaktionen auf das Leiden sind abhängig von seiner Konstitution, seinem Temperament und seiner Erbanlage. Daraus erklärt sich die Wichtigkeit der beobachteten Symptome, die mehr von seiner Person als von seiner Krankheit abhängen." Da zeigt sich, daß Maß und Gewicht nicht im Vordergrund stehen, sondern die Individualität des Lebewesens und seiner Reaktion auf sein Leiden. Dieses ist der Grund, daß man in der Homöopathie nicht eine durch klinische Diagnose allein festgestellte Krankheit behandeln kann, sondern nur im Rahmen des Gesamtorganismus. Die angeführten Arbeiten und Fragestellungen von *Wurmser* beziehen sich auf die Humanmedizin, sie sollen also außer der kurzen Erwähnung nicht weiter ausgeführt werden.

Es sei aber auf das Buch von *G. Resch – V. Gutmann*: „Wissenschaftliche Grundlagen der Homöopathie", das 1986 erschien und die Homöopathie, wenn auch nicht zu erklären versucht, so doch die Sicherheit der therapeutischen Anwendung klar herausstellt. Auch diese wertvolle Arbeit umfaßt die Homöopathie beim Menschen, ist für den Veterinärmediziner wohl nur theoretisch interessant. Erwähnt werden muß die Dissertation von *Th. Hoffmann*: „Neuere naturwissenschaftliche Hinweise für eine Wirksamkeit homöopathischer Hochpotenzen", Würzburg 1987, in dem auf die Untersuchungen von *C. Day* und *G.W. Niebauer*, beide Tierärzte, hingewiesen wird, die mit hochpotenzierten Arzneimitteln – Caulophyllum C_{30} (*Day*) und Apis D_{30} (*Niebauer*) – statistisch nachgewiesene Ergebnisse erzielen konnten, die absolut außerhalb jeglicher psychischen Beeinflussung lagen. Auch vom Verfasser ist Caulophyllum D_{30} im doppelten Blindversuch als wirkungsvoll bei der sekundären Wehenschwäche der Sauen nachgewiesen worden. Diese aus der Erfahrung heraus entwickelten Untersuchungen sind gerade für den Veterinärmediziner von Wichtigkeit, da aus ihnen zu ersehen ist, daß die Erfahrung in eine echte Wissenschaft übergeführt werden kann. Damit bestätigt sich auch der Ausspruch von *K.K. Überla*, daß die Erfahrung einen Wert für die Medizin darstellt und sie qualitativ aufwerten kann.

Im Jahre 1967 erschien eine Arbeit von *L. Lützen* über „Die Geschichte der Anwendung des homöopathischen Heilverfahrens in der Veterinärmedizin" in Berlin als Dissertation, in der die absolute Unwirksamkeit der Homöopathie in der Veterinärmedizin „nachgewiesen" wurde, weil die subjektiven Symptome, die in der Humanhomöopathie eine entscheidende Rolle spielen, bei den Tieren nicht zu erfassen seien. Es wurde darin erwähnt, daß die absolute Unwirksamkeit der homöopathischen Mittel von den Pharmakologen (?) nachgewiesen sei. Nähere Angaben wurden allerdings nicht gemacht. Diese aus der reinen Theorie ohne jegliche praktische Erfahrung geschriebene Arbeit konnte dann auch bald durch die weitere intensive Anwendung und Erfahrung mit der Homöopathie in der tierärztlichen Praxis als Kuriosum abgetan werden. Die erwähnte Arbeit ist um so verwunderlicher anzusehen, als im Jahr 1960 *N. Grieser* mit seiner exakten Dissertation: „Ein Beitrag zur Geschichte der englischen Veterinärhomöopathie" englische Autoren, die korrekt aufgezeichnete Falldokumentationen anführten, die einwandfrei die Wirkung der angewendeten homöopathischen Mittel aufzeigten, erwähnt. *Grieser* schildert, bzw. zitiert die englischen Autoren bis in Einzelheiten. Vor allen Dingen ist es der Truppentierarzt *C.W. Lord*, der in seinen Berichten die Krankheitsursachen herausstellt und daraus die Symptomatik differenziert, um dann das Simile einzusetzen. Er gibt jeweils die Charakterisierung der verwendeten Drogen, aber – und das ist das Eigentümliche – in den tiefsten Verdünnungen als D_1 oder sogar θ. In den exakt beschriebenen Fällen treten dann auch die aus den AMP bekannten toxischen Symptome auf, die aber nach wenigen Tagen auch in schweren, von *Lord* als ungünstig bezeichneten Fällen zur Heilung führten. Die Arbeit von *Grieser* ist ein wichtiges Dokument innerhalb der Homöopathie und zeigt, wie die seit über 100 Jahren angewendete Behandlungsart immer wieder nachweisbare positive Ergebnisse bringt.

Im Jahre 1954 erschien dann die „Klinische Homöopathie in der Veterinärmedizin" *(Wolter)*, in der versucht wurde, die Homöopathie aus der ihr stets angelasteten Nebulosität in die klare Erkenntnis am kranken Tier zu heben. Sie fand nur zögernd Eingang in die tierärztliche Praxis und Bibliothek. Das kann nicht verwunderlich sein, da ein im Jahre 1943 in der Deutschen Tierärztlichen Wochenschrift veröffentlichter Behandlungsbericht über die Behandlung von Lahmheiten mit Rhus toxicodendron und Symphytum vom damaligen Pharmakologen in Hannover als aus dem Wunsch geboren abgewertet wurde.

Durch diese Behandlungserfolge, die sich am Tier außerhalb der Suggestivität darstellten, sind den humanmedizinischen Ärzten, die die Homöopathie in ihrer Praxis anwendeten, Erkenntnisse in die Hand gegeben, die sie in ihrer Humanpraxis die Richtigkeit ihrer Therapie erkennen ließen. Die Ergebnisse der Tierärzte, die diese in der Praxis mit homöopathischen Mitteln erzielten, wurden deshalb dankbar angenommen. So waren die Arbeiten, die von der „Studiengesellschaft homöopathischer Tierärzte" unter der Leitung von *Thiemel* durchgeführt wurden, wichtige Dokumente für die damals wie heute angegriffene Homöopathie. Die Namen *Schömmer, Wolff, Bentz, Berger* u.a. sollten nicht vergessen werden, wenn es um die Versuche geht, die Wirksamkeit der Homöopathie klarzulegen. Da sich diese Tierärzte seit 1939 mit Veröffentlichungen über homöopathische Behandlungsergebnisse beschäftigten, erscheint es um so unverständlicher, daß Dissertationen wie die von *Lützen* zustande kommen konnten, da von allen genannten Autoren eine absolute Sachlichkeit immer wieder herausgestellt worden ist.

Im Jahre 1974 wurde dann unter Führung von Professor *Aehnelt* in Hannover eine Dissertation von *Udo Härtel* erstellt, die sich u.a. auf Metaphylaxe der Fortpflanzungsstörungen erstreckte durch den Einsatz eines homöopathischen zusammengesetzten Mittels (Aristolochia-Miniplex). Bei diesen Untersuchungen stellte sich heraus, daß dieses Aristolochia-Präparat den anderen Mitteln (Tonophosphan und einem Vitamin AE-Präparat) insofern überlegen war, als die Erstbesamungsquote bei 83 % lag, also deutlich höher als bei den anderen beiden Präparaten. Hierdurch wurde indirekt bestätigt, daß die Erfahrungen, sowohl in der Humanmedizin als auch in der Veterinärmedizin hinsichtlich der Befruchtungsergebnisse verifiziert werden konnten. Ähnlich positive Ergebnisse konnten *Sommer* und *Marx* (Dissertation 1972, Hannover) schon früher beobachten. Auch hier war die Metaphylaxe eindeutig wirksam für die nachfolgenden Besamungen.

Im Laufe der Zeit wurden die klinischen Beobachtungen, die jeweils durch die entsprechenden Laboruntersuchungen erweitert wurden, ausgedehnt und die erschienenen Arbeiten aus der homöopathischen tierärztlichen Praxis erregten das Interesse der Lehrinstitute.

Hier sei noch einmal auf die im vorigen Kapitel (S. 26) erwähnte Arbeit von *Andresen* hingewiesen, die als erste Dissertation homöopathisch-klinische Untersuchungen durchführte.

Neben den rein literarischen, und damit theoretischen Veröffentlichungen über die Veterinärhomöopathie nahmen dann die klinischen Untersuchungen einen breiteren Raum ein, der seinen Niederschlag fand in den Referaten der Fort- und Weiterbildungskurse über *„Homöopathie in der Veterinärmedizin“*, in denen die Erfahrungen mit den rein homöopathischen Einzelmitteln vertieft und erweitert wurden. Dieses ist verständlich, weil die Homöopathie als eine Erfahrungsmedizin auf wissenschaftlicher Basis vor allen Dingen in der Praxis angewendet wird. Durch das neue Lebensmittel- und Rückstandsgesetz wurde indirekt das Interesse an der homöopathischen Behandlung gefördert, weil nach dem bisherigen Stand der Wissenschaft die homöopathischen Arzneimittel keinen Rückstand in den vom Tiere stammenden Lebensmitteln hinterlassen. Aus diesem Grunde kann man in der jetzigen Zeit auf eine breitere Erfahrung über die Wirkung der Homöopathika bei den einzelnen Erkrankungen der Tiere weitaus sicherer schließen als bei den menschlichen Patienten, bei denen immer noch die Suggestivwirkung ein ungeklärter Faktor ist. Das erkrankte Tier ist suggestiv nicht oder kaum zu beeinflussen, obwohl beim Hund eine suggestive Beeinflussung durchaus möglich ist, aber nicht – wie bei den Menschen durch den Arzt – durch den Tierarzt, sondern höchstens durch den ständig mit dem Tier umgehenden Menschen. Dieser kann einem Hund „einreden“, daß die Verstauchung, die sich der Hund gerade zugezogen hat, nicht „so schlimm“ sei, worauf der betreffende Hund fröhlich und allem Anschein nach ohne Schmerzen weiterläuft. Das allerdings sind Besonderheiten, die nicht mit der Suggestivwirkung der „Droge Arzt“ verglichen werden können, denn im allgemeinen lehnen die Tiere die Behandlung durch den ihnen fremden Tierarzt ab, auf keinen Fall kann man den Tieren einreden, daß dieses homöopathische Mittel besonders gut sei. Die ziemliche Verbreitung der homöopathischen Behandlung der Tiere hat aber doch die Bestätigung gebracht, daß bestimmte Mittelwirkungen die durch die AMP erfahrenen Symptome reproduzierbar bei einem ähnlichen Fall wiederholt werden können. So ist aus der empirischen Anwendung eine wissenschaftliche Bestätigung geworden, die den Einsatz der Mittel zuverlässig werden läßt. Eine neue Phase des Wirksamkeitsnachweises der homöopathischen Mittel kam auf, als Professor Dr. *G. Harisch* im Institut für Physiologische Chemie der tierärztlichen Hochschule, Hannover, die ersten Untersuchungen über die Wirksamkeit homöopathischer Mittel machen ließ und zwar mit Flor de Piedra und Nux vomica. Die von *R. Müller* durchgeführten Untersuchungen konzentrierten sich auf „Veränderung des Leberstoffwechsels von Ratten durch Tetrachlorkohlenstoff unter dem Einfluß der Homöopathika Nux vomica D_6 und Flor de Piedra D_4, als Versuch eines homöopathischen Wirksamkeitsnachweises auf zellulärer Ebene“, Hannover 1983. Nachdem der Einfluß von Tetrachlorkohlenstoff auf den Glutathionstatus und die Proteinkonzentration erörtert worden ist, schreibt *Müller* über den „Einfluß der verwendeten Homöopathika auf die CCl_4-Effekte:

„Der Einsatz der beiden Homöopathika Nux vomica D_6 und Flor de Piedra D_4 führt nicht nur klinisch zu einer deutlichen Besserung des Befindens der Versuchstiere, sondern auch zu eindeutigen, biochemisch meßbaren Veränderungen der hier diskutierten CCl_4-Effekte.“ Die einzelnen Parameter in den Versuchsreihen sollten in der Originalarbeit nachgelesen werden. Wichtig erscheint aber noch folgendes Ergebnis, daß zwischen der potenzierten Nux vomica D_6 und der unpotenzierten der D_6 entsprechenden einfachen Verdünnung wirkungsmäßig deutliche Unterschiede bestehen, „während sich nach Nux vomica D_6-Behandlung der Redoxquotient zum Zeitpunkt 24 Stunden bereits stark verschoben hat (hohe GSH-Werte), zeigt die Verdünnung hier einen der reinen CCl_4-Intoxikation (Kontrollgruppe) ähnlichen Verlauf.“ Hierdurch wird zum mindesten für Nux vomica D_6 hinsichtlich der Wirksamkeit der Potenzierungsvorgang als bedeutsam klar gelegt. Ob sich diese Erfahrung auf alle anderen potenzierten homöopathischen Mittel übertragen läßt, müßte weiteren Untersuchungen überlassen bleiben. Bekannt ist in der homöopathischen Praxis, daß ein Unterschied zwischen potenzierten Arzneien und den einfachen Verdünnungen (Lösungen) festzustellen ist.

Durch diese als Basisarbeit anzusehende Dissertation von *Müller* angeregt, wurde eine erweiterte Untersuchung der Wirksamkeit der homöopathischen Mittel im Rahmen der durch Tetrachlorkohlenstoff verursachten Schädigungen der Leber an Ratten durchgeführt. Ebenfalls unter der Leitung von *Harisch* wurden weitere Untersuchungen von *W. Schäfer* durchgeführt (1984) im Rahmen der durch CCl_4-Intoxikation ausgetretenen Leberschäden. Dabei stellte sich ein deutlicher Unterschied im Wirkungseffekt ein, der die in der Klinik gemachten Beobachtungen bestätigte. Flor de Piedra ist ein organbezogenes Stoffwechselmittel, das bei schweren Schäden, wie sie durch die CCl_4-Intoxikation entstehen, mit einer einmaligen Dosis nicht behoben werden können. Dieses Phänomen wurde im Laufe der durch Jahre durchgeführten Behandlungen immer wieder beobachtet. Die subjektiven Befunde bessern sich stets schneller als die Laborwerte und die organischen Zerstörungen. Inwieweit die bei den Untersuchungen verwendeten homöopathischen Mittel eine Heilung der gesetzten Schäden erreichen können, konnte in dieser Arbeit nicht verifiziert werden. Festzustellen war aber die Tatsache, daß auch jenseits der *Loschmidt*schen Zahl einwandfrei Wirkungen vorliegen. Insofern hat die Arbeit einen großen Wert innerhalb der Stellung der Homöopathie in der Medizin. Die immer wieder beobachteten heilenden Wirkungen der homöopathischen Mittel beim Einsatz am kranken Menschen und am kranken Tier können nach *Schäfer* durch die rein naturwissenschaftlichen experimentellen Untersuchungen vollauf bestätigt werden.

Die in der Arbeit von *Schäfer* kurz angesprochene zirkadiane Abhängigkeit der Konzentrationen des Glutathion-Systems wurde in der Arbeit von *Doris Fuhrmann*, ebenfalls unter der Betreuung von *Harisch* im Institut für Physiologische Chemie der Tierärztlichen Hochschule, Hannover, entscheidend berücksichtigt. So kamen auch unterschiedliche Reaktionen vormittags und nachmittags heraus, die auf den Einsatz der in dieser Arbeit verwendeten Homöopathika Sulfur D_6 und Sulfur D_{12} einen entscheidenden Einfluß ausübten. Interessant ist hier, daß die einfachen Verdünnungen von Schwefel in der Konzentration 10^{-6} und 10^{-12} ebenfalls einen signifikanten Einfluß auf den Leberstoffwechsel ausübten. Und zwar in zwei von neunzehn Fällen, während siebzehn Fälle eine deutlichere Beeinflussung der Parameter durch die homöopathisch aufbereiteten Mittel erkennen ließen. Die oft in der Diskussion angesprochene Wirkung des Äthanols, die angeblich die Wirkung der damit aufbereiteten Stoffe überflügelt, konnte durch die Arbeit eindeutig widerlegt werden, da das in der gleichen Weise potenzierte leere Äthanol keinerlei Wirkung innerhalb des Glutathion-Systems aufwies. Für die praktische Anwendung des Schwefels in der homöopathischen Praxis ergibt sich aus diesen Untersuchungen, daß für Sulfur die tageszeitliche Anwendung entscheidend für den Erfolg sein kann. So zeigte die D_6 vormittags eine deutlichere Wirkung und die D_{12} nachmittags. Klinische Untersuchungen sollten in dieser Hinsicht weitgehend klärend wirken.

Unter dem Aspekt dieser experimentellen Untersuchungen ist die Veröffentlichung von *A. Schmid* „Pharmakologisch-toxikologische Aspekte der homöopathischen Behandlung von Tieren“, 1985 kaum verständlich. Besonders ist die Schlußfolgerung nicht zu verstehen, daß eine klinische Prüfung der Homöopathika vor ihrer allgemeinen Zulassung verlangt werden müsse. Es wird dabei völlig übersehen, daß alle homöopathischen Arzneien am Menschen geprüft worden sind und sich aus deren Ergebnissen die Anwendung ergibt. Es ist hier die Forderung des BGA-Berlin weitgehend erfüllt, daß am Zieltier die Arzneien geprüft werden müßten, bevor sie zugelassen werden dürfen. Genauer kann eigentlich keine Arznei *vor* ihrer Anwendung am Kranken geprüft sein. Es sollte die zweite Schlußfolgerung von *Schmid* zunächst einmal auf die Chemotherapeutika angewendet werden, die mit solch starken „Giften“ arbeiten, daß immer Nebenwirkungen auftreten, die bei den potenzierten Arzneimitteln der Homöopathie gar nicht zur Diskussion stehen. Das Wort von *Paracelsus* hat auch in der modernen Pharmakologie Gültigkeit: „Jedes Ding ist Gift. Die Dosis allein macht, daß das Ding kein Gift ist.“

In diesem Zusammenhang muß auf die Arbeit von *Harisch, Müller* und *Meyer* hingewiesen werden, die die grundlegenden Ereignisse der drei diskutierten Dissertationen zusammenfassend als Vorarbeit darstellen („Beitrag zum Leberstoffwechsel der Ratte nach Tetrachlorkohlenstoff unter den Einfluß von Nux vomica D_6 bzw. Flor de Piedra D_4." Allgemeine Homöopathische Zeitung 4/1984). In der Zusammenfassung wird unter 3) festgestellt, daß die Nux vomica D_6 und eine der D_6 konzentrationsmäßig gleiche, aber unpotenzierte Nux vomica „Verdünnung" die GSH-Konzentration in gleichsinniger Weise verändert, wobei allerdings die D_6 eine stärkere Wirkung zeige. Unter 4) wird gesagt: „die CCl_4-induzierte Leberverfettung wird durch Nux vomica D_6 und Flor de Piedra D_4 in drastischer Weise verhindert."

Aus der Arbeit „Aktivitätsänderungen von Succinatdehydrogenase und Glutathionperoxidase nach Verabreichung von homöopathisch aufbereiteten Phosphorverdünnungen im Rattenlebermodell" von *Harisch* und *Kretschmer* 1986 in der Deutschen Apotheker-Zeitung, soll nur aus der Zusammenfassung zitiert werden: „... ergab sich deutlich, daß die Tetrachlorkohlenstoff-induzierten Veränderungen der Aktivitäten beider Enzyme durch Vorbehandlung der Versuchstiere mit Phosphorus D_6 und Phosphorus D_{30} in kompartimentspezifischer Weise beeinflußt werden... Diese Homöopathika beeinflussen die Kompartimente Zytosol und Mitochondrien ... in entgegengesetzter Weise." Diese Ergebnisse seien nur zunächst als Fakten wiedergegeben, eine Interpretierung sei vorerst nur nach tieferem Eindringen in die durch die Homöopathika bewirkten Einflüsse auf den Zellstoffwechsel möglich.

Abschließend zu diesem Thema sei noch auf eine im März 1988 im „Therapeutikon. 1. Jahrgang 1988" (8.11.) erschienene Arbeit hingewiesen, in der die beiden vorgenannten Autoren *Harisch* und *Kretschmer* Versuche veröffentlichen, die sich mit der Frage „Läßt sich die Wirkung von Homöopathika im Zellstoffwechsel nachweisen?" befassen. Es wurden Versuchsmodelle zur „Beeinflussung der Histamin-Freisetzung aus Peritonealmastzellen von Ratten" unternommen und als zweite Versuchsanordnung „die Beeinflussung der Glutathion-Konzentration und der Glutathionperoxidase in verschiedenen subzellulären Kompartimenten der Rattenleber in Abhängigkeit vom Tageszeitpunkt der Applikation". Die nach streng wissenschaftlichen Kriterien durchgeführten Untersuchungen ergaben eine Wirksamkeit der eingesetzten homöopathischen Mittel. Es wurden im ersten Versuchsansatz die handelsüblichen Präparate Zincum D_4, D_6, D_8, D_{12}, D_{30}, D_{200} bzw. D_{1000} eingesetzt. Daneben wurden Milchzuckertabletten ohne jeglichen Wirkstoff als Kontrollen verwendet. Es wurden jeweils 7 Einzeldosen gegeben, die von den Tieren spontan aufgenommen wurden. Die Histaminfreisetzung wurde durch die Stufen D_4 und D_6 gegenüber der Nullkontrolle deutlich gesteigert. Geringere Effekte wurden bei gleicher Applikationshäufigkeit durch die D_8 erzielt, während sich die übrigen Verdünnungen im Bereich der Nullkontrolle bewegten. Die Vorbehandlung mit Phosphorus D_{30} oder D_{1000} steigere die Histaminfreisetzung gegenüber den anderen Verdünnungsstufen von Phosphor deutlich.

Die Beeinflussung im zweiten Versuchsmodell über die Glutathionkonzentration etc. zeigt insofern interessante Ergebnisse, als die tageszeitliche Verabreichung der einzelnen Verdünnungsstufen von Sulfur D_6 und Sulfur D_{12} unterschiedliche Einwirkungen zeigen. Die einzelnen Applikationen wurden um 9 Uhr und um 18 Uhr vorgenommen, dabei wies bei der um 9 Uhr vorgenommenen Behandlung der

GSH-Pool im Zytosol veränderte Werte auf, während die um 18 Uhr verabreichte Gabe keine Einwirkung zeigte.“ Der mitochondriale GSH-Anteil reagierte sowohl auf die 9 Uhr-Applikation als auch auf die 18 Uhr-Applakation.“ Die Aktivität des zytosolischen Anteils war nur bei Sulfurapplikation um 9 Uhr zu beeinflussen..., während die Aktivität des mitochondrialen Enzyms wiederum durch beide Vorbehandlungszeiten änderbar war.“ „Bei diesen Untersuchungen wurden sowohl zirkadiane Wirkungsunterschiede als auch Effekte, die sich im Sinne einer Kompartimentsspezifität interpretieren lassen, deutlich.“

In der Diskussion dieser Ergebnisse wurde festgestellt, daß die eingesetzten Homöopathika für die beobachteten Effekte verantwortlich zu machen seien, daß aber diese Effekte nicht in einem aus der Gesamtheit herausgetrennten Zellverband zu erhalten seien, sondern nur innerhalb des unzerstörten Zellverbandes des Gesamtorganismus eines gesunden Tieres. Man kann sich voll der Äußerung der beiden Autoren anschließen, die besagt, daß hiermit eine Effektsicherung für die neu beginnende naturwissenschaftliche Erforschung der Homöopathie wichtig sei. Die Autoren enthalten sich einer Erklärung über die ursächlichen Zusammenhänge der Effekte, um keine spekulative Aussage zu machen.

Hiermit soll die kurze Übersicht über die in der neueren Zeit gemachten Versuche des Nachweises der Wirksamkeit der homöopathischen Mittel abgeschlossen werden. Es hat sich aber hiermit gezeigt, daß es wohl möglich ist, einen naturwissenschaftlich ausgerichteten Nachweis der Homöopathie durchzuführen. Und bei der intensiveren Befassung aller hier angegebenen Arbeiten, finden sich immer wieder Hinweise für die in den AMP und am kranken Tier beobachteten Modalitäten, die sogar die zeitlich unterschiedliche Wirksamkeit exakt nachweisen. Besonders deutlich ist aber zu erkennen, daß die homöopathischen Mittel ungeeignet sind, in isolierten Zellverbänden eine Wirksamkeit zu zeigen. Es ist immer der gesamte Organismus als Grundlage notwendig, wenn in der Homöopathie affine Ergebnisse erzielt werden sollen. Ob zu diesem wichtigen Zeitpunkt die Frage aktuell ist, Versuche an lebenden Tieren durchzuführen oder nicht, muß nach Lage der Dinge festgestellt werden, daß hierbei keinerlei Tierquälerei vorliegt und es hier darum geht, eine seit fast 200 Jahren durch Anwendung am kranken Lebewesen immer wieder bestätigte Therapie trotz diffamierender Anwürfe von nicht kompetenter Seite der weiteren Anwendung bei Mensch und Tier zu erhalten.

2 Probleme der Verdünnungsstufen (Potenzierung)

In dem Kapitel „Homöopathie: Wissenschaft und Empirie“ wurde schon kurz auf die Form der homöopathischen Verdünnung der einzelnen Mittel, welche Potenzierung genannt wird, eingegangen. Es soll versucht werden, die bei der Anwendung der Verdünnungsstufen auftretenden Probleme zu untersuchen und vielleicht Schwierigkeiten auszuräumen.

In dem ersten amtlichen homöopathischen Arzneibuch – HAB I – ist bewußt auf die bisherige Bezeichnung „Potenz“ für die einzelnen Stufen verzichtet worden, um eventuelle Verwechslungen auszuschließen. Es wurde aus diesem Grunde auch in diesem Kompendium ausschließlich die Bezeichnung „Verdünnung“ benutzt, die auch von *Hahnemann* selbst so benannt wurde, weil er von dem Grundgedanken ausging, daß die aggressive Kraft des Mittels durch eine Verdünnung umgekehrt würde in eine heilende. Er benutzte nicht die einfache Verdünnung, die als Solutio in der Pharmakologie und der Medizin bekannt ist, sondern griff auf die vom *Hermes tresmegisthos* erkannte, aber geheimgehaltene Art („hermetisch verschlossen“!) der stufenweisen Verdünnung zurück, die dem so behandelnden Arzneimittel eine fördernde Kraft verleihen sollte. Dieser Unterschied ist in neuester Zeit von *Harisch* voll bestätigt worden. Es ist also niemals die kleine Dosis, die in der Krankheit eingesetzt wird, sondern eine hochaktive Form des Arzneimittels, das die Funktion des erkrankten Organismus regulieren und normalisieren kann.

Im Laufe seiner ärztlichen Praxis ging *Hahnemann* dann in der Form der Verdünnung immer weiter und kam so zu den als Hochpotenzen bekannten Verdünnungsstufen. Wie erwähnt, hat dann der Arzt *Hering* nicht wie *Hahnemann* in der C-Form verdünnt, sondern er verdünnte im Verhältnis 1:10, also in der D-Form. Und so taucht in der Praxis immer wieder die Frage auf, welche der Verdünnungsformen ist die bessere, mit welcher Form kann man sicherer an die Behandlung einer Krankheit herangehen. *Krüger* hat in seiner sehr eindrucksvollen Darstellung versucht, einen Unterschied in der Art der Wirkung graphisch darzustellen (bisher unveröffentlicht!). Er zeigt darin, daß die D-Stufen eine breitere Angriffsbasis hätten als die C-Stufen. Diese letzteren zielten wie ein Prismastrahl auf den Kernpunkt der Erkrankung, damit alle Nebenerscheinungen erfassend, während die D-Stufen nicht so präzise in das Zentrum gingen, dafür aber das breit gefächerte Krankheitsbild erfassen könnten. Diese sehr eindrucksvolle Darstellung im Rahmen des Potenzierungsproblems erklärt viele Eigenheiten der Anwendung der Verdünnungen im homöopathischen Bereich. Es wird daraus sichtbar, daß bei absolut klarem Symptomenbild einer akuten Erkrankung eine C_{30} oder C_{200} entscheidend das Krankheitsbild wenden und die Heilung bewirken kann. Andererseits kommt aber darin auch zum Ausdruck, daß bei einem chronischen Krankheitsfall, bei dem die spezifische Symptomatik nicht so deutlich zu erkennen ist, eine solche Hochpotenz nur eine sehr verzögerte Besserung bewirken kann. In diesem Fall ist die mittlere oder sogar tiefe Verdünnungsstufe die schneller wirkende. Auch aus diesem

Unterschied der Wirkung der verschiedenen Verdünnungsstufen kann ersehen werden, daß diese eine untergeordnete Rolle in der homöopathischen Therapie spielen, aber die Ähnlichkeit der Symptome – Similia similibus curentur – das entscheidende Faktum hierbei ist. Daher erledigt sich die Frage nach dem unterschiedlichen Einsatz der hohen oder tiefen Verdünnungen von selbst, wenn nach dem Symptomenbild systematisch vorgegangen wird.

Die Variabilität der Homöopathie, in der alle Möglichkeiten der Therapie mit den homöopathischen Mitteln liegen, mag durch diese Erläuterung aufgezeigt werden. Als Tierarzt hat man es damit in der Hand, in welcher Form die Erkrankung angegangen werden kann oder muß. Die dafür erforderliche Kenntnis der Symptomatik sowohl der Krankheiten als auch der Arzneimittel kann sich jeder aneignen, der sich dem Problem der Potenzierung nähern will, denn in ihr liegt in vielen Fällen der Erfolg begründet. Wenn trotz der scheinbar sicher festgestellten Symptome mit einem Mittel keine Heilung erzielt werden kann, ist erneut die Symptomatik zu überprüfen. Darum gilt immer wieder, daß nur über die Kenntnis der Arzneien und ihrer Arzneimittelbilder eine wissenschaftlich begründete Therapie mit homöopathischen Mitteln möglich ist.

Es taucht die Frage auf, welche Verdünnungen die wirksamsten sind. Es wäre boßhaft zu sagen, daß es eine gewisse Modeangelegenheit ist, welche man einsetzen will. Während in Deutschland bisher in den meisten Fällen die D-Potenzen eingesetzt wurden und auch die Arzneimittel sich vielfach auf diese stützen, so ist z.Zt. eine neue Ära angebrochen, die sich mit den LM-Potenzen befaßt und von diesen den größten Heilerfolg zu sehen vermeint. Es ist nun aber die Frage: Sind die Heilerfolge mit den LM-Potenzen größer als mit den D-Potenzen, die 100 Jahre und mehr therapeutisch eingesetzt wurden? Es ist auch darauf hinzuweisen, daß in Frankreich und auch in England fast ausschließlich C-Potenzen angewendet werden, und es ist nicht anzunehmen, daß die Heilerfolge größer als in Deutschland sind. Allerdings gibt es dabei zu bedenken, daß z.B. in Frankreich mehr zusammengesetzte Arzneien mit homöopathischen Mitteln auf dem Markt sind als in Deutschland, obwohl sich diese Unsitte auch hier immer mehr ausbreitet. Da es sich um potenzierte Einzelmittel handelt, die hier zu Komplexen zusammengesetzt werden, können diese Komplexe als „homöopathische Arzneimittel" bezeichnet werden. So werden dort wie hier von den Firmen, die diese Mittel herstellen, 5–10 Mittel in einem Komplex zusammengefaßt. Dieses ist vom homöopathischen Standpunkt, bei dem die *Hahnemann*sche Homöopathie angewendet werden soll, abzulehnen. Im englischen Raum werden mehr die hochpotenzierten Arzneimittel eingesetzt und zeigen nach Berichten eine ausgezeichnete Wirkung. Neuere Untersuchungen von *Day* bestätigen dieses deutlich. Auch die Veröffentlichungen von *MacLeod* weisen eine hohe Erfolgsquote aus.

In den Niederlanden werden beide Potenzierungsarten in der Praxis eingesetzt und zeigen bei richtig erkannter Symptomatik beachtliche Heilungserfolge.

Was folgt daraus? Zunächst das schon Gesagte, daß nicht die Potenzierung das entscheidende Faktum in der Homöopathie ist, sondern immer wieder deutlich gezeigt wird, daß der Simile-Satz die Grundlage der Homöopathie ist. Zum anderen kann aber daraus ersehen werden, daß sich der erkrankte Organismus in einer so sensiblen Verfassung befindet, daß die durch die Potenzierung gegangenen Arzneien immer einen deutlichen Modus finden, die in Unordnung geratene Situation wieder zu regulieren. Der Streit der „Hochpotenzler" und der „Tiefpotenzler" ist als verlorene Zeit anzusehen, wenn es darum geht, die Homöopathie lehr- und lernbar zu machen.

Es zeigt sich aber hierdurch auch, daß die Verdünnungsstufen, ob hoch oder tief, niemals als Substanz wirken, sondern immer nur als funktionell eingreifende Aktivatoren, die sich in einem Lernprozeß entscheidend behaupten und auch in schweren Problemfällen die Wende bringen können. Es sind keine Rückstände vorhanden die sich nachteilig für die u.U. notwendige Verwertung des Tieres auswirken können oder in einem langen Rekonvaleszenzstadium ausgeschieden werden müssen. Es sollte demnach erkannt werden, daß die Homöopathie unter einer toxikologischen Betrachtung nicht verstanden werden kann. Dennoch kann die Toxikologie, wenn sie nicht als Kriterium angewendet wird, auch für die Homöopathie von Nutzen sein. Durch sie können die Ausgangsstoffe in ihrer groben Wirkungsrichtung differenziert werden, aber auch nur in dieser Beziehung, denn für die Arzneimittelwahl sind andere Kriterien maßgebend. Hier hat die Arzneimittelprüfung grundlegend eingegriffen. Durch sie sind die feinen Symptome offenbar geworden, die Unwägbarkeiten, die aber in der Homöopathie eine entscheidende Rolle spielen. Vielleicht ist ein Vergleich erlaubt, der charakteristisch zu sein scheint für die Homöopathie: Zwei Unwägbarkeiten treffen hierbei aufeinander, um in einer Harmonie schwere bis schwerste Probleme zu lösen. Man könnte *Rilke* etwas verändert zitieren: „Auf welches Instrument sind sie gespannt und welcher Spieler hat sie in der Hand?" Die Schwierigkeit und die Problematik liegt hierin auf der Hand, daß vor allem mit sensiblem Vorgehen die homöopathischen Probleme gelöst werden müssen.

Eine Frage ist immer noch offen: Wie ist es möglich, daß mit der gleichen Verdünnungsstufe wie beim Menschen auch beim Tier kranke Situationen geheilt werden können? Daß nicht Maß und Gewicht entscheidend sind, wurde erwähnt. Aber ist das Tier auch in seiner Reaktionsfähigkeit so sensibel wie ein Mensch? Denn auf diese Sensibilität kommt es an, wenn ein homöopathisches Mittel wirken soll. Es ist vielleicht verständlich, wenn man an einen Hund denkt, der auf unausgesprochene Reaktionen seines Herrn weiß, was geschehen soll. Aber bei einer Kuh ist diese Reaktion zumindest nicht bekannt oder schwer zu begreifen. Und doch ist auch hier die Wirkung einer homöopathischen Hochpotenz reproduzierbar festzustellen. Es sind auch bei den Kühen psychische Probleme beobachtet worden, so z.B. wenn eine Kuh in einem anderen Stall verkauft wird. In vielen Fällen fressen die Tiere dann zunächst gar nicht. Manchmal fangen sie nach einer gewissen Zeit wieder an, manchmal aber kommt es auch zu einer wirklichen Inappetenz, die schwere Folgen nach sich zieht. Solche Fälle sind mit einer Hochpotenz nachweislich geheilt, nicht nur gebessert worden. Es müssen also auch Tiere mit einer inneren Reaktionsmöglichkeit ausgestattet sein, die in dem schweren Körper mit seinen äußerlich feststellbaren langsamen Reaktionen eine Sensibilität entwickeln kann, daß mit homöopathischen Mitteln eine Therapie möglich ist. Die Tiere haben bekanntermaßen in vieler uns Menschen unverständlicher Weise eine Empfindsamkeit, die oft in Erstaunen setzt. So ziehen Hunde ihren Herrn aus einer Gefahrenzone heraus, Pferde gehen nicht in einen Stall, der Einsturzgefahren bietet usw. Das sind Reaktionen, die realiter festgestellt wurden und die eigentlich den Einwand der Kritiker, daß die Homöopathie bei Tieren nicht wirken würde, ad absurdum führen. Die Homöopathie ist eine Erfahrungstherapie und nur unter diesen Bedingungen zu verstehen. Das vorne angeführte Wort von *Guardini*, daß man eine Sache nur in den ihr gemäßen Bedingungen betrachten darf, ist hier voll bestätigt. Das Problem der Potenzierung und der daraus hervorgegangenen homöopathischen Arzneimittel liegt also nicht in der sogenannten kleinen Dosis, sondern in der vergleichenden Ähnlichkeit der Symptome bei den kranken Tieren und bei den Arzneimitteln. Diese in einen ihnen gemäßen Zusammenhang zu bringen ist die Kunst der homöopathischen Therapie. Es sind in der tierärztlichen Praxis Fälle bekannt, in denen Pferde unter merkwürdigen Voraussetzungen trotz hoher Springqualität plötzlich Sprünge verweigern, die nicht einmal als besonders schwer anzusprechen sind. Wie ist dieses zu erklären? Vergleichen wir ein ähnliches Symptom beim Menschen mit dieser beim Pferd etwas ungewöhnlichen Widersätzlichkeit, so kann man vielfach feststellen, daß der *Adams-Stokes*sche Symptomen-Komplex hier verantwortlich zu machen ist, bei dem die bekannten Gegenstände plötzlich übergroß erscheinen und in einer anderen Schein-Dimension diese Ängste hervorrufen. Laurocerasus als tiefe oder hohe Verdünnungsstufe lassen dieses Angstsyndrom bald verschwinden und das Pferd wieder voll einsatzfähig werden. Auch hier ist zu beobachten, daß nicht die Verdünnungsstufe entscheidend ist, sondern die psychische Irritation des Tieres als Symptomen-Komplex die Simile-Regel in ihrer Richtigkeit aufzeigt.

Die Fragen des in der Homöopathie sich neu umsehenden Mediziners, der aus der konventionellen Gedankenführung der Medizin kommt und nun plötzlich vor therapeutischen Gedankengängen steht, die allem bisher gelernten konträr entgegenstehen, sind daher voll verständlich. Es sei noch einmal auf den Fall des oben erwähnten Pferdes hingewiesen. Diese Pferde stehen unter einem Streß, der Herz und Kreislauf schwer belastet. Es erscheint daher natürlich, diese Schwäche mit einer massiven Dosis eines herzwirksamen Mittels aufzubauen. Statt dessen soll eine D_4 oder D_{12} oder D_{30} eines einzigen Mittels in Tropfenform diese schwere Erkrankung bessern. Da wird die Frage nach der Wirksamkeit eines Homöopathikums deutlich ausgesprochen. Das Problem der Potenzierung liegt nicht in der „kleinen Dosis", sondern einmal in der Form der Aufschließung des Mittels und zum anderen in der Beachtung auch der psychischen Symptome der Tiere, die sich in dem Verhaltensmuster desselben aufzeigen. Hierfür ist nur immer wieder die reproduzierbare Anwendung nach genauer Beobachtung als Hinweis anzuführen. Ein Beweis über die Wirkungsrichtung ist bisher nicht gelungen.

Es mag zum Abschluß dieses Kapitels der Ausspruch eines erfahrenen Tierarztes angeführt werden, der sagt, daß die homöopathischen Arzneien zwar nicht wirken, aber helfen. Und das ist letztendlich die Absicht jeder Therapie.

3 Homöopathie und Schulmedizin. Beziehungen – Gegensätzlichkeiten

In den verschiedenen Diskussionen zwischen Homöopathie und Schulmedizin werden merkwürdigerweise immer wieder Gegensätze konstruiert, die eigentlich gar nicht zu bestehen bräuchten, während Gemeinsamkeiten nicht beachtet werden. Das Ziel beider Therapierichtungen ist das gleiche: Die Überwindung einer Krankheit bei einem Menschen oder einem Tier. Dazu muß festgestellt werden, daß von beiden Seiten Vorwürfe erhoben werden, die sich als unberechtigt erweisen. Leider gehen diese Kontroversen auch von seiten der Homöopathie aus, die in jeder schulmedizinischen Verordnung eine Maßnahme gegen die Natur sieht. Auch von Laien, die der Therapie ausgesetzt sind, wird dieses immer deutlicher angesprochen. Inwieweit das berechtigt ist, soll in diesem Kompendium nur gestreift werden. Der Grundtenor sollte sich um eine Beziehung bemühen, die die anerkennende Hochachtung beider Therapierichtungen als Basis hat. In der täglichen Praxis muß eine gezielte Therapie in jedem Einzelfall angestrebt werden. Vor allen Dingen erscheint es notwendig, den immer wieder beobachteten Kurzschluß auszuschließen, wonach Temperaturerhöhung ein Antibiotikum erfordere. In den meisten Fällen ist das Fieber eine Heilmaßnahme des Organismus, die unterstützt werden muß, aber nicht unterbunden werden sollte. Dazu muß gesagt werden, daß die forensische Seite der medizinischen Praxis nicht ganz unschuldig an diesem Kurzschluß ist. Die offene Sprache des Therapeuten mit dem Patienten oder Patientenbesitzer sollte in jedem Fall eine Klarheit über die Möglichkeiten und Gefahren beider Heilmethoden schaffen. Dazu ist allerdings notwendig, daß vom Arzt oder Tierarzt beide Methoden beherrscht werden, denn nur so ist eine sachliche Aufklärung möglich.

Die Homöopathie ist keine Methode, die schon offiziell in das Hochschulwesen integriert ist, obwohl überall Ansätze hierfür gesehen werden können. Aus diesem Grunde ist es für einen Mediziner, der die Grundlagen der Homöopathie nicht kennt, nicht möglich, sachlich hierüber zu sprechen. Die immer lauter werdende Forderung nach dem Einschluß der Homöopathie in das Lehrprogramm der Institutionen erscheint deswegen berechtigt zu sein. Dieses um so mehr, als die Absolvierung der Hochschule oder Universität im medizinischen Bereich die Basis für einen verantwortungsvollen praktischen Einsatz der Homöopathie ist. Ohne eine genaue klinische Diagnose sollte kein Arzt oder Tierarzt eine homöopathische Behandlung vornehmen. Die Frage ist: Warum? Wo doch die Symptome eine deutliche Sprache sprechen, nach der die homöopathischen Mittel eingesetzt werden können. Dabei ist zu bedenken, daß gleiche Symptome bei den unterschiedlichsten Erkrankungen vorkommen können. So kann ein Pferd eine Kolik durch seine hemmungslose Unruhe vortäuschen und leidet aber in Wirklichkeit an einer Mastitis oder an einer anderen Erkrankung. Allerdings kann mit dieser klinischen Diagnose noch keine homöopathische Therapie betrieben werden, sondern auf dieser Diagnose aufbauend wird das Verhalten des Tieres differenziert und dessen Symptomatik in die homöopatische Diagnose eingeordnet. Dieser Fall ist relativ leicht zu differenzieren. Wenn aber lediglich eine erhöhte Sensibilität mit einer Abmagerung zu bemerken ist, während das Tier sonst eine normale Verhaltensweise zeigt, ist die Differenzierung ohne eine klinische Diagnose nicht möglich. Es kann eine Überfunktion der Schilddrüse sein, es kann sich aber auch um eine nervöse Überreizung aus einem anderen Grund handeln. So ist das Hand-in-Hand-Arbeiten der beiden Methoden von hohem Wert für eine einzusetzende Therapie. Besonders Neulinge auf dem Gebiet der Homöopathie sind leicht geneigt, nur die gezeigte Symptomatik zu beachten und daraus dann die homöopathische Therapie zu entwickeln; daß dann die Erfolge ausbleiben, ist nicht der Homöopathie anzulasten, sondern der Unfähigkeit des Diagnostikers. Man kann hieraus ersehen, wie eng die Beziehungen der beiden Heilmethoden sind, daß die eine nicht ohne die andere erfolgreich arbeiten kann.

Wie sieht es nun umgekehrt aus? Kann die offizielle Medizin auch aus der Homöopathie Vorteile ziehen? Und sind diese so groß, daß diese zwingend als Lehrfach aufgenommen werden muß? Auch diese Fragen müssen bejaht werden, weil es mit der homöopathischen Diagnose in einer ganzen Reihe von Fällen erst möglich ist, das Krankheitsbild einzukreisen und so zu einer auch klinisch gültigen Diagnose zu kommen. Dabei ist vielfach das homöopathische Mittel als Diagnostikum anzusehen, weil sich die unklaren Beschwerden auf dessen Gabe hin entweder verschlimmern oder bessern. So kann aus den durch die AMP erfaßten Symptomen die Krankheitsdiagnose gesichert werden. Zugegeben, es wird von seiten der Schulmediziner selten gemacht, es wäre aber die Möglichkeit, die therapeutische Sicherheit zu erhöhen und gezielter vorzugehen.

So intensiv sich aber auch die verbindenden Beziehungen untereinander zeigen, so sind doch die Wege, die die einzelnen Methoden in der Therapie gehen, völlig verschieden. In der Schulmedizin gilt nach wie vor das Prinzip, schädliche Noxen, gleich welcher Art, auszumerzen und zu eliminieren. Dazu werden Mittel eingesetzt, die die weitere Einwirkung dieser Noxen auf den Organismus verhindern und unterbinden sollen. Da dieser Gedanke einen engen zielgerichteten Weg geht, ist es erklärlich, daß neben diesem Wege im Organismus ungewollte Reaktionen auftreten, die als Nebenwirkungen bezeichnet u.U. den Wert der beschrittenen Therapie in Frage stellen. Das hat seinen Ursprung darin, daß die Entwicklung des Medikamentes mit dem Ziel vor sich geht, eine bestimmte Reaktion innerhalb des Organismus auszulösen. Diese Wirkung findet „innerhalb" des Organismus statt, ohne ihn an der Überwindung der Noxe – gleich welcher Art – zu beteiligen. Ihm wird ein schädlicher Eindringling im weitesten Sinne des Wortes abgenommen, aber er selbst wird nicht an diesem Geschehen beteiligt.

Die Folgen dieser Therapie sind einmal, daß die Abwehrmechanismen nutzlos in Gang gesetzt worden sind und zum anderen dem Körper die Notwendigkeit für eine Neuordnung seines Systems abgenommen wurde.

Weiterhin wird durch Substitution ein nicht mehr im Organismus produzierter Bestandteil zugefügt, in der Hoffnung, daß der Organismus zur weiteren Bildung dieses Stoffes angeregt wird.

Das Ziel der Homöopathie ist – noch einmal kurz zusammengefaßt –, den Organismus durch das Simile anzuregen, mit eigener Kraft das Krankheitsgeschehen zu überwinden.

Übereinstimmend ist wiederum, daß sich beide Arten der Therapie verschiedener Fremdstoffe bedienen, die als Arzneien dem erkrankten Körper Heilung bringen sollen. Ein Unterschied zeigt sich allerdings darin besonders deutlich, daß die Schulmedizin bei den pflanzlichen Stoffen einzelne Inhaltsstoffe isoliert einsetzt, um den wirksamen Bestandteil einsetzen zu können. Bei den mineralischen Arzneien werden auch die chemischen Grundsubstanzen verwendet. Es geht immer um das „wirksame Prinzip". Die Homöopathie benutzt grundsätzlich unzerstörte Gesamtgebilde, ob Pflanze oder Mineral – und hat so die in der Natur vorhandenen Einheiten als Medikament auf die Wirksamkeit ihrer therapeutischen Konzeption hin geprüft (AMP). Daß beide Methoden erfolgreich sein können, läßt die große Variabilität des Organismus erkennen, der auf jedem Wege seine Gesundheit wieder herstellen kann. Welche Wege er dabei geht, ist nicht zu erkennen. Auch die pharmakologisch geprüften Medikamente sind in ihrem Wege, auf dem die Regeneration vor sich geht, nicht erforscht. Dieses wird immer wieder von führenden Wissenschaftlern ausgesprochen. Es ist deswegen die Frage, ob es überhaupt wichtig ist, zu wissen, wie die homöopathischen Medikamente wirken? Wichtig scheint doch lediglich zu sein, daß es gelingt, auch schwere Krankheiten mit diesen homöopathisch aufbereiteten Mitteln zu heilen. Und wie in der Chemotherapie die Wirkung reproduzierbar ist, so sind auch die nach der Simile-Regel eingesetzten Mittel mit der gleichen Reproduzierbarkeit ausgestattet.

Weiterhin muß beachtet werden, daß mit den Homöopathika keinerlei Rückstände im Organismus zurückbleiben, die bei weiterer notwendiger Therapie störend in den Heilungsvorgang eingreifen können und so den ganzen Therapievorgang komplizieren. Dazu ist erklärend zu sagen, daß die in der Homöopathie eingesetzten Mittel durch die Arzneimittelprüfung in all ihren Wirkungsphasen bekannt sind, daß das, was bei anderen Arzneien als Nebenwirkung bezeichnet wird, hierbei absolut bekannt und einkalkuliert ist. Unangenehme Überraschungen durch nicht erwartete Schädigungen sind der Homöopathie fremd. Es wird das gesamte Krankheitsbild mit all' seinen nebenbei laufenden Reaktionen in das Therapiekonzept eingebaut und so mit dem Simile oder gar dem Simillimum das gesamte Krankheitsgeschehen erfaßt. Die bei der Chemotherapie auftretenden Nebenwirkungen sind ebenso im Arzneimittel verankert wie bei den homöopathischen. Nur sind sie wegen der ungenügenden Prüfung nicht an das Licht getreten und werden erst später als Schäden festgestellt. Diese werden auch durch die teratogenen und anderen Untersuchungen nicht ausgeschlossen, weil die Prüfung nicht wie in der Homöopathie am Menschen vorgenommen werden kann. Bei dieser treten die auch verborgen liegenden Wirkungsmöglichkeiten hervor und können als bekannt in der Therapie niemals schädigend auftreten. Erst wenn die Einzelbestandteile eines Mittels in übergroßer Dosis gegeben werden, treten Vergiftungen auf, die jedem Arzneimittel innewohnen können, gleich ob chemotherapeutisch oder homöopathisch.

So ist der unverständliche Fall des Verbotes beziehungsweise der Einschränkung des Aristolochiaeinsatzes nur möglich gewesen, weil die Beurteilung nach einem Einzelbestandteil – der Aristolochiasäure – getroffen wurde und keine Fachleute aus der Homöopathie entscheidend hinzugezogen wurden.

Zwei große Probleme treten auf sowohl bei der einen wie der anderen Methode: Es ist die notwendige Kenntnis der einzelnen Arzneien in ihrer filigranhaften Zusammensetzung. Bei den Chemotherapeutika sind die langen Formeln nicht immer und jedem in ihrer Tragweite im Bewußsein, obwohl die pharmakologische Ausbildung auf den Hochschulen dieses zu vermitteln sucht. Eine große Zahl dieser Mittel ist nach einem meteorhaften Aufstieg im Nichts versunken. Bei den homöopathischen Mitteln ist die Gesamtkenntnis der Symptome erforderlich, um den gewünschten Erfolg erreichen zu können. Hier liegt aber eine fast 200jährige Kenntnis der Mittel vor, die bis heute nicht umgeändert zu werden braucht. Beide Methoden erfordern eine große Spezialkenntnis, die nicht für jeden praktizierenden Arzt oder Tierarzt erreichbar ist. Bei den chemischen Mitteln darf die Indikation genau angegeben werden, weil sie durch das Zulassungsverfahren gegangen sind. Diese Indikationsangabe fehlt bei den homöopathischen Mitteln, die nach dem AMG nur registriert werden. Die genauere Kenntnis der einzelnen Mittel ist deshalb wichtig. Unter diesem Gedankengang ist die konventionelle Therapie einfacher durchzuführen, weil eben vorgegeben ist, in welche spezifische Richtung die Wirkung geht. Da sich aber der Therapeut nach diesen Angaben richtet, sind plötzlich auftretende schädliche Nebenwirkungen durchaus möglich. Diese Nebenwirkungen sind bei den homöopathischen Einzelmitteln nicht möglich, weil alle auftretenden Reaktionen durch die AMP bekannt sind. Hiermit werden aber auch die sich „homöopathisch" nennenden Komplexe aus einer Vielzahl von potenzierten Einzelmitteln schon unkontrollierbar in ihrer Auswirkung auf den Organismus, weil nicht genau festgestellt werden kann, in welcher Weise sich diese Vielzahl der Mittel ergänzt oder stört. Um daher solche Komplexe kontrollierbar einzusetzen, muß eine genaue Erfassung der Gesamtreaktionsweise der einzelnen Bestandteile durchgeführt werden. Der Überblick ist noch gegeben, wenn 2 oder 3 Mittel mit einer sich ähnelnden Wirkung zusammengebaut werden, deren Gesamtarzneibild eine gegenseitige Ergänzung ist. Hier sind auch Indikationen zu verantworten, bei denen diese Komplexe eingesetzt werden können. Wenn aber 15 und 20 Mittel zusammengesetzt werden, so ist nicht mehr eine Einheit der Wirkung gegeben. Es ist immer zu bedenken, daß die Mittel auf einen Organismus stoßen, der in einer der Krankheit gemäßen Reaktionsbereitschaft ist. Auch die potenziellen Mittel haben eine ihrem AMB entsprechenden Richtung und lösen Reaktionen im Organismus aus, die u.U. das Heilungsgeschehen stören können, wenn auch keine schädlichen Nebenwirkungen davon zu befürchten sind. Deshalb ist die Einzelmittel-Homöopathie jeder Komplextherapie vorzuziehen.

Ein anderes Problem, das für beide Methoden wichtig ist, ist in der Haltbarkeit der Medikamente zu sehen. Von den homöopathischen Mitteln weiß man, daß es potenzierte Arzneien gibt, die von *Hahnemann* selber hergestellt wurden und noch heute ihre volle Wirksamkeit haben. Ein Verfalldatum ist eigentlich durch diese Tatsache ad absurdum geführt. Diese Mittel werden wieder aktiv, wenn sie mit der vorgeschriebenen Form und Anzahl der Schüttelschläge bewegt werden, soweit es sich um flüssige Arzneien handelt. Für die festen Arzneiformen, Globuli oder Tabletten oder Triturationen ist das Problem größer, insofern man diese nicht durch

Schütteln wieder aktivieren kann, es sei denn, sie werden pulverisiert und noch einmal die vorgeschriebene Zeit hindurch im Mörser verrieben. Beobachtungen haben aber gezeigt, daß auch jahrzehntealte feste Arzneiformen voll wirksam sind. Das kann seinen Grund darin haben, daß keine mit Äthanol aufbereiteten Mittel verwendet werden, sondern in den meisten Fällen mineralische Grundstoffe, die sich nicht verflüchtigen. Bei den Chemotherapeutika ist das Verfallsdatum dagegen durchaus vertretbar, weil die in einem chemischen Prozeß verbundenen Stoffe nach einer gewissen Zeit auseinanderfallen und dadurch unkontrollierte Wirkungen auftreten können. Diese Arzneien werden auch in einer größeren Dosis eingesetzt, und daher ist es zur Sicherheit des Patienten vertretbar, daß nach einer angegebenen Verfallszeit die Anwendung verboten ist.

Es ist noch eine immer wieder gestellte Frage anzuführen, deren Beantwortung wichtig erscheint: Die Frage nach der Kombinierbarkeit der beiden Arzneitypen. Diese Kombination ist durchaus möglich, wenn es gelingt, unter der Wirkung der chemotherapeutischen Mittel das genaue Krankheitsbild zu erkennen. In einigen Fällen wird das Bild der Krankheit durch deren Einwirkung verwischt, und die einzelnen wichtigen Symptome sind nicht mehr einwandfrei zu differenzieren; es ist aber für den Einsatz der Homöopathika von großer Bedeutung, die Symptome einer Erkrankung zu erkennen und danach die Mittel einzusetzen. Gelingt dieses, so ist ein Kombinieren der beiden Heilmethoden durchaus möglich. Die Frage ist, ob eine solche Kombination notwendig ist, ob nicht die eine oder die andere Form der Therapie ausreichend ist, den Organismus wieder in geordnete Bahnen zu lenken. Es sollte deswegen genau überlegt werden, welche Wege das jeweils eingesetzte Arzneimittel geht und ob eine Gemeinsamkeit in der Therapie vertretbar ist. Die Kombination homöopathischer Mittel und Antibiotika – nicht Chemotherapeutika – scheint sich hierfür zu eignen, da durch die Antibiotika keine direkte Einwirkung auf die Reaktionen des Organismus ausgeübt wird, also eine Unterstützung der Bemühungen des erkrankten Körpers, sich der Infektion zu entledigen, durch die homöopathischen Mittel durchaus wünschenswert erscheint. Immer aber ist die besondere Art der Reaktionen des kranken Tieres zu beachten, damit wirklich das Simile angewendet werden kann.

So ist aus aller Gegensätzlichkeit der Therapiekonzepte beider Methoden doch ein gemeinsamer Weg zu finden, der keine weiteren Medikamente der Chemotherapie benötigt, die dann in einem langen Rekonvalenszenzstadium eliminiert werden müssen, bis der Organismus selber wieder die Regulationsaktivität übernehmen kann.

Für beide Methoden sollte es selbstverständlich sein, nicht mit unsachlichen Argumenten, die sich nachher als Unkenntnis herausstellen, die beiderseitige Ehrlichkeit und Wissenschaftlichkeit anzuzweifeln, sondern das Nebeneinander zu einem echten Miteinander werden zu lassen.

III Spezieller Teil

1 Arzneimittellehre

In einem Kompendium soll, wie der Name sagt, eine Zusammenfassung des Wissensgebietes gebracht werden und keine Arzneimittellehre, in der eine breit ausgeführte Darstellung der einzelnen Medikamente mit dem gesamten Arzneimittelbild beschrieben wird. Für dieses Studium der einzelnen Arzneien sollten die speziell ausgearbeiteten Arzneimittellehren benutzt werden. Hier scheint es wichtig zu sein, den Charakter des Mittels und seine spezifischen Forderungen für seinen Einsatz beim kranken Tier darzustellen. So sind die Modalitäten und die Verhaltensformen der Tiere angegeben, nach denen das betreffende Mittel eingesetzt werden kann. Unter diesen Aspekten besteht die Hoffnung, daß dem Leser das Krankheitsbild eines Tieres besonders plastisch vor Augen steht.

Falls nicht einzelne Tierarten hervorgehoben wurden, bezieht sich die angegebene Charakteristik auf alle Haus- und Nutztierarten. Wo allerdings diese Tierarten differenziert angegeben sind, liegt die Hauptwirkung bei den entsprechenden Erkrankungen dieser Tiere. Dabei ist auch meistens die Dosierung angegeben, da vielfach von der allgemein üblichen Dosierung abgegangen worden ist. Hierzu ist jedoch zu bemerken, daß es keine feste Regel gibt, nach der die homöopathischen Verdünnungen eingesetzt werden müssen. Entscheidend ist das Krankheitsgeschehen des Tieres, das anzeigt, wobei und wann die Schwerpunkte der Erkrankung liegen, ob am Morgen oder am Abend oder nach bestimmten Verrichtungen. In diese eventuellen Verschlechterungen hinein sollte der erste Wirkungsstoß des Mittels gerichtet sein. Um dieses zu erreichen, muß man bedenken, daß die perlinguale Resorption die schnellste ist. In vielen Fällen kann der Wirkungseintritt sofort beobachtet werden. Bei der sc-Injektion tritt die Wirkung leicht verzögert auf; dieses Phänomen ergibt sich aus der Resorptionsgeschwindigkeit bei den einzelnen Tieren. Feinnervige Tiere mit dünnen Häuten reagieren schneller auf die sc-Injektion als dickhäutige, deren Stoffwechsel sowieso verlangsamt ist. Es gilt also nicht die Faustregel von dreimal täglich x Tropfen, sondern es muß auch mit der Dosierung individuell verfahren werden. Aus diesem Grunde wird in der Homöopathie der große Wert auf das Erfassen der Modalitäten gelegt, aus denen hervorgeht, wann und wodurch irgendwelche Verschlimmerungen auftreten. Nach diesen Grundsätzen werden die Mittel in ihrer unterschiedlichen Wirkungsform in den folgenden Kapiteln besprochen. Um daher aus diesen Kapiteln einen Nutzen für die eigene Praxis zu ziehen, sollte innerhalb eines Kapitels nicht ein einzelnes Mittel betrachtet werden, sondern es sollten alle Kapitel für den speziellen Fall aufgearbeitet werden, um dann daraus das Simile zu finden. Dieses ist eigentlich nur zu

Anfang bei der Anwendung einer homöopathischen Therapie notwendig, mit einiger Erfahrung auf diesem Gebiet wird man schnell das richtige Mittel auswählen können.

Befremdend wird mancher schon in der Homöopathie Bewanderte feststellen, daß anstatt der bisher üblichen Benennung der homöopathischen Zubereitungen als „Potenzen“ hier von „Verdünnungen“ die Rede ist. Dieses hat seinen Grund darin, daß einmal *Hahnemann* selber von „Verdünnungen“ sprach und zum anderen auch im „Homöopathischen Arzneibuch I – HAB I“ die Bezeichnung „Verdünnung“ gebraucht wird, während der Vorgang der Verdünnung als Potenzieren bezeichnet wird. Da das HAB I ein amtliches Dokument ist, sollte auch im allgemeinen Sprachgebrauch dieser Nomenklatur der Vorzug gegeben werden.

2 Mittel mit konstitutioneller Wirkung

Die verschiedenen Tierarten haben ganz verschiedene Reaktionsformen und -intensitäten, die man auch bei den Einzeltieren derselben beobachten kann. Diese werden weitgehend bestimmt durch die *Konstitution* des einzelnen Tieres. Man sollte auch in der Veterinärmedizin die von *Dorcsi* aufgestellte Definition einsetzen, wonach die Konstitution eine ererbte oder erworbene Reaktionsform ist, die auf die unterschiedlichste Weise gestärkt, gebessert oder verschlechtert werden kann, also veränderlich ist. Aufgrund dieser Eigenschaften hat die Homöopathie viele Möglichkeiten über diesen Reaktionsmodus regulierend in ein Krankheitsgeschehen einzugreifen. Allerdings darf man die Möglichkeiten nicht überschätzen, daß man mit einem einzigen solchen Mittel ein komplexes Krankheitsgeschehen regulieren könnte, sondern diese konstitutionell wirkenden Mittel sollten als eine Begleittherapie zu der spezifischen homöopathischen Behandlung eingesetzt werden.

Nun hat jedes als Konstitutionsmittel bezeichnete homöopathische Mittel neben der konstitutionsbezogenen Wirkung seine typische homöopathische Eigenart, die bei dem Einsatz wohl beachtet werden muß. So stellt sich in der Homöopathie immer wieder die Frage, wie ein Krankheitsprozeß in einem Organismus zustande kommt.

Was ist das für ein Tier, das mit diesen Symptomen erkranken kann? Des weiteren sollte versucht werden zu klären, welche Ätiologie diesem Prozeß zugrunde liegt; also die Frage nach der Causa der Erkrankung, wobei nicht das infizierende Agens allein betrachtet wird, sondern welche Reaktionsschwäche die schädigende Noxe, sei es Klima, Fütterung, Erreger u.a. im Organismus zur Wirkung kommen läßt.

Außerdem ist es für die homöopathische Diagnosestellung wichtig, zu erfahren, auf welche Weise der Organismus auf die Noxe reagiert. Die betreffende Frage heißt dann:

Welche Symptome zeigt das erkrankte Tier zu den allgemein pathognomischen, durch die das Krankheitsbild in seiner Gesamtheit typisch bestimmt wird?

Es geht also darum, festzustellen, welche Symptome sich besonders auffällig aus dem allgemeinen Krankheitsbild herausheben, denn an diesem Punkt beginnt die homöopathische Differenzierung der etwa in Frage kommenden homöopathischen Mittel, von denen jedes seine charakteristischen Merkmale hat.

Auf die konstitutionell wirkenden Mittel bezogen bedeutet dieses, daß nicht die Konstitution ausschlaggebend ist für die Arzneimittelwahl, sondern daß auch in diesem Fall das einzelne Tier mit seinen typischen, art- und individualspezifischen Symptomen den Hinweis gibt für die Arzneimittelwahl. Dabei kann die Frage auftauchen, welche Bedeutung haben dann die sog. Konstitutionsmittel innerhalb des Krankheitsgeschehens? Die klare Antwort dafür lautet: Sie sind die Garanten dafür, daß der Krankheitsprozeß ohne Komplikationen und ohne ein Rezidiv zur Abheilung gelangt.

Im homöopathischen Sprachgebrauch hat es sich eingebürgert, die einzelnen Patienten, sei es Mensch oder Tier, mit dem Namen eines Arzneimittels zu belegen, indem man sagt: Das ist ein Pulsatilla-Tier, das ist ein Phosphor-Tier oder das ist ein Calcium-Tier usw. Dadurch werden die Phosphor-Tiere oft in ihrer umfangreichen *Reaktionsform* sehr eingeschränkt und der Überblick über den Zusammenhang zwischen den Krankheitssymptomen und den Arzneimittelprüfungssymptomen eingeengt. Es ist deshalb für die exakte homöopathische Arzneimitteldiagnose wichtig, sich zunächst das Gesamtkrankheitsbild anzusehen, daraus das Simile zu eruieren und erst dann den Konstitutionstyp zur weiteren Therapie heranzuziehen.

Ein Beispiel mag dieses erläutern:

Eine Muttersau hat p.p. einen MMA-Komplex. Sie ist eine gemütliche und absolut friedfertige Mutter, die auch fremden Personen gegenüber keinerlei Angriffslust zeigt. Sie verkörpert damit ganz ausgesprochen den Pulsatilla-Typ in konstitutioneller Hinsicht. Es wird aber nicht gelingen, diesen schweren Krankheitskomplex allein mit Pulsatilla zu beheben. Hier ist mindestens ein weiteres Mittel einzusetzen; je nachdem, welches Krankheitsbild vorherrscht, stehen mehrere Mittel zur Verfügung: Lachesis (s. dort), wenn die septische Phase vorherrscht, Phytolacca (s. dort), wenn die Agalaktie im Vordergrund steht und Sabina (s. dort), wenn die Metritis das Bild bestimmt. So steht in jedem Falle das wirkliche Krankheitsbild im Vordergrund der Therapie mit homöopathischen Mitteln und erst in zweiter Linie dann die Konstitution.

Kann man in dem angeführten Beispiel das Typen- oder Konstitutionsmittel parallel zu der Therapie des akuten Falles einsetzen, so hat man auch Mittel, die erst im Verlauf der Therapie zur vollen Wirkung kommen und deshalb erst als sog. Folgemittel eingesetzt werden sollen. Hierher gehören meistens die aus dem chemischen Bereich kommenden homöopathisch aufgeschlossenen Mittel z.B. Silicea oder Graphites. Diese beiden Mittel sind nicht für den akuten Krankheitsfall, sondern bedürfen einer erst im Verlauf der Erkrankung aufgetretenen Reaktionslage. Man kann also von einer latent verlaufenden konstitutionellen Reaktionsform sprechen, die in der vorne angegebenen Definition zum Ausdruck kommt.

Auch hierfür sei ein Beispiel angeführt: *Silicea.*

Bei Pferden jeder Rasse findet man durch Ernährungsfehler oder -mängel brüchiges Hufhorn, das in vielen Fällen das Beschlagen unmöglich macht, weil die Pferde bei der geringsten Belastung das Eisen verlieren. Es zeigt sich darin ein Mangel an Calcium und auch ein zu weites Ca: P-Verhältnis. Trotzdem ist dieses nicht mit Kalk- oder Phosphor-Gaben zu beheben. In diesem Falle ist ein sicheres Mittel Acidum silicicum, die Kieselsäure, die in der Homöopathie unter dem Namen Silicea auf breiter Front eingesetzt wird. In der homöopathischen Verdünnung D_{30} entweder als wöchentliche Injektion (5–10 ml) sc. oder als perorale Gabe 1–2 mal täglich 20 Tropfen wird fast in allen Fällen das Hufhorn glashart, so daß u.U. beim Beschlagen das Pferd vernagelt werden kann.

Da dieser Prozeß stets chronischer Natur ist, kann sofort bei der Diagnosestellung die Silicea-Therapie eingesetzt werden.

Bei einer heftigen Diarrhoe einer Kuh mit unbefriedigender Therapie im Verlauf derselben sollte zusätzlich Silicea gegeben werden. Hier aber nicht in der D_{30}, sondern als D_{12}, da der Prozeß noch keine Chronizität aufweist. Man erreicht damit eine Stabilisierung der Funktion der Darmschleimhaut, die nachhaltig ist und Rezidive, auch bei Fütterungsfehlern, wenn sie nicht zu schwerwiegender Art sind, ausschließt. An die Verordnung von Silicea sollte in der homöopathischen Therapie bei sich lang hinziehenden Erkrankungen immer gedacht werden, da hierdurch die stabile Reaktionsform des Organismus gesichert wird.

Das andere vorher erwähnte Mittel, *Graphites,* gilt in der Homöopathie auch als ein Konstitutionsmittel, wenn auch in ganz anderer Hinsicht als Silicea. Es bringt erst im Verlauf der Erkrankung seine volle Wirksamkeit. Der von Graphites beeinflußbare Typ hat seine typische Reaktionsform bereits schon vor der Erkrankung. Er ist auch an einige bestimmte Rassen gebunden, die einen schwammigen, groben Habitus aufweisen und ohne besondere Weigerung ihren Einsatz als Nutztier vollbringen. Reißblei ist weich und schmierig, und so charakterisieren sich auch die Erkrankungen dieser Tiere. Es sind die schmierigen Papillome oder das equine Sarkoid im vorgeschrittenen Stadium, die Mauke und der Hufkrebs, dazu die verhärteten Narben aller Tiere dieser Reaktionsform nach Verletzungen, Hauterkrankungen der unterschiedlichsten Art. Entsprechend der langsamen Reaktionsweise dieser Tiere ist auch die Wirksamkeit von Graphites langsam, aber stetig. Es sollte daher über eine längere Zeit als eine tiefe oder mittlere Verdünnung gegeben werden (D_4, D_6, D_{12}). Hier ist die beste Wirkung mit der perlingualen Resorption zu erreichen.

Ein viel eingesetztes Mittel dieser Wirkungsreihe ist der Schwefel, *Sulfur,* dessen Ausgangsstoff der sublimierte Schwefel ist mit der chemischen Bezeichnung S. Er gilt sowohl als Konstitutionsmittel als auch als Stoffwechselmittel. Mit dieser Bezeichnung ist schon die gesamte Problematik angedeutet, die sich um den therapeutischen Einsatz von Schwefel rankt. Er kann in geradezu unwahrscheinlich therapeutischer Wirkung Krankheitsprozesse zur Abheilung bringen, wie auch enttäuschend häufig überhaupt keine Wirkung zeigen. Dieses um so mehr als oft in den Arzneimittellehren eine zu breite Palette der Einsatzmöglichkeit des Schwefels angeführt wird.

Was charakterisiert den Schwefel nun für den Einsatz als ein homöopathisches Heilmittel? Das sind vornehmlich zwei Symptome, die aber nicht als einzelne gewertet werden dürfen, sondern nur in Gemeinsamkeit mit den anderen Sulfur-Symptomen: Der typische Geruch nach Fäulnis organischer Substanzen und die Chronizität des Leidens. Die beiden Hinweise „Geruch“ und „Leiden“ zeigen an, daß Sulfur auf den gesamten Organismus in jeder einzelnen Zelle wirksam werden kann. Diese Wirkung ist zu verstehen als eine katalytische, die die Reaktionsfähigkeit der einzelnen Zelle stark erhöhen kann. Wie die Sulfur-Menschen machen auch die Tiere einen ungepflegten Eindruck: das Haarkleid ist struppig und glanzlos, oft schmierig und klebrig mit ekzematösen Effloreszenzen. Dieses ist allerdings nicht immer auf eine mangelnde Pflege zurückzuführen, sondern auf eine Stoffwechselstörung. Da ist neben der äußeren Haut u.U. auch die gesamte Schleimhaut durch Sulfur therapeutisch zu erfassen; bei Katarrhen der oberen Luftwege genauso wie der Lunge und des Rippenfells. Auch der Magen-Darm-Trakt mit seinen akuten und chronischen Beschwerden, bei denen die Leber und die Nieren nicht verschont bleiben, wird von Sulfur erfaßt. Die Erkrankungen gehen bis in die eitrigen Prozesse, die in purulente Blasen- und Nierenentzündungen münden können. Auf der äußeren Haut findet man vielfach Furunkel und andere eitrige Prozesse, die dann das Bild des Sulfur-Patienten vervollständigen.

Es muß aber noch einmal darauf hingewiesen werden, daß diese Krankheitszustände niemals isoliert betrachtet werden dürfen, sondern immer nur im Rahmen des gesamten Sulfurbildes, bei dem der ganze Organismus erfaßt ist und als sehr wichtiges Zeichen der typische Geruch vorliegen muß.

Als tiefste Verdünnung sollte die D_6 gegeben werden; besser noch die D_{12} oder gar eine höhere Verdünnung, die erfahrungsgemäß die intensivste therapeutische Wirkung haben. Niemals sollte Sulfur zu Beginn einer Erkrankung eingesetzt werden, sondern immer erst dann, wenn das Leiden in den chronischen Zustand übergegangen oder ein akutes Leiden in eine therapeutische Indolenz geraten ist. Hierbei zeigt sich die hochwirksame Eigenschaft von Sulfur in Hochpotenz besonders deutlich. Deshalb sollte man auch, wenn das Sulfur-Bild stimmt, vor einer D_{200} nicht zurückschrecken, die dann einmal gegeben, einen hartnäckigen Krankheitsfall zur Abheilung bringt.

Phosphorus. Eine in das Auge fallende Reaktionsform weist die Konstitution auf, die den Phosphor-Typ repräsentiert. Dieser nervöse und lebhafte Typ springt vor allem durch charakteristisch reagierende Individuen deutlich in die Augen: Es sind die Tiere, die freudig und aktiv die von ihnen geforderten Verrichtungen ausführen. Bei aller Einsatzfreudigkeit sind sie aber schnell ermüdbar und benötigen dann unbedingt eine Pause. Man könnte denken, daß unter den Pferden die Vollblüter hierunter zu suchen seien. Dieses ist insofern ein Irrtum, als gerade die Vollblüter besonders leistungsfähig und ausdauernd sind. Im Gegenteil, man findet unter jeder Tierrasse oder Tierart diese Phosphor-Typen, auch unter den schweren Rassen. Bei Pferden unter den Kaltblütern, bei den Rindern unter den Kühen der Alpenrassen. Bei den Hunden ganz besonders unter den körperreichen Rassen, den Berner Sennenhunden, den Rottweilern und anderen. Diese sind bekanntermaßen besonders eifrig bei der Arbeit, aber eben nicht allzu ausdauernd, dafür aber sehr schnell erholungsfähig.

Bei diesem Mittel sollte man entsprechend der Symptomatik zwischen drei Formen der Phosphor-Therapie wählen: Einmal dem elementaren Phosphor, dann dem Calcium-Salz des Phosphors: Calcium phosphoricum oder der Phoshor-Säure: Acidum phosphoricum. In der Wirkung dieser drei Mittel bestehen feine Unterschiede, die man zur vollen Ausnutzung der Phosphor-Therapie beachten solllte.

Der elementare Phosphor sollte in der Hauptsache als Hochpotenz gegeben werden, da er erst bei manifester Erschlaffung seine volle Wirkung zeigt. Er ist also als Folgebehandlung nach abgeschlossener spezieller Therapie mit gutem Erfolg einzusetzen.

Calcium phosphoricum ist bei Entwicklungsstörungen im jugendlichen Alter hauptsächlich wirksam, hierbei die parallel laufende anderweitige homöopathische Behandlung, die sich auf bestimmte akute Symptomenkomplexe bezieht, intensiv aktivierend. Die Phosphorsäure, Acidum phosphoricum ist bei allen Altersgruppen einzusetzen, da die Säure den Wirkungseintritt weitgehend bestimmt.

In allen Fällen aber sollte man sich über den Grundtyp des Tieres Klarheit verschaffen, um den Phosphor in seiner Aktivität voll ausnutzen zu können.

Wie gesagt, ist beim reinen Phosphor die Hochpotenz – D_{30} bis D_{200} – die wirksamste Verdünnungsstufe. Die anderen Formen des Phosphors sollten mit tieferen Verdünnungen eingesetzt werden: D_4, D_6, D_{12}.

Dem Phosphor-Bild ähnlich ist das Arzneibild von *Jodum.* Auch hier das lebhafte Tier, das nicht zur Ruhe kommen kann, vor allem Dingen aber aus Neugier. Wie es sich vermuten läßt, spielt die Schilddrüse hierbei eine maßgebliche Rolle. Die Hektik dieser Tiere, die auch noch in Bewegung sein wollen, wenn sie eigentlich schon zu ermüdet dafür sind, ist typisch. Es sind in vielen Fällen die Jungtiere und dabei besonders die Hunde der verschiedensten Rassen. Sie haben immer Hunger, ohne fett zu werden; wenn sie Durst haben, trinken sie am liebsten lange Züge kalten Wassers und erbrechen in vielen Fällen dann einen Teil im hohen Bogen. Bei diesen typischen Symptomen ist das einfache Jodum als D_{12} ein wirksames Mittel. Entsprechend dem Charakter der Tiere und deren Gehabe sollte man Jodum nicht als Injektion geben, sondern peroral zur perlingualen Resorption. Es ist wichtig, die Jod-Medikation über eine längere Zeit zu geben, da die Schilddrüsenwirkung eigentlich nicht zu ändern, sondern nur in gewisse Grenzen zu bringen ist. Man kann bei länger dauernder Medikation wohl die Gaben etwas einschränken und die Verdünnung verändern, wobei man mit der Gabe als Hochpotenz (D_{30}) sehr vorsichtig umgehen muß. Sie sollte nur beim Beginn der Umschaltung zunächst einmal in der Woche gegeben werden. Während dieser Zeit muß das Tier genau beobachtet werden, ob eventuell eine Verstärkung der Symptome aufgetreten oder ob das Tier in eine gewisse Indolenz verfallen ist. Im ersteren Fall ist der zeitliche Abstand zwischen den Gaben auf mindestens 2 Wochen zu vergrößern, immer unter exakter Beobachtung des Benehmens des Tieres. Sollte die Hektik weiter bestehen, so sollte eine dreitägige Zwischengabe des spezifischen Schilddrüsenmittels Lycopus virginicus in der D_6 eingeschaltet werden, bis die Beruhigung wieder eingetreten ist. Wenn es aber zur auffälligen Indolenz gekommen ist, dann müßte die Verdünnung auf D_4 für etwa acht Tage zurückgebracht werden, bis wieder eine deutliche Aktivität bemerkbar ist.

Dies ist ein Schulbeispiel dafür, daß die überschießende Wirkung einer homöopathischen Verdünnung durch ein anderes Mittel reguliert werden kann und durch die Änderung der Verdünnungsstufe ungewollte Reaktionen vermieden werden.

Den völlig gegensätzlichen Typ zu Jodum findet man bei den auf *Calcium carbonicum* ansprechenden Tieren. Dieses kann man bei allen Tierarten und Rassen beobachten. Hier ist eigentlich alles Ruhe und Phlegma. Schon das Exterieur läßt den Hinweis auf dieses Mittel erkennen: Es sind großrahmige, schwere und meistens grobknochige Tiere, die in vielen Fällen plump und etwas ungelenk dastehen. Wie alle konstitutionell wirkenden Mittel ist auch Calcium carbonicum nicht geeignet, akute Erkrankungen per se zu heilen oder wenigstens umzustellen, sondern es ist erst als Begleittherapie von höchster Wirkung. Oft wird durch Calcium carbonicum bei der Sterilitätsbehandlung ein Erfolg erzielt, der sich nicht nur auf diese eine Behandlung bezieht, sondern auch bei weiteren Fällen von Sterilität nachhaltig wirksam ist.

Durchgreifende Wirkung geht von Calcium carbonicum aus, wenn es sich um Entwicklungsstörungen handelt, die sich in Deformationen des Knochenbaues zeigen. Hier ist in Verbindung mit der entsprechenden Vitamintherapie ein mindestens gleichwertiger, wenn nicht besserer Erfolg zu erzielen als mit der substitutionellen Kalktherapie. Überhaupt sorgt Calcium carbonicum dafür, daß der natürlich mit dem Futter aufgenommene Kalk in den Stoffwechsel eingebaut wird. Wie bei allen typmäßig wirkenden Mitteln der Homöopathie hat man oft erst durch die zusätzliche Gabe von dem homöopathisch aufbereiteten Kalziumcarbonat die volle Wirksamkeit der bei den Erkrankungen eingesetzten Therapie. Dabei ist von untergeordneter Bedeutung, mit welcher Therapieart die akute Erkrankung angegangen wird.

Auch mit diesem Mittel kann man durch unterschiedliche Verdünnungsstufen eine gezielte Wirkung erreichen. So ist es möglich, mit der D_4 bis zu der D_6 die örtlichen Störungen am Skelett zu korrigieren. Die D_{12} sollte für eine längere Begleittherapie eingesetzt werden. Die Hochpotenzen greifen am sinnfälligsten bei echten konstitutionellen Entgleisungen ein.

Gemäß der Chronizität der durch Calcium carbonicum beeinflußbaren Erkrankungen muß dieses Mittel über eine längere Zeit (4 bis 12 Wochen) gegeben werden. Von einer Injektion ist wegen der langsamen Wirkungsweise abzuraten.

Den rein konstitutionell wirkenden Mitteln ist eine weitere Gruppe unterschiedlicher Mittel nahe benachbart. Es sind dies die einem bestimmten Typ zugeordneten Mittel, die gemeinhin als Typenmittel bezeichnet werden. In dieser Gruppe finden wir in der Hauptsache Mittel aus dem Pflanzenreich. Sie sind von milder Wirkung, zum Teil beeinflussen sie aber auch das Gesamtreaktionssystem des erkrankten Tieres. Diese Mittel sind u.U. als Einzelmittel in einen Krankheitsprozeß einzusetzen, den sie dann gemäß dem *Hahnemann*schen Ausspruch sicher, schnell und milde regulieren können. Es ist aber darauf zu achten, daß sich auch wirklich der betreffende Arzneimitteltyp am Tier wiederfindet.

Generell wäre zum Einsatz dieser Mittel zu sagen, daß im allgemeinen die tieferen Potenzen verabfolgt werden sollten. Zu den Hochpotenzen sollte man nur dann greifen, wenn der Typ dieses Arzneimittels klar in die Augen fällt. Dann allerdings ist mit diesen Typmitteln eine schnelle und überzeugende Heilung zu erreichen.

Unter diesen Mitteln finden wir ganz ausgesprochen „männliche“ und ganz ausgesprochen „weibliche“ Mittel. Hierbei ist es interessant, daß die männlichen Mittel meistens aus dem Metallbereich stammen, während die weiblichen Mittel vielfach aus dem Pflanzenreich stammen. Man muß beachten, daß es auch Fälle gibt, die bei männlichen Tieren durch die „weiblichen“ Mittel sicher geheilt werden und andererseits weibliche Tiere durch ausgesprochen „männliche“ Mittel behandelt werden müssen. Das ist ein großer Vorteil der Homöopathie, daß man spezifisch variieren kann und so viele Möglichkeiten hat, einen auch noch so komplizierten Krankheitsfall zu beeinflussen.

Zuerst werden die „weiblichen“ Mittel besprochen. Ein viel eingesetztes und immer wieder bewährtes Mittel ist die *Pulsatilla pratensis*, die Kuhschelle, Küchenschelle oder Wiesenanemone. Typisch für diese Pflanze ist, daß sie sich, fast über und über behaart, bescheiden in die sie umgebenden anderen Pflanzengruppen einfügt. Sie liebt ein gut feuchtes, aber nicht nasses Gebiet, vor allen Dingen muß es nährstoffreich und gut durchlüftet sein. Sie ist also bei aller Bescheidenheit eine anspruchsvolle Pflanze. Diese Merkmale sind auch bei den Pulsatilla-Typen in der Homöopathie wiederzufinden. So spricht man in der Homöopathie direkt von einem Pulsatilla-Typ. Dieser verkörpert das bescheidene, anschmiegsame Temperament bei allen Tierarten. Sie sind immer freundlich, wissen aber immer den besten und bequemsten Platz zu finden. So suchen Hündinnen sich sehr genau den Platz aus, auf dem sie liegen wollen und zwar immer den Umständen und ihrer Verfassung entsprechend: weich oder hart, kühl oder warm, immer mit „Charme" dem Besitzer klar machend, daß es so für sie am besten sei. Die Pferde sind so anhänglich, daß sie ohne Halfter oder ein anderes Zaumzeug über weite Strecken geführt werden können. Sie kommen immer wieder mit den Nüstern in das Gesicht ihrer Begleitperson. Auch wenn man ihnen beim Füttern zusieht, berühren sie immer wieder mit den Lippen während des Kauens das Gesicht des Betrachters. Aber sie wollen auch einen sauberen Stall, eine gute Hautpflege, also in jeder Hinsicht eine bevorzugte Behandlung. Auch unter den Kuhherden findet man bald diese Pulsatilla-Typen heraus. Es sind die Kühe, die zuerst gemolken werden wollen, denen die Milch schon vor dem Ansetzen der Melkbecher wegfließt, vor lauter Bereitschaft diese herzugeben. Auch bei der Aufstallung sind diese Typen die ersten, die sich an die Stallbäume stellen oder die als letzte bescheiden an der Stalltür stehen, bis eben die anderen Kühe ihren Platz eingenommen haben. Diese Kühe trauern auch nach der Geburt hinter ihrem Kalb her, wenn es – wie allgemein üblich – sofort weggetragen wird. Dieses typische Pulsatilla-Verhalten fällt auch dem wenig beteiligten Besitzer auf, weil es oft Anlaß zur Verärgerung ist, wenn die Tiere nicht sofort oder zu schnell zur Stelle sind. Auch bei den Schweinen kann man diese Verhaltensweise beobachten: Sie sind friedlich mit ihren frisch geborenen Ferkeln, lassen auch die Pflegepersonen ohne weiteres an sich und den Wurf heran; sie sind bei irgendwelchen Streßsituationen für Zuspruch sehr empfänglich, so daß diese Tiere im Sauenstall sehr angenehm zu halten sind.

Es taucht hier die Frage auf: An welchen Organen zeigt sich eine Erkrankung, die typisch für einen Pulsatilla-Fall ist? Hier sind die weiblichen Geschlechtsorgane prädestiniert für Erkrankungen, die durch Pulsatilla günstig beeinflußt werden, seien es akute oder chronische; immer wieder wird Pulsatilla ihre Wirkung voll entfalten. So greift sie bei den Sterilitätsfällen energisch ein, oft in Verbindung mit einem anderen dem augenblicklichen Krankheitsfall gemäßen homöopathischen Heilmittel; bei den Sauen ist sie beim MMA-Komplex ein nicht wegzudenkender Faktor. Auch bei Erkrankungen der Maulhöhle sollte man bei den entsprechenden Typen an Pulsatilla denken sowie bei der Schlundkopflähmung der Kälber. Bei den Stuten ist Pulsatilla immer zuverlässig, wenn es darum geht, die typischen weiblichen Erkrankungen zu beheben. So spielt es gerade hier in der Sterilitätsbehandlung eine maßgebliche Rolle. Man sollte sich aber die Mühe machen und den Besitzer nach dem Verhalten der Stute unter normalen Umständen fragen.

Ein wichtiger Hinweis sei noch gegeben: Alle Schleimhauterkrankungen haben dünnschleimige, nicht ätzende Absonderungen in reichlichem Maße. Ob der Typ nun unbedingt – wie es die Humanmedizin sagt – dunkles Fellhaar haben muß, konnte in der Praxis nicht bestätigt werden. Viel wesentlicher ist, daß das Gesamtbild die Charakteristika für Pulsatilla aufweist. Dann hat Pulsatilla auch bei Schimmeln und weißen Kühen eine volle Wirksamkeit.

Ein weiteres Mittel, das seine besondere Wirksamkeit bei den weiblichen Tieren entfaltet, stammt aus dem Tierreich. Es ist *Sepia*, der Tintenfisch. Es wird der getrocknete Inhalt des Tintenbeutels zur Herstellung des Medikamentes benutzt.

Der Sepia-Typ ist genau das Gegenteil zum Pulsatilla-Typ: Dieses Tier ist eckig, unfreundlich und unberechenbar. Dieses Verhalten zeigt sich besonders in Zeiten der Brunst, die die weiblichen Tiere deutlich zeigen, aber dann das männliche Tier zum Belegen nicht heranlassen. In den Herden sind sie die Störenfriede, die leicht auch dem Pflegepersonal gefährlich werden können. So sind Kühe auf der Weide, wenn sie dem Sepia-Typ angehören, leicht geneigt, den herankommenden Menschen mit Gewalt durch den Stacheldraht zu befördern. Die Stuten sind bei jeglicher Arbeit, sei es unter dem Sattel oder im Geschirr, unberechenbar. In dieser Hinsicht nähert sich Sepia schon den Konstitutionsmitteln, die diese Verhaltensweise immer wieder deutlich in Erscheinung treten lassen. Besonders schwierig sind diese Stuten zur Zeit der Rosse, sie sind auch nicht zu beruhigen, wenn sie durch irgendeinen äußeren Umstand in Aufregung geraten. Wie die Menschen dieses Typs sich erst dann beruhigen, wenn sie sich ordentlich ausgetobt haben. Man sollte das Verhalten des Tintenfisches im Gedächtnis haben für den Einsatz von Sepia, der hinterlistig auch führ ihn harmlose Tiere mit seiner Tintenwolke bespritzt.

Wo ist nun der Hauptsitz der Erkrankung? Ist bei der Pulsatilla die Schleimhaut besonders in Mitleidenschaft, so ist bei Sepia das Ovar mit seinen verschiedenen Problemen der Angriffspunkt. Hier auch dann, wenn sich bei den alten Tieren Uterus und die Adnexe erschlafft in die Bauchhöhle ziehen, also eine ausgesprochene Bänderschwäche besteht. Eng damit verbunden ist die mangelhafte Nidationssicherheit, die im Krankheitsbild der Sepia eine bedeutende Rolle spielt und in vielen Fällen überhaupt die Ursache für eine Sterilitätsbehandlung ist. Auch hartnäckige Hauterkrankungen findet man unter diesen Sepia-Typen: hart schuppige Hauterosionen, Sarkoide, Acanthosis nigricans usw., eben Erkrankungen, die aus dem dunklen Typ heraus, wie es das Sepiasekret ist, erklärlich sind.

Hinzu kommen dann die internen Erkrankungen, die sich auf Krampfbasis entwickeln und zu gutartigen oder auch bösartigen Tumoren führen können. Zu allen Erkrankungen, die wegen der typischen Symptomatik eine Behandlung mit anderen homöopathischen oder chemischen Mitteln verlangen, kann Sepia in homöopathischer Verdünnung als Begleittherapie zusätzlich gegeben werden. Seine therapeutische Wirkung ist so intensiv, daß auch stark wirkende Mittel die Wirksamkeit nicht einschränken können.

Der Einsatz von Sepia ist nachhaltig, es sollte daher nicht über eine zu lange Zeit gegeben werden. Sobald sich das Krankheitsbild bessert, muß mit Sepiagaben aufgehört werden.

Sepia ist ein Mittel, das in der Hauptsache bei älteren Tieren eingesetzt wird. Das entsprechende Mittel für die jüngeren Tieren, besonders für die noch nicht gedeckten Tiere aller Rassen ist *Aristolochia*, die Osterluzei. Dieses hochwirksame Mittel ist durch völlig falsch liegende Untersuchungen vom BGA-Berlin ins Abseits gestellt worden, da es krebsauslösend sein solle. Nun ist aber bei der Anwendung der homöopathisch aufbereiteten Pflanze Aristolochia noch nicht ein einziges Mal ein Karzinom in irgendeiner Form nachgewiesen worden. In der Veterinärmedizin, wo auf breitester Grundlage dieses Mittel angewendet wird, ist nicht ein einziger Fall eines bösartigen Tumors o.ä. aufgetreten. Auf diesem Grunde soll dieses wertvolle Heilmittel hier ausführlich besprochen werden.

Pulsatilla war als ein Mittel beschrieben worden, das in der Hauptsache auf die Schleimhaut mit ihren Erkrankungen wirkt. Sepia war für die Störungen durch Ovarerkrankungen besprochen worden. Aristolochia steht sozusagen zwischen den beiden Mitteln hinsichtlich des Angriffspunktes bei Störungen des normalen Ablaufes der Zyklen bei den jüngeren Tieren. Es hat eine Wirkung sowohl auf die Schleimhäute als auch auf die Ovarien und deren Adnexe. Vor allen Dingen reguliert diese Pflanze in homöopathischer Aufbereitung die unterentwickelten weiblichen Geschlechtsorgane. Aus diesem Grunde sind die jungen Tiere oftmals unleidlich und störrisch. Die zutage tretende Ablehnung ist nicht nur gegenüber Menschen zu beobachten, sondern auch innerhalb der Herde sind sie oft Störenfriede, wobei es aber vorkommen kann, daß sie sich trotzdem eng an ein anderes gleichaltriges Tier anschließen. Diese Anhänglichkeit bleibt auch nach Regulierung und Entwicklung der Fortpflanzungsorgane und einer daraus resultierenden Trächtigkeit bestehen; wie auch Sepia-Typen bei einer erneuten Trächtigkeit umgänglicher werden.

Der infolge der Insuffizienz der Ovarien manchmal auftretende Fluor ist nicht als eine Schleimhauterkrankung anzusehen, also auf keinen Fall mit irgendeinem Antibiotikum oder einer Spülung zu behandeln, denn er ist mit Aristolochia sicher in den Griff zu bekommen; mit der Normalisierung der Eierstocktätigkeit verschwindet dieser Fluor vollkommen.

Es wurde darauf hingewiesen, daß Aristolochia ein Mittel ist für jüngere Tiere. Da ist es verständlich, daß diese Tiere noch übermütig ihren eigenen Willen durchsetzen wollen und so oft die oben erwähnten charakterlichen Schwierigkeiten zeigen. Mit Aristolochia ist eine Normalisierung zu erreichen, die noch beschleunigt werden kann, wenn man Pulsatilla oder Sepia mit dieser Pflanze kombiniert. Pulsatilla gibt man zusätzlich, wenn sich die Störungen vornehmlich an den Schleimhäuten zeigen und die Jungtiere sich nach anfänglicher Unleidlichkeit „entschuldigend" an den Menschen oder das andere Tier anschmiegen. Mit Sepia sollte dann kombiniert werden, wenn sich die Schwierigkeit bis zu einer gewissen Bösartigkeit steigert, die aber nicht als solche angesehen werden und dementsprechend bestraft werden darf. Es ist die jugendliche „Überheblichkeit", die mit Ruhe und Aristolochia plus Sepia elegant geändert werden kann. Man kann erkennen, daß unter den Störungen innerhalb des weiblichen Zykluskomplexes ein weitgehender Zusammenhang besteht; selten ist eine Störung innerhalb dieses Geschehens nur ein einziges Fehlverhalten, fast immer sind Verbindungen zu anderen Störungen vorhanden. Daher sollte man gegebenenfalls bereit sein, diese drei Mittel untereinander zu koppeln.

Nun taucht die Frage auf, welche Krankheitssymptome werden durch Aristolochia behoben? Wie schon erwähnt, die Unterentwicklung der Ovarien mit den daraus resultierenden Symptomen der Sterilität wie Anaphrodisie, Anoestrie, langen Zwischenräumen zwischen kaum bemerkbarer Brunst. Auch der schon erwähnte Fluor, der milde, aber auf keinen Fall irgendwie flockig sein darf. Weiterhin ist auch das Auftreten von Ovarialzysten bei den jungen Tieren ein Behandlungshinweis für Aristolochia, da sie oft ein Grund sind für das Ausbleiben der Brunst. In diesem Fall sollte man Aristolochia mit Apis kombinieren.

Bei den Jungsauen, die nicht rauschig werden, ist mit beiden Mitteln überzeugendes zu erreichen. Im allgemeinen tritt nach einer Injektion dieser beiden Mittel nach 11 Tagen eine Rausche auf, die auch stets zur Trächtigkeit führt und eine große Anzahl von Ferkeln bringt. Man kann daraus ersehen, daß es eine echte Brunst mit voll aktiven Ovarien ist und nicht eine gewaltsam ausgelöste, die dann noch nicht zu einem Wurf führt. Diesen Effekt erzielt man bei allen anderen Rassen und Tierarten ebenso.

In dieser zweiphasigen Wirkung ist die Verbindung zu den jugendlichen Individuen zu erkennen, von denen es noch nicht klar ist, in welcher Richtung sie sich entwickeln werden, ob in die weiche Pulsatilla-Symptomatik oder in die harte Sepia-Form. Diese typische Eigenart findet man nur in der Homöopathie, bei der alle Mittel immer nach allen Seiten offen sind, d.h. daß sich immer wieder Mittel finden, die den direkten Anschluß an das zuerst eingesetzte Mittel erkennen lassen.

In der Hauptsache auf das männliche Inviduum wirkende Homöopathika:

Der Charakter des männlichen Tieres zeigt sich fast immer in einem Imponiergehabe, das nicht nur Kraft, sondern auch nicht vorhandene Kraft dokumentieren soll. Diese Eigenschaft findet man deshalb nicht nur bei den unkastrierten männlichen Tieren, sondern auch in besonders auffallender Form bei den kastrierten Tieren. Ein Mittel, das dieses Imponiergehabe besonders deutlich in seinem Arzneimittelbild hat, ist *Platinum*. Auch andere in dieser Richtung auf das männliche Tier wirkende Mittel kommen aus der Metallreihe, wie z.B. Plumbum, Aurum, Argentum und Ferrum. Alle Mittel haben eine bestimmte Symptomatik, die sich besonders in männlichen Charaktereigenschaften wiederfindet. Sie sollen jeweils bei der Besprechung der Mittel hervorgehoben werden.

Platinum ist in der Homöopathie ein Mittel, das in der breiten Hauptsache für psychische Unregelmäßigkeiten eingesetzt wird. Durch Platinum werden die Schwierigkeiten normalisiert, die sich aus einem besonderen Imponiergehabe heraus entwickeln. So hat man Hengste, die sich in der Nähe einer Stute – auch wenn diese nicht rossig ist – aufspielen und kaum zu dirigieren sind. Auch bei Wallachen kann dieses beobachtet werden, zumal dann, wenn sie spät kastriert sind. Das Merkwürdige dabei aber ist, daß die Hengste sich leichter beruhigen lassen als die Wallache. Hier wirkt Plantinum nicht etwa sedierend, so daß eine gewisse Leistungseinbuße die Folge ist, sondern es versetzt diese Tiere in die Lage, in dieser für sie aufregenden Situation gelassen zu reagieren und in voller Aktivität die von ihnen geforderte Leistung zu erbringen. Auch bei Rüden kann man diese Beobachtung nach Platinumgaben machen. Sie sind „kavaliersmäßiger“, wenn sie mit läufigen Hündinnen zusammenkommen. Sie kommen dann sogar, wenn sie zurückgerufen werden.

Nun ist Platinum ein Mittel, das bei ausgesprochen kräftigen männlichen Tieren deutlich seine regulierende Wirkung zeigt. Wie das Metall selber hart und fest ist, so ist auch der Typ, bei dem es intensiv wirksam ist, fest und willensstark, der sich nur schwer unterordnet. Hierfür zeigt sich als ein ganz typischer Vertreter dieser Charaktereigenschaft der junge Stier, der zuerst zum Decken geführt wird und unleidlich, fast gefährlich sich der zu belegenden Kuh nähert. In der heutigen Landwirtschaft ein selten beobachteter Vorgang, da weitgehend besamt wird und diese Probleme auf der Besamungsstation abgefangen werden. Es sollte nur der Vollständigkeit halber hier erwähnt werden, weil es das Bild von Platinum abrundet.

Welche direkten Beschwerden werden nun durch Platinum erfaßt, denn selten wird sich ein Tierbesitzer mit einem schwierigen männlichen Tier an einen Tierarzt um eine echte regulierende Behandlung wenden. In den meisten Fällen sollen sedierende Mittel gegeben werden, die den sofortigen ungestörten Einsatz gewährleisten. Wie aber die Erfahrung zeigt, werden diese Tiere nach Abklingen der Wirkung in vielen Fällen heftiger als vor der Behandlung. Sollte man also zufällig bei einer anderen Behandlung diese Schwierigkeiten erfahren, so ist der Rat, einmal Platinum einzusetzen, angebracht. Da sich Platinum in der Hauptsache an männliche Tiere wendet, sind auch die typischen männlichen Erkrankungen das breite therapeutische Feld für dieses Metall. Hier besonders die Krankheiten des männlichen Genitale, wenn sie mit Verhaltensstörungen einhergehen, wie z.B. die Impotentia generandi, die als Begleitmittel immer Platinum haben sollte zu dem Hauptmittel Ginseng (s. dort). Aber auch bei Impotentia coeundi ist die Wirkung von Platinum auffällig, denn damit allein ist bei diesem Problem schon eine schnelle Regulierung zu erreichen, weil Platinum auch das Skelett in seinen Wirkungsbereich einbezieht. Trotzdem sollte bei dieser Indikation ein weiteres Mittel gegeben werden, das die eigentlich auslösende Ursache mit erfaßt. Da ist bei älteren Tieren an Ginkgo biloba zu denken, das die Durchblutung der Beckenorgane in jedem Fall fördert. Auch die Anwendung von Hekla Lava ist zu erwägen, das die etwa verknöcherten Wirbelgelenke in erheblichem Maße freimachen kann. Sollten nach einem Unfall diese Schwierigkeiten auftreten, dann ist zur Unterstützung Arnica zu geben, das sich gerade bei dieser Art Schäden immer wieder bewährt. Oft findet man bei Rüden eine Hypersexualität, wenn durch irgendeine Störung eine Impotenz aufgetreten ist. Neben Platinum als Hauptmittel bewährt sich in einem solchen Falle als ein Zusatzmittel Agnus castus, wodurch das überdrehte Verhalten sehr schnell beruhigt wird.

Ein kurzer Hinweis erscheint hier notwendig über die Verdünnungsstufen bei dem Einsatz von Platinum. In den Fällen, die lediglich Verhaltensstörungen aufweisen ohne einen organischen Befund, ist die Hochpotenz als D_{30} möglichst als perorale Gabe am wirksamsten. Wenn Platinum als Begleitmittel eingesetzt werden soll, ist die D_{12} die günstigste Verdünnung. In allen anderen Fällen ist Platinum D_6 die affine Form. Wenn es möglich ist, sollte man Platinum stets peroral verabreichen, da die perlinguale Resorption die wirksamste ist. Stößt dieses auf Schwierigkeiten, kann auch die sc.-Injektion eingesetzt werden. Diese müßte dann zwei- bis dreimal in der Woche mit 1–5 ml durchgeführt werden, je nach Tierart.

In diesem Zusammenhang muß auch auf *Aurum* hingewiesen werden, das eigentlich nur nebenbei als ein „männliches" Mittel angesehen werden kann, dort nämlich, wo die durch Aurum zu regulierenden Eigenschaften sich auch bei männlichen

Tieren zeigen, während man sie sonst mehr dem weiblichen Geschlecht zuschreibt. Aurum greift bei den Verhaltensformen ein, die durch Angst, Todesfurcht, Melancholie, Selbsttötung und ähnliches psychisches Fehlverhalten charakterisiert sind. Wenn derartige Verhaltensformen rechtzeitig erkannt werden, können sie von Aurum verhindert werden. Auch bei Tieren ist so etwas zu beobachten. So hat eine Schäferhündin im Alter von 2 Jahren einen solchen Suizidversuch erfolgreich durchgeführt. Sie war von dem Vorbesitzer verkauft in allerbeste Pflege. Der neue Besitzer fuhr mit ihr einmal an einem Teich vorbei, in den die Hündin sprang, ohne zu schwimmen. Wenn der Besitzer sie nicht herausgezogen hätte, wäre sie ertrunken. Zwei Tage später war sie verschwunden und wurde tot in dem Teich aufgefunden. Dieses Beispiel zeigt, daß auch Tiere, besonders Hunde, fast menschliche psychische Störungen haben können. Dies zeigen in der Hauptsache die weiblichen Tiere. Trifft man nun bei den männlichen Tieren, vornehmlich bei kastrierten ein solches Verhalten, wie es beschrieben wurde, so sollte man auch bei männlichen Tieren an Aurum denken.

Bei den weiblichen Tieren ist neben anderen Störungen vornehmlich der Uterus mit seinen durch die psychische Haltung irritierten Störungen der Angriffspunkt für Aurum. So spielt es in der Sterilitätsbehandlung eine bedeutende Rolle. Hier findet man die Tiere, die sich in ihrem Verhalten dem Pulsatilla-Typ nähern, aber nicht diese Weichheit und Anschmiegsamkeit zeigen. Sie sind trotz der psychischen Belastung härter gegenüber den Menschen und den anderen Tieren. Oft zeigen sie sogar ein zänkisches Wesen, wenn es sich um Kleintiere handelt. Dieses kann sich bei Großtieren, Kühen und Stuten fast bis zur Bösartigkeit steigern. Bei der Sterilitätsuntersuchung findet man dann große Zysten, die schon bei der geringsten Berührung platzen, aber ohne Behandlung nach kurzer Zeit wieder auftreten. Diese ständig brünstigen weiblichen Tiere lassen sich gut mit Aurum beruhigen, und in den meisten Fällen werden sie auch tragend. Das eigentliche Unverständliche bei diesen Tieren aber ist, daß sie auch als tragende Muttertiere diese Unleidlichlichkeit zeigen. Die Behandung hat sich also über einen längeren Zeitraum fortzusetzen.

Bei diesem Mittel muß der Unterschied zur Humanmedizin klar herausgestellt werden. Dort ist der pyknische Konstitutionstyp richtungsweisend für den Einsatz von Aurum. In der Veterinärmedizin ist lediglich bei Hunden dieser Typ zu finden. Die Stuten sind meistens wegen der ständigen Scheinrosse und der damit verbundenen Unruhe und Unleidlichkeit abgemagert, mit voll aufliegenden Hautgefäßen. Dagegen sind die sichtbar zu machenden Schleimhäute meistens blaß und relativ trocken. Auch bei den Kühen findet man die typischen humanmedizinischen Symptome nur angedeutet in der Füllung der Eutervenen bei sehr *geringer Milchleistung*. Diese Kühe sind ebenso wie Stuten ständig in der Brunst. In der Herde eigentlich ein nicht tragbarer Faktor. Leider sind es oft die besten Vererber und auch die Tiere mit der bisher *höchsten Milchleistung*, die unter diesen Störungen erheblich zurückgeht.

Neben diesen typischen Verhaltensformen gibt es organische Fehler, die oft sehr bedrohliche Ausmaße annehmen können. Hier sind besonders die Herzbeschwerden auffällig mit Rhythmusstörungen, die die Leistungsfähigkeit sehr beeinträchtigen, dieses vornehmlich bei den Großtieren. Bei den Hunden ist der unregelmäßige

Herzschlag bekanntlich ein Normalzustand. Aurum hat eine besondere Affinität zu den Katzen, die oft schon als gesunde Tiere melancholisch wirken. Unter diesen Tieren sind die schweren Rassen sehr gut mit Aurum zu behandeln. Zum Beispiel wenn die Tiere in den Besitz eines anderen übergehen. Sie sitzen dann völlig apathisch in der Ecke oder sie sind aggressiv gegenüber ihren neuen Besitzern. Hier erlebt man oft bei Perser-Katzen die unangenehmsten Reaktionen. Während man im allgemeinen diese psychischen Belastungen mit einer Hochpotenz (D_{30}) angeht, sollte bei den Katzen nicht über die D_{12} hinausgegangen werden. Es gibt oft schwierige gegenteilige Reaktionen, die in vielen Fällen in einem Kampf zwischen Mensch und Katze ausarten können. In solchen Fällen stellt man bei den Katzen einen sehr langsamen Herzschlag fest, mit langen Pausen. Hier ein Mittel zu geben, daß das Herz aktivieren soll – etwa Digitalis-Präparate – könnte einen Exitus auslösen, da das Herz in seiner Funktion in eine physiologische Retardierung gegangen ist. Aurum bringt hier recht bald Ordnung, indem es die Kapazität des Herzmuskels erweitert. Zusätzlich ist die Kombination von Convallaria D_4 und Valeriana D_3 $\overline{aa}$ (= zu gleichen Teilen) sehr wirksam.

Wesentlich ist bei Hunden und Pferden noch die Wirkung auf Knochen und Bindegewebe. Es ist ein Vorbeugungsmittel bei jungen Hunden, hauptsächlich Schäferhunden, für das Auftreten der HD, wenn sie dem Aurum-Typ entsprechen. Dabei gibt man Aurum mit Symphytum zusammen, beide in einer Verdünnung etwa D_3 bis D_4. Man wird feststellen können, daß z.B. die Kletterübungen an einer Steilwand besser durchgeführt werden als von anderen Hunden derselben Rasse.

Sehr gute Ergebnisse hat man mit Aurum bei den älteren Springpferden, vor allem bei den viel zum Jagdreiten benutzten Pferden. Der durch die weiten Sprünge überdehnten Wirbelsäule, bei der auch schon röntgenologisch feststellbare kleinste Exostosen aufgetreten sind, wird durch Aurum in Verbindung mit Gingko biloba eine größere Elastizität vermittelt.

Richtungsweisend aber für alle Einsätze von Aurum, gleich bei welcher Krankheitsform und Tierart, ist die Beachtung der konstitutionellen Charakteristik, die den typischen Wechsel zwischen Apathie und Aggression aufweist. Es sind gedrungene Tiere im Normalzustand, die aber durch die ständige Brunst vielfach stark abgemagert sind. Vor allen Dingen ist das psychische Verhalten das wichtigste Symptom für Aurum.

Von den Edelmetallen ist *Argentum* gegenüber den beiden anderen Metallen eingeengter in seiner Wirkung. Außer den allgemein bei Erkrankungen auftretenden Symptomen am Zentralnervensystem sind in der Hauptsache die Schleimhäute der Angriffspunkt von Argentum. Dadurch wird auf den Typ hingewiesen, der sich leicht erkältet und schon zu dem anaemischen Typ von Ferrum tendiert. Die Tiere machen einen gealterten Eindruck und sind bei bevorstehender Belastung nervös bis kopflos. Dieses wird in vielen Fällen deutlich bei Pferden, besonders Stuten, auf Turnieren, die völlig außer der Zeit eine Rosse zeigen und dadurch nicht einsatzfähig sind. Hier hilft bei den Stuten, nicht bei den Hengsten oder Wallachen das Mittel, das das gleiche Arzneibild hat wie Argentum: Argentum nitricum als D_{15}. Diese Indikation weist bei Argentum auf die Regulierung des vegetativen Nervensystems hin, das sich außer in psychischen Irritationen in Störungen an den Schleimhäuten zeigt. Hierbei werden alle Schleimhäute erfaßt, wenn sie unter akuten oder chronischen Entzündungen leiden. Es ist aber zu bedenken, daß Argentum, welches sich in der Hauptsache in psychische Probleme einschaltet, bei den organischen Erkrankungen unbedingt zusätzlich eines spezifischen Mittels bedarf, um auch seine typmäßige Eigenschaft voll zur Wirkung kommen zu lassen. Hierüber ist bei den Mitteln mit Wirkung bei organischen Erkrankungen genaueres zu finden.

Als letztes der konstitutionell wirkenden Mittel soll *Ferrum* angeführt werden. Damit wird der anaemische Typ angesprochen, der leicht zu Erkältungen neigt. Besonders werden die Initialzustände beeinflußt. Außerdem ist Ferrum ein Mittel, das sich in der Hauptsache bei jungen Tieren bewährt. So sind die in Boxen gehaltenen Mastkälber ein dankbares Gebiet. Diese zeigen „normalerweise" eine anaemische Kondition, die sich aus der ganzen Haltungsweise ableiten läßt. Typisch ist bei diesen Jungtieren die blasse, anaemische Schleimhaut, auf der aber deutlich die bläulichen Venen sichtbar sind. Richtungsweisend für Ferrum ist die mangelnde Leistungsfähigkeit der Tiere mit sehr schneller Ermüdung. Im Gegensatz zu Phosphor aber sind die Tiere nur langsam wieder einsatzfähig. Dieses ist verständlich aus der anaemischen Situation heraus, unter der diese Tiere leiden.

Unter diesem Aspekt müssen auch die akuten organischen Erkrankungen betrachtet werden. Die entzündlichen Krankheiten beginnen mit einem hohen Fieber und heftigen Reaktionen, die dann aber bald in das subaktue und chronische Stadium umschalten. Deshalb hat es sich bewährt, nicht Ferrum metallicum einzusetzen, sondern Ferrum phosphoricum, das die Phosphor-Wirkung mit in die Therapie einbringt. Dabei ist allerdings zu beachten, daß Ferrum phosphorium nicht bei den ausgesprochenen Phosphor-Typen eingesetzt werden sollte, da der anaemische Faktor in dieem Krankheitskomplex fehlt, der für den Ferrum-Typ spezifisch ist. Die Wirkung von $FePO_4 \cdot 4\ H_2O$ erstreckt sich auf alle Erkrankungen derjenigen Organe, die ihre Krankheiten an den Schleimhäuten manifestieren wie Gastro-Enteritis, Pneumonie, Bronchopneumonie und vor allen Dingen die fieberhaften Initialzustände dieser Krankheiten. Daß gerade bei den Initialzuständen die Wirkung besonders intensiv ist, entspricht dem Charakter des Eisens, der zu Anfang die volle Lebhaftigkeit zeigt und im Laufe der Zeit dann schnell nachläßt. Deshalb ist es wichtig, daß man zu der Anfangstherapie mit Ferrum ein Folgemittel ins Auge faßt, das dann den in die Chronizität absinkenden Zustand auffängt. Zu denken wäre an Lachesis, Bryonia, Belladonna u.a., die dem Krankheitsbild dann als Simile zugeordnet werden können.

3 Mittel mit organotroper Wirkung

Eine Eigenart der Homöopathie ist, daß ihre Mittel immer auf den gesamten Organismus wirken auch dann, wenn ihre Hauptrichtung organotrop ist. Deswegen muß bei der Homöopathie bedacht werden, daß niemals ein Organ allein erkranken kann, sondern nur in Verbindung mit dem Organismus. So kann eine Leber niemals nur für sich erkranken, sondern jede Störung innerhalb des Leberstoffwechsels wird eine Auswirkung auf den Gesamtorganismus haben. Dies ist zwar eine medizinische Binsenweisheit, wird aber doch wohl nur innerhalb der Homöopathie voll in die Therapie eingebaut. So sind immer die dabei auftretenden Verhaltensstörungen im Therapieplan enthalten und tragen oft wesentlich zur Wahl der Simile bei. Bei den Erkrankungen der inneren Organe ist es verständlich, aber auch die Erkrankungen der Gliedmaßen oder der Haut müssen immer unter dem Gesichtspunkt betrachtet werden, in welchem Verhältnis die Störung zum Gesamtorganismus steht. So sind Erkrankungen wie das equine Sarkoid lediglich Symptome für eine Irritation des Organismus, die bei der Simile-Findung Beachtung finden müssen. Auch proliferative oder degenerative Erkrankungen können nur in Verbindung mit der Reaktionsfähigkeit des ganzen Tieres erfolgreich angegangen werden. Unter diesem Gesichtspunkt müssen die sog. organotrop wirkenden Mittel im Zusammenhang mit dem Organismus ausgewählt und eingesetzt werden. Die konstitutionell wirkenden Mittel sind da in vielen Fällen eine gute Unterstützung bei der homöopathischen Therapie der einzelnen Organerkrankungen.

Für die Behandlung der inneren Krankheiten stehen in der Homöopathie eine Anzahl hochwirksamer Mittel zur Verfügung, die alle ihr typisches Symptomenbild haben und innerhalb dieses Bildes zuverlässige Therapeutika darstellen. Eine große Rolle spielen in der Veterinärmedizin die Lebererkrankungen; bei denen die akuten vor den chronischen rangieren. Dieses ist in gewisser Weise bedingt durch die relativ kurze Lebensdauer gegenüber dem Menschen, so daß es selten zu ausgedehnter Leberzirrhose kommt. Eines der am häufigsten gebrauchten Lebermittel ist in *Flor de Piedra* (Steinblüte) zu sehen, das sich in vielen schwierigen Situationen bewährt hat. Dabei ist nicht von großer Wichtigkeit, ob es sich um akute oder chronische Fälle handelt: ist die Leber in der Hauptsache am Krankheitsgeschehen beteiligt, reguliert Flor de Piedra die Störungen, wie durch labormäßig erhobene Leberwerte leicht festgestellt werden kann. Dabei ist es typisch für Flor de Piedra, daß zuerst die klinischen Symptome gebessert werden, wie Appetitmangel, mangelnde Milchleistung bei den Kühen, Wiederkauakt und Kotabsatz; bei Pferden neben Appetitlosigkeit die Mattigkeitk, die gelben Konjunktiven und Mundschleimhäute, der wäßrige hellgelbe Kot und die Indolenz bei der Arbeit; bei den Hunden der völlige Appetitmangel, der hier aber mit einer relativ großen Wasseraufnahme vergesellschaftet ist; das leicht vorkommende Erbrechen gerade aufgenommenen Wassers, der gelbe breiige Kot und die auffällige Unruhe, die den Hund ständig von einer Ecke in die andere treibt. Dieses Symptome bessern sich bei richtigem Einsatz sehr rasch, während die Blutuntersuchungen noch längere Zeit positive Leberwerte aufweisen. Auch der Urin zeigt sich noch über eine gewisse Zeit stark gelblich verfärbt. Die Flor de Piedra-Gaben dürfen also nicht zu früh abgesetzt werden. Nun hat Flor de Piedra eine Eigenschaft, die bei der Therapie beachtet werden muß: Die wirksamste Verdünnung ist die D_3. Diese solte möglichst per os gegeben werden, um die schnelle perlinguale Resorption auszunutzen. Nach spätestens fünf Tagen muß sie durch Flor de Piedra D_4 abgelöst werden, das über eine längere Zeit entweder oral oder als Injektion gegeben werden kann. Nach Abklingen der klinischen Symptome sollte man sich mit diesem Mittel durch seltenere Gaben „ausschleichen". In den meisten Fällen ist dann eine weitere Medikation kaum notwendig, da der Organismus jetzt die Regulierung selber übernimmt. In besonders gelagerten Fällen kann Flor de Piedra mit allen anderen Therapiearten kombiniert werden, wobei allerdings die Kortikosteroide ausgelassen werden sollten, da die Wirkung beider Mittel völlig entgegengesetzter Art ist.

Auch in chronischen Fällen von Leberschäden, die man oftmals bei Hunden findet, wenn sie lange Zeit zu einseitig ernährt worden sind und dabei in der Hauptswache mit konzentrierten Dauerfuttermitteln gefüttert wurden, ist Flor de Piedra sehr wirksam. Diese Hunde zeigen einen schwammigen Habitus mit Hängebauch und watschelndem Gang. Flor de Piedra als D_{12} reguliert die bestehenden Leberstörungen; eventuell ist noch zusätzlich das entsprechende konstitutionell wirksame Mittel zu geben, wie man es z.B. in Calcium carbonicum hat. Auch ist in einem solchen Fall an Graphites zu denken, das nach seiner Symptomatik eingesetzt werden muß. Erfreulich sicher ist Flor de Piedra bei Katzen einzusetzen, die das Arzneibild von dieser Pflanze schon in natürlicher Form zeigen, wenn sie, wie es jetzt oft üblich ist, nur im Hause gehalten werden. Dann zeigen sie diese typische Unruhe, die sie nicht lange auf einem Platz ruhig liegen lassen. Manchmal verweigern sie jegliches Futter, das nächste Mal fressen sie mit Heißhunger. Selbst völlig stubenreine Katzen verschmutzen dann die Wohnung, weil sie den Kot nicht halten können. Bei der Untersuchung sind sie an der rechten Seite hinter dem Rippenbogen druckempfindlich, auch wenn noch keine Vergrößerung der Leber festzustellen ist. Die Leberwerte sind im allgemeinen nur wenig bis gar nicht erhöht. Im Gegensatz zu den anderen Tierarten, die sich bei der Flor de Piedra-Indikation durch ruhiges Zureden beruhigen lassen, sind die Katzen völlig unleidlich gegenüber einer beruhigenden Zusprache. Sie versuchen immer wieder sich dem Zuspruch zu entziehen. Beachtenswert ist, daß sich der Körper bei der klinischen Untersuchung relativ kühl anfaßt und die Gliedmaßen einschließlich Kopf eine erhöhte Wärme zu haben scheinen. Diese Belastung des Kreislaufes bestimmt natürlich das Krankheitsbild. Es ist aber mit irgendeinem kreislaufwirksamen Mittel nur eine ganz geringe Besserung zu erzielen, erst der Einsatz von Flor de Piedra bringt dann die entscheidende Genesung. Während bei allen anderen Tierarten zunächst die D_3 eingesetzt werden muß, ist bei den Katzen nicht unter die D_4 zu gehen, es könnte leicht zu einem totalen Kollaps kommen. Wenn der Prozeß schon einige Tage besteht, ist die D_6 die affine Verdünnung, die dann dreimal am Tage 4–6 Globuli, gegeben werden sollte.

Ein Mittel, dessen Hauptwirkung sich auf die Leber erstreckt, ist *Chelidonium*, das Schöllkraut. Alle Hepatopathien mit ihren begleitenden Symptomen werden zuverlässig gebessert. Bei der klinischen Untersuchung zeigen die Tiere im Leberbereich große Schmerzen. Ein deutlicher Ikterus ist stets vorhanden, bereits nach kurzem Bestehen der Erkrankung. Auffällig in diesem Krankheitsbild ist, daß ein Verlangen nach abwegigen Futterstoffen besteht, die sonst völlig abgelehnt werden. Auf dieses Symptom sollte immer geachtet werden. Außerdem sind die Leberschmerzpunkte deutlich empfindlich schon auf leichten Druck. Diese Punkte liegen beiderseits der Wirbelsäule im Bereich der Leberprojektion. Es handelt sich um 5 Punkte von denen zwei links von der Wirbelsäule liegen und 3 auf der rechten Seite derselben, jeweils hintereinander im Abstand von etwa 12 bis 15 cm (nach *Weihe* und *Kothbauer*). Bei diesem Mittel wird auch der Zusammenhang zwischen Leber und Lunge deutlich, wie die biliöse Pneumonie mit auffallend rechtsseitigen Schmerzen erkennen läßt. Alle in diesem Zusammenhang feststellbaren Beschwerden sind rechts stärker als auf der linken Seite. Ein deutlicher Hinweis auf Chelidonium innerhalb dieses Symptomenkomplexes ist eine Dyspnoe mit rasselndem Husten.

Diese Papaveracee hat nicht die den anderen Familienmitgliedern innewohnende somnambule Wirkung, sie hat im Chelidonin ein Alkaloid, das eine lediglich beruhigende Wirkung ausübt. Das ist für die bei der Leberstörung leicht auftretende Temperamentstörung oft von großem Vorteil, weil die sehr unangenehmen Schmerzen dadurch erträglicher werden und man bei diesem schweren Krankheitsbild bald eine Linderung feststellen kann. Obwohl die Leber primär erkrankt ist und das Krankheitsbild mit allen typischen Lebersymptomen behaftet ist, ist doch der ganze Organismus in Mitleidenschaft gezogen. Um so höher ist die Wirkung dieses homöopathischen Mittels zu schätzen, das als alleiniges Therapeutikum diesen umfangreichen Komplex vollkommen regulieren kann.

Die angewendeten Verdünnungen bleiben in den unteren Bereichen von D_2 bis D_6 über D_4. Mit den höheren bis hohen Verdünnungen hat man bei der chronischen Form der Leberstörung, die eine lange Appetitlosigkeit und eine evtl. chronische Lungenfunktionsstörung nach sich ziehen kann, auch gute Erfolge erzielt. Ob dazu eine andere zusätzliche Medikation notwendig ist, entscheidet das Krankheitsbild.

In die Gruppe der leberwirksamen Mittel ist noch ein weiteres homöopathisches Mittel einzuordnen: *Lycopodium*, das aus den getrockneten Sporen des Bärlapps hergestellt wird. Haben die beiden vorher besprochenen Mittel ihre Hauptwirksamkeit bie den akuten Leberstörungen mit ihren umfassenden Begleitsymptomen, so ist Lycopodium ein Mittel für die chronischen Formen mit allgemeinen Auswirkungen. Es erscheint sogar möglich, dieses Mittel wegen seiner ganz typischen Reaktionsform in die Gruppe der konstitutionell wirkenden Mittel einzuordnen. Da sich aber die Hauptrichtung auf die Leber erstreckt, ist es hier bei den organotrop wirkenden Mitteln eingestuft. Seine Wirkung ist besonders deutlich bei den chronischen Lebererkrankungen. Die hierdurch sich entwickelnden allgemeinen Störungen können sich über den gesamten Organismus erstrecken, dabei die Leber, die Nieren, die Lunge, die Sinnesorgane, sogar die Gelenke erfassend. Es ist daher wichtig, bei allen sich der Therapie verschließenden Erkrankungen das Zentralorgan des Körpers genauer zu untersuchen, insbesondere, wenn sich die chronischen Beschwerden hauptsählich auf der rechten Körperseite befinden. So wird man kaum erwarten, daß eine chronisch rezidivierende Otitis bei einem Hund als Ursache eine chronische Leberstörung hat, wenn die Otitis nur im rechten Ohr ist. Immer wieder kann festgestellt werden, daß bei vielen rechtsseitigen krankhaften Zuständen die Leber als Ausgangsorgan angesehen werden kann. Findet dieses durch die weitere Untersuchung ihre Bestätigung, dann ist in Lycopodium ein wertvolles Hilfsmittel vorhanden, das in jedem solchen Falle mit eingesetzt werden muß.

Es ist nun die Frage, welche der Leber zugeordneten Krankheiten oder Störungen gehören in den therapeutischen Bereich von Lycopodium? Da steht an erster Stelle die chronische Hepatitis mit dem aufgetriebenen Leib, Flatuleszenz und Aufstoßen. Ein wichtiges Symptom ist, daß mit großer Gier an das Futter herangegangen wird und schon beim Anblick desselben sich das Tier angeekelt abwendet. Aufgrund der mangelnden Funktion der Lebertätigkeit stellen sich vornehmlich rechtsseitige Beschwerden ein: wie rheumatische Störungen, Verstopfungen, aufgetriebener Leib, Gastritis, Tonsillitis, Otitis, Laryngo-Pharyngitis. Wenn sich bei allen diesen Erkrankungen der Schwerpunkt der Krankheit auf der rechten Seite abspielt oder zumindest beginnt, ist an Lycopodium zu denken. Alle diese oft therapieresistenten Leiden haben als Begleiterkrankung oder als Ursache eine chronische Leberstörung. Aus diesem Grund ist Lycopodium ein so wertvolles Mittel, weil ohne die zusätzliche Behandlung damit nur eine vorübergehende Besserung zu erzielen ist, aber keine Heilung.

Innerhalb der langen Erfahrung mit dem Einsatz von Lycopodium haben sich die tieferen Verdünnungen am besten bewährt. Man setzt also die D_2 bis D_6 als Tabletten oder Dilutionen ein. Als Injektion haben sich die D_6 und die D_{12} bewährt. Da diese Erkrankungen voll auf interne Störungen zurückzuführen sind, finden bei hartnäckigen Fällen auch höhere Verdünnungen Verwendung, so die D_{30}, auch die LM_6. Letztere kann auch peroral täglich gegeben werden, während man sonst Hochpotenzen seltener verabreicht.

Zu beachten bei dem Einsatz von Lycopodium ist noch, daß Ruhe und Wärme die Beschwerden verschlimmern. In den Ställen oder Liegeplätzen ist daher möglichst viel kühle frische Luft notwendig. Ebenso sollte für reichliche, aber ruhige Bewegung gesorgt werden.

Für Erkrankungen des Nieren- und Blasenkomplexes stehen in der Homöopathie mehrere wirksame Mittel zur Verfügung.

Das große Gebiet der Niedrenerkrankungen mit all ihren Auswirkungen hat viele Entsprechungen in der Materia homöopathica. Eine typische Krankheitserscheinung für eine Nephropathie ist die schmerzende Bewegung, die sich besonders beim Reitpferd deutlich zeigt; auch der Hund, wenn er in Arbeit genommen wird, hat starke Bewegungsschmerzen. Diese Beobachtungen neben anderen Allgemeinsymptomen sollten genug Veranlassung sein, sich mit den Nieren intensiv zu befassen. Es kommt selten vor, daß die Nieren allein erkranken, ohne das die Leber und die Galle in Mitleidenschaft gezogen werden. Deshalb ist es wichtig bei der homöopathischen Behandlung den genauen klinischen Befund mit dem Arzneimittelbild zu vergleichen und danach die Arzneimittelwahl zu treffen.

Ein wichtiges Mittel bei Nephropathien, die durch Funktionsstörungen oder Nierengries etc. hervorgerufen werden, ist in der gemeinen Berberitze oder Sauerdorn, *Berberis vulgaris*, zu sehen. Bei diesem Mittel zeigt sich die Schmerzhaftigkeit bei der Bewegung besonders deutlich. Im Urin ist eine große Menge Bodensatz, der manchmal sogar mit Blutfäden durchzogen ist. Die damit zusammenhängenden Störungen rheumatoider Art werden mit Berberis gut beherrscht. Ebenso die durch die Nephropathien hervorgerufenen schmerzhaften Gelenkschwellungen.

Das Mittel Berberis läßt die korrespondierenden Zusammenhänge von Leber, Galle und Nieren erkennen, da fast immer dieser Gesamtkomplex gemeinsam erkrankt. Die Behandlung ist mit den tieferen Verdünnungsstufen am wirkungsvollsten: D_3, D_2. Berberis ist kein Mittel zu Beginn einer Erkrankung der Nieren, die auch meistens mit einer allgemeinen Infektion o.ä. einhergeht und mit den entsprechenden Mitteln der Homöopathie angegangen werden sollte. Aber auch die lange bestehenden chronischen Nierenschäden sind nicht mehr mit Berberis zu erreichen. Es sind die fieberlosen, aber noch im akuten Stadium sich befindenden Phasen, für die Berberis ein unschätzbares Mittel ist.

Berberis ist in der Hauptsache ein Mittel, das in der Kleintierpraxis Verwendung finden sollte. Bei den Pferden leistet es gute Dienste beim Lumbago, indem es die Nierentätigkeit intensiviert und so für schnellen Abtransport der harnpflichtigen Stoffe sorgt. Bei Kühen ist es ein gutes Adjuvans beim Festliegen verschiedener Genese. Wichtig erscheint der Hinweis, den Tieren nicht das Trinken zu verwehren, da dadurch eventuell eine Exsiccose provoziert werden kann. Dies sollte bei den Kleintieren bedacht werden, vor allen Dingen bei den jungen Hunden und Katzen, bei denen die Austrocknung lebensbedrohend werden kann. Im Gegensatz zu dem vorherigen Mittel Lycopodium müssen diese Tiere ruhig gehalten werden, da auch leichte Bewegung alle Beschwerden verschlimmert.

Bei den chronischen Nephropathien und Nephritiden ist als ein sehr wirksames Mittel *Solidago*, Solidago virgaurea L., die Goldrute anzusehen, die sich in diesen Fällen immer wieder bewährt. Solidago ist nicht in der üblichen Form als Homöopathikum geprüft, sondern empirisch bei diesen Leiden eingesetzt (*Rademacher*). Besonders die ableitenden Funktionen der Niere sind durch Solidago mit Erfolg zu aktivieren. Die Goldrute wirkt dabei als ein ausgesprochendes Regulans, das postinfektiöse Zustände erfaßt und sich bei Prostata-Hypertrophie und Cystitis stets helfend einschaltet. Außerdem werden bei den Nierenschäden auftretende Exantheme und Ekzeme günstig beeinflußt. Auch die begleitenden rheumatoiden Gelenkbeschwerden sprechen gut auf Solidago an. Wichtig allerdings ist, daß die Ursache primär in einem Nierenleiden chronischer Art liegt. Entsprechend der Tatsache, daß Solidago keine homöopathische Arzneiprüfung hat, ist die Verdünnung nicht sehr hoch. Gebräuchlich ist in vielen Fällen die Urtinktur (θ). Eventuell ist auch die D_2 angezeigt. Wegen der niedrigen Verdünnung sollte Solidago nicht über einen längeren Zeitrum gegeben werden, längstens 10 Tage, da wegen der Inhaltsstoffe der Pflanze (Flavone, Saponin, Bitterstoffe etc.) mit gewissen Nebenwirkungen gerechnet werden kann, wie sich in einer Arzneimittelprüfung gezeigt hat.

In diesem Zusammenhang ist auf ein weiteres Mittel hinzuweisen, das neben seiner Hauptwirkungsrichtung auf Herz und Zentralnervensystem, auch auf die Nieren einen intensiven Einfluß hat: *Spartium scoparium*, der Besenginster. Richtungsweisend für seinen Einsatz ist der ständige Harndrang aufgrund einer Urina spastica. Wichtig ist allerdings, daß das Primärleiden im Herzen liegt. Die Diurese wird intensiv angeregt und bringt auch Erleichterung. Da in diesem Falle die Nierenfunktion intakt ist, tritt die vermehrte Diurese auf, ohne die Nieren zu schädigen. Spartium sollte bei chronischen Nephritiden nicht angewendet werden, sondern nur bei primären Herzleiden, bei denen die Nieren in Mitleidenschaft gezogen sind.

Als Therapeutikum ist auch bei diesem Mittel die Urtinktur (θ) und die D_2 die wirksame Verdünnungsstufe.

Auch Spartium sollte nicht länger als 8–10 Tage gegeben werden.

Für die Behandlung der Urolithiasis ist in der Homöopathie ein Mittel zur Verfügung, das sich besonders bei Calcium-Magnesium-Phosphat- und Calcium-Magnesium-Carbonatsteinen bewährt haben soll: *Rubia tectorum*, der Krapp. Auch dieses Mittel ist rein empirisch gefunden worden. Der Harn sollte sauer und rötlich gefärbt sein. Dieses Mittel kann einige Bedeutung haben bei Pferden, die nach Bewegung zu kolikartigen Erkrankungen neigen, deren Ursache schwer zu ergründen ist, der aber oft Nierensteine zu Grunde liegen. Hier ist durch die moderne Diagnostik mit der Sonographie eine gewisse Klarheit über das Vorliegen von Blasen- und Nierensteinen zu erreichen.

Als Therapeutikum ist die Urtinktur oder – bei Kleintieren – die D_2 die affine Verdünnung.

Im Rahmen dieses Krankheitskomplexes ist noch auf ein Mittel hinzuweisen, das sich als Begleittherapeutikum sehr oft bewährt. Es ist *Apis mellifica*, die Honigbiene. Für den Einsatz dieses Mittels sind die an den Hintergliedmaßen durch Niereninsuffizienz auftretenden Ödeme richtungsweisend. Diese Ödeme werden mit Apis mellifica gut beeinflußt, sofern die Insuffizienz auf entzündlichen Prozessen basiert. Auch allergische Ursachen erzeugen in vielen Fällen Ödeme, die aber in der Regel nicht an den Gliedmaßen auftreten, sondern an den Augenlidern oder Lippen, auch am Kehlkopf und im vorderen Atmungsraum. Bei Ödemen der Hintergliedmaßen sollte die auslösende Ursache stets festgestellt werden, die unbedingt in den Nieren liegen muß, wenn mit Apis mellifica günstiges erreicht werden soll. Im allgemeinen wird Apis mellifica als Begleittherapeutikum eingesetzt, da seine Hauptindikationen an anderer Stelle liegen.

Als Dosis ist die D_3, D_4 auch die D_{30} wirksam einzusetzen.

Die Behandlung der Erkrankungen der Nieren, gleich welcher Art, ist zu Beginn jeweils mit einer Injektion von *Acidum formicicum* D_6 einzuleiten, da durch diese Injektion die Reaktionsfreudigkeit des Organismus erhöht wird und so eine deutlich intensivere Wirkung der eingesetzten Homöopathika beobachtet werden kann. Auch zwischenzeitlich ist eine Injektion von Acidum formicicum sehr wertvoll. Durch die Ameisensäure werden auch Nebenerscheinungen der Erkrankung wie

Ekzeme, Exantheme, Allergien stark reduziert. Für Großtiere ist die Dosis 5–10 ml, für Kleintiere 1–5 ml s.c.

Ein Spezifikum für Cystitiden mit aufsteigender Tendenz ist in *Cantharis* (Lytta vesicatoria), der spanischen Fliege, zu sehen. Dieses stark wirkende Mittel ist bis zur D_2 ein Separandum und einschließlich D_3 verschreibungspflichtig. Die tieferen Verdünnungen sollten daher sehr genau nach dem Arzneimittelbild eingesetzt werden, um die sonst sicher auftretenden Erstverschlimmungeren zu vermeiden, da die Krankheit an sich schon eine schwere Belastung für die Tiere darstellt. Cantharis kann bie allen Entzündungsprozessen des Körpers erfolgreich eingesetzt werden: Cystitis, Nephritis, Urethritis, Prostatitis; auch bei Pleuritis, und Pericarditis, ebenso bei der Dermatitis. Richtungweisend ist die katarrhalische Form der Erkrankung, auch auf infektiöser Basis beruhend. Während es bei der Blase und den ableitenden Harnwegen meistens als alleiniges Mittel zum Erfolg führt, müssen bei verschiedenen Krankheitsformen zusätzlich andere homöopathische Mittel gegeben werden. Man sollte aber nicht mehr als zwei aufeinander abgestimmte Mittel zusammen einsetzen, um den stark belasteten Organismus nicht noch mehr zu irritieren. Bei der Prostatitis ist Pareira brava ein gutes Mittel für eine gemeinsame Regulierung. Bei Urethritis kann Cantharis mit Belladonna sehr gut kombiniert werden, die Nephritis wird unterstützend zusätzlich mit Berberis angegangen. Bei der Pleuritis tut wiederum Belladonna oder Bryonia gute Dienste, während bei der Pericarditis Lachesis oder auch Bryonia mit Cantharis kombiniert werden sollten. Für die Dermatitis ist die Kombination mit Acidum formicicum erfolgreich einzusetzen. Wichtig ist bei allen Formen, daß sie heftig und mit erheblichen Schmerzen einhergehen. Obwohl die Tiere in den meisten Fällen Durst zeigen, wird durch Trinken eine Verschlechterung festgestellt. Bei der Cystitis und Urethritis wirkt das Urinieren stark verschlimmernd und Tenesmen auslösend. Nach dem Harnlassen zeigen die Tiere große Schmerzen in den Harnorganen. Der richtige Einsatz von Cantharis bringt deutliche Heilerfolge, die man aber nur dann erzielt, wenn die Modalitäten und die typischen Symptome beachtet werden. Hierbei stehen die Verschlimmungssymptome an vorderster Stelle. Entsprechend dem hochakuten Charakter der Erkrankung sind auch die davon befallenen Tiere von einer kräftigen Konstitution und Kondition. Sie sind „vollblütig" und außerordentlich leistungsfähig in gesundem Zustand. So geht auch die Temperatur schnell sehr hoch bis zu 40 °C und darüber. Die sonst so kräftigen Tiere machen dann einen völlig abgeschlagenen Eindruck, leiden stark unter ihrer Krankheit, werden unter Umständen auch – sonst friedlich – unleidlich und oft aggressiv. Sie charakterisieren damit fast peinlich genau die Eigenart der spanischen Fliege, die auch kein allzu friedlicher Zeitgenosse ist. Hat man also diese hochakuten Zustände – gleich bei welcher Tierart –, so sollte sich automatisch der Gedanke auf Cantharis konzentrieren und klargestellt werden, ob die Nieren oder die ableitenden Harnwege vielleicht ursächlich an diesem Zustand schuld sein könnten.

Die wirksame Verdünnung ist die D_6, evtl. die D_3, je nach der schon vorliegenden Dauer der Erkrankung. Die D_3 kommt zum Einsatz, wenn eine gewisse Indolenz die hochakute Form zu retardieren scheint. Dann hat man mit dieser Verdünnung schnell wieder die Reaktionsfähigkeit aktiviert. Die D_6 ist für alle anderen Formen affin. Die Applikation ist am besten peroral durchzuführen 3–4 x täglich. Nur in Ausnahmefällen (Zeitdruck etc.) sollte injiziert werden.

In diesem Zusammenhang muß auf zwei Mittel hingewiesen werden, die bei der Behandlung der Cystitiden ausgesprochen positive Ergebnisse zeigen: *Pareira brava*, der Grießwurz und *Sabal serrulatum*, die Zwergpalme. Beide Mittel haben sich in vielen Fällen der Cystitis und der Cystophyelitis bewährt, so daß sie eine häufige Anwendung verdienen.

Pareira brava, als vornehmliches Mittel für die männlichen Tiere bei Zuständen bei denen die Tiere beim Urinieren starke Schmerzen äußern. Dadurch wird angezeigt, daß die Entzündung bereits den gesamten Penisbereich befallen hat. Auch die eitrigen Absonderungen, die man bei Hunden oftmals als einen Vorhautkatarrh ansieht, werden von Pareira brava gut erfaßt. Eine weitere Indikation ist die Prostatahypertrophie. Unter ihr leiden oft älterr Rüden, die mühsam einen bleistiftdünnen Kot absetzen oder unter einer sekundären Verstopfung leiden. Hier hat dieses Mittel eine schnelle Wirkung und verschafft den Tieren bald Linderung. Der besondere Hinweis auf die Indikation von Pareira brava ist aber eine starke Schmerzhaftigkeit, die die Tiere beim Urinieren aufstöhnen läßt, obwohl ein ständiger Drang zum Wasserlassen besteht, ohne daß große Mengen Urin abgesetzt werden können. Der Urin ist dunkel, dickflüssig bis schleimig und in den meisten Fällen eitrig. Es sollte stets bei E. coli-Infektionen der Harnblase zusätzlich ein entsprechendes Chemotherapeutikum gegeben werden, um dem Patienten schnelle Linderung zu bringen.

Als Dosis ist die tiefe Verdünnung zu geben bis zur D_1, höchstens die D_3.

Wenn innerhalb dieses Krankheitskomplexes die Prostatahypertrophie im Vordergrund steht und die Beschwerden noch verstärkt, dann ist die zusätzliche Gabe von *Sabal serrulatum* erforderlich. So wird der Harnfluß intensiviert, was für diesen Zustand notwendig ist. Diese sicher wirkende Eigenschaft hat Sabal serrulatum das Epitheton ornans „Homöopathischer Katheter“ eingebracht. Aber auch bei den weiblichen Tieren haben beide Mittel ihre durchschlagende Wirkung. Die Cystitiden beiderlei Geschlechts werden reguliert und in jedem Fall der Harnfluß gesteigert. Bei den weiblichen Tieren sind Ovaralgien oft die Ursache von Koliken mit unklarer Ursache. Hat man aber bei den Großtieren durch die rektale Untersuchung zufällig die Ovarien berührt, dann ist die deutliche Schmerzäußerung der Hinweis auf eine Erkrankung der Ovarien. Sabal serrulatum wirkt in diesem speziellen Fall fast wie ein Analgetikum, da die Kolikschmerzen oft momentan verschwinden.

Beide Mittel können als Einzelmittel gegeben, aber auch ohne weiteres miteinander kombiniert werden, da sich beide in der gleichen Weise in das Krankheitsgeschehen einschalten. Bei dieser Kombination sollte mit der Verdünnungsstufe die Wirkungsrichtung der einzelnen Mittel bestimmt werden. Steht die schmerzhafte Cystitis im Vordergrund, muß eine längere Dauer der Wirkung eingeplant werden; man gibt also Pareira brava in einer höheren Verdünnung als Sabal serrulatum: Pareira brava als D_4 und Sabal serrulatum als D_2. Steht dagegen die Prostatahypertrophie kausal im Vordergrund, ist die D_3 für Sabal serrulatum gegenüber der D_2 von Pareira brava zu geben. Diese feinen Unterschiede bewirken schon eine unterschiedliche Wirkungsrichtung. Je nach Vorliegen der weiteren Beschwerden ist dann das eine oder andere als Alleinmittel weiter zu geben, wobei die schon eingesetzte Verdünnungsstufe beizubehalten ist. Für beide Mittel sind in jedem Fall die tiefen Verdünnungsstufen anzuwenden.

Das große Gebiet der organotrop auf die Atmungsorgane wirkenden homöopathischen Mittel soll bei den akuten Erkrankungen der Atmungsorgane besprochen werden. Lediglich für chronische Zustände dieser Organe sollen einige Mittel erwähnt werden.

Hier spielt auch die schon erwähnte Ameisensäure eine bestimmende Rolle. Als Acidum formicicum D_6 werden chronische Erkrankungen des Atmungsapparates so günstig beeinflußt, daß auch schon jahrelang bestehende Zustände sich regenerieren können. Vor allen Dingen hat sie sich als ein Neuraltherapeutikum bei der Dämpfigkeit der Pferde bewährt. Es müssen nur die für Acidum formicicum wichtigen Voraussetzungen vorliegen, um den Erfolg zu sichern. Diese sind für dieses Mittel die Chronizität, eine vorausgegangene Entzündung, entweder infektiöser oder katarrhalischer Art, die Periodizität der Beschwerden, die sowohl durch Witterungseinflüsse als auch durch Überbeanspruchung auftreten kann. Mit der Ameisensäure liegt ein großes Umstimmungsmittel vor, das sowohl die organisch bedingten allergischen Erkrankungen normalisieren kann als auch die akuten entzündlichen Zustände. Die besondere Affinität zu den Atmungsorganen zeigt sich bei den chronischen Bronchitiden, besonders bei Pferden, bei der durch die chronische Bronchitis hervorgerufenen Dämpfigkeit. Hier ist sowohl die sc-Injektion als auch die neuraltherapeutische Anwendung von zuverlässiger Wirkung. Die letztere ist in der Buchreihe „Homöopathie für Tierärzte"* beschrieben worden. Während bei der neuraltherapeutischen Anwendung eine Injektion ausreichend ist, sollte bei der einfachen subkutanen Anwendung über einige Wochen zweimal in der Woche eine Injektion gemacht werden. Acidum formicicum muß stets injiziert werden. Die Erfahrung hat gezeigt, daß hiermit eine bessere Wirkung erzielt wird als mit der peroralen Eingabe. Da Acidum formicicum eine so breit gefächerte Wirkungsweise hat, wird noch öfter bei den verschiedenen Krankheitszuständen auf diese Mittel zurückzukommen sein.

Die Anwendung geschieht am besten als *Formidium* D^6**, das nur Acidum formicicum e Formifca rufa ist. Es enthält also die natürliche Ameisensäure, die nicht verwechselt werden darf mit der synthetisch hergestellten, deren Wirkung nicht die in der Homöopathie geforderte Intensität zeigt. Dieses Formidium ist bei allen Tieren anwendbar und ausgezeichnet verträglich. Vorweg sei schon auf die Wirkung der Ameisensäure bei Hauterkrankungen hingewiesen, bei der die zwar schmierigen, aber nicht stinkenden Erkrankungen erfolgreich angegangen werden können. Besonders fällt die gute Wirkung bei dem sog. Ferkelruß auf. Es ist unwichtig, ob dieser auf Fütterungsfehler des Muttertieres hin auftritt oder allergischer oder infektiöser Art ist. Im allgemeinen genügt eine Injektion von 1 ml, wobei im Bedarfsfall die Injektion nach 8 Tagen wiederholt werden kann.

* H.f.T. Bd. 1. Schlütersche Verlagsanstalt, Hannover 1979
** Deutsche Homöopathie Union, Karlsruhe

Bei den chronischen Lungenerkrankungen aller Tiere ist zu Formidium eine zusätzliche Gabe von Jodverbindungen unterschiedlichster Herkunft günstig. Um die festsitzenden Schleimmassen aushusten zu lassen, ist in Ammonium jodatum D_6 ein sehr gutes Adjuvans zu finden. Hier verbinden sich zwei stark auf die Bronchien und Broncheoli wirkenden Mittel: Ammonium und Jodum. D_3 und D_4 sind die günstigsten Verdünnungen, auch die D_6 und die D_{12} sind sicher wirkend. In länger bestehenden Fällen kann auch die D_{30} eingesetzt werden. Es ist vornehmlich bei jüngeren Tieren anzuwenden, wo die Reaktionsfähigkeit noch in voller Höhe vorhanden ist. Bei den älteren Tieren sollte vor der Anwendung von Formidium und Ammonium jodatum eine einmalige Gabe von Sulfur D_{30} gegeben werden, besonders dann, wenn es sich um einen Fall handelt, der durch anderweitige Therapie (Cortison, etc.) in seiner Reaktionsfähigkeit eingeschränkt ist; auch kann für zwei Tage Thuja D_{12} (3 x 20 Tr.) gegeben werden, wenn es sich um eine verschleppte Infektion handelt. Ebenso verlangen Spätschäden nach Impfung jedweder Art vor der spezifischen Behandlung zwei Tage Thuja D_{12}-Gaben. Nach dieser Vorkur ist die volle Wirkung der beiden Mittel Acidum formicicum und Ammonium jodatum erkennbar.

In diese therapeutische Reihe gehört auch noch eine andere Jodverbindung: *Kalium jodatum*, das als D_3 gegeben werden sollte. Hier ist als wichtiger Hinweis, daß es sich um eine stagnierende Schleimhauterkrankung handelt, deren Sekretion sehr spärlich fließt. Auch dieses Mittel sollte auf jeden Fall in Verbindung mit Formidium D_6 gegeben werden, um eine parallel laufende Wirkung zu haben, die schnell die festsitzenden Sekrete löst. Kalium jodatum wird in Tropfenform verabreicht dreimal am Tage 20 Tropfen beim Großtier und 5–10 Tropfen beim Kleintier.

Eine interessante Wirkung von Kalium jodatum soll außerhalb dieser Indikation angeführt werden: Bei der Aktinomykose der Jungrinder, die völlig abheilt. In der Praxis wird dieses immer wieder auf die Freude der Tierbesitzer stoßen, wenn ein wertvolles Jungrind nicht zum Schlachter muß, sondern weiterhin in der Herde verbleiben kann, ohne eine Infektionsquelle darzustellen.

Eine gewisse Bedeutung bei der chronischen Bronchitis hat auch *Bryonia* D_4, das zusätzlich zu der Ameisensäure eingesetzt werden kann. Bei trockenem quälenden Husten der Tiere kann in Verbindung mit der Ameisensäure den Tieren voll Erleichterung geschaffen werden bis zur völligen Ausheilung. Dieses Mittel wird aber bei den akuten Erkrankungen noch genauer besprochen werden. Hier soll nur auf seine unterstützende Wirkung bei der chronischen Bronchitis hingewiesen werden.

Eine immer wieder befriedigende Therapie kann in der Behandlung des Kehlkopfpfeifens gesehen werden. Breite Erfahrungen liegen vor mit *Opium* D_{30}, das einmal am Tage – jeweils 20 Tropfen – über eine längere Zeit hinweg gegeben werden muß. In den meisten Fällen kann damit die Operation vermieden werden. Die Beobachtungen über den Erfolg dauern jetzt bereits zwischen 3 und 9 Jahren, ohne daß ein Rezidiv aufgetreten ist. Zur Anwendung von Opium in der Homöopathie muß gesagt werden, daß es nicht die Wirkung hat wie z.B. als Suchtmittel, es wirkt vielmehr über das gesamte Nervensystem regulierend bei Krampf- und Lähmungszuständen. Die bisherige Vorschrift, Opium nur auf Betäubungsmittel-Rezept zu verordnen, ist aufgehoben, so daß es auf einfaches Rezept bei den entsprechenden Firmen zu beziehen ist, Voraussetzung ist die Bescheinigung über die tierärztliche Hausapotheke der betreffenden Bezirksregierung.

Als eine weitere Gruppe der organotrop wirkenden Mittel sind diejenigen zu bezeichnen, die ihre Haupteinwirkung auf Sehnen und Knochen haben. Da ist als erstes auf *Symphytum offizinale*, den Beinwell, hinzuweisen, der sich bei Frakturen außerordentlich gut bewährt. Dieses ist schon im Altertum erkannt worden und hat ihm seine weite Verbreitung als Heilmittel verschafft. Symphytum hat durch seine bekannten Inhaltsstoffe (Allantoin, Asparagin, Alkaloide u.a.) eine gute und schnelle Wirkung bei Knochenbrüchen durch die intensive Kallusbildung, die bei jeder Anwendung sichtbar kontrolliert werden kann. Immer wieder erstaunt es, wenn selbst offene Brüche komplikationslos abheilen, ohne eine übermäßige Kallusbildung aufzuweisen. Weiterhin hat es eine tiefgreifende Wirkung bei Exostosen, die durch Schlag oder Stoß oder eine andere äußere Einwirkung entstanden sind. Die Rückbildung geht langsam, aber zügig voran, besonders bei jüngeren Tieren. Hierbei ist auch eine Kombination mit Hekla Lava (s. dort) vorteilhaft.

Nicht nur bei proliferativen Prozessen hat Symphytum eine deutliche Wirkung, auch bei den degenerativen Erkrankungen ist es voll wirksam. So vor allen Dingen bei der gefürchteten Podotrochlose. Hierbei sind röntgenologisch feststellbare Heilungen nachgewiesen. Es sollte jedoch eine Kombinierung mit anderen Mitteln vorgenommen werden, um den Erfolg zu sichern. Bei der Hufrolle steht meistens am Anfang der Degeneration eine Entzündung der Bursa podotrochlearis im Vordergrund. Deshalb sollte zu Symphytum das Spezifikum für Bursaerkrankungen zusätzlich gegeben werden: Bryonia. Hierdurch kann man in vielen Fällen das Fortschreiten der Podotrochlitis in den chronisch-degenerativen Zustand verhindern oder zumindest erheblich verzögern.

Sind aber die degenerativen Prozesse schon deutlich an der Hufrolle sichtbar, so ist zu Symphytum sowohl Calcium carbonicum, wie auch für die intensivere Blutversorgung Ginkgo biloba zu geben, das erstere der beiden Mittel als D_{12} und das zweite als D_3. Als eine Besonderheit ist zu sagen, daß sich die Beweglichkeit weitaus schneller bessert als der röntgenologische Befund. Aber auch dieser ist nach ca. 2–3 Monaten normalisiert und macht dem Pferd keine Beschwerden mehr. Wichtig dabei ist, daß das Pferd ständig leicht bewegt wird, damit die Elastizität der Gliedmaßen nicht verloren geht.

Die Wirkung von Symphytum bei Haematomen, Kontusionen und Periostitiden etc. ist überzeugend. Hierbei sollte sowohl innerlich als homöopathische Verdünnung die D_3 – bei allen Tierarten gleich – gegeben werden, als auch in einer äußerlichen Form als Umschläge oder Salben der reichlich auf dem Pharmamarkt vorhandenen Präparate. Es ist dabei eine gewisse Vorsicht zu beachten, da bei zu langer Anwendung Hautreizungen auftreten können. Es ist deshalb für Umschläge jeweils ein Zwölfstundenrhythmus einzuhalten, wobei sich 12 umschlagfreie Stunden als hautschonend erweisen. Salben oder Cremes sind nach 4–5tägigem Gebrauch für mehrere Tage auszusetzen und eventuell durch einen einfachen Prießnitz-Umschlag für 3–4 Tage zu unterbrechen.

Das bereits erwähnte Mittel *Hekla Lava* ist bewährt bei allen Knochenauftreibungen, ob sie durch äußere Einwirkung, durch innere Störungen oder durch Infektionen aufgetreten sind. Außerdem ist es ein gutes Mittel bei allen osteoporotischen Knochenerkrankungen. Seine Wirkung bei den Erkrankungen der distalen Gliedmaßenenden wurde schon erwähnt. Eine Rolle spielt es aber noch bei der Aktinomykose der Kälber und Jungrinder. Hierbei kommt es seinem Vergiftungsbild besonders nahe, weil Kühe und Schafe, die um den Hekla Vulkan auf Island weiden, besonders an den Mandibeln Exostosen bekamen, die wieder verschwanden, wenn die Tiere auf eine andere Weide gebracht wurden. Da aber die Aktinomykose eine Infektionskrankheit ist, muß ein zweites Mittel zusätzlich gegeben werden: Kalium jodatum, das als D_3 mit zuverlässiger Wirkung eingesetzt werden kann. Beide Mittel sind peroral zu geben, um den immer wieder notwendigen kleinen Arzneireiz zu haben, der die Prozesse zur Abheilung bringt. Nekrotische Prozesse an den Knochen können ebenfalls mit Hekla Lava erfolgreich behandelt werden. Nur sollte dem destruktiven Charakter der Erkrankung dadurch Rechnung getragen werden, daß man bei diesen Problemen intensiv wirkende Mittel zusätzlich gibt. Zwei Mittel haben sich bewährt, die mit Hekla Lava zusammen angewendet werden können. Handelt es sich um fieberhafte Zustände, so ist Lachesis als D_8 ein gutes Adjuvans. Sind die nekrotischen Prozesse ohne Temperaturerhöhung, so ist Arsenicum album zusätzlich zu geben. Diese Zustände sollten mit tiefen Verdünnungen behandelt werden: Hekla Lava als D_3 und Arsenicum album als D_4.

Bei Sehnenerkrankungen ist mit *Rhus toxicodendron*, dem Giftsumach, ein sehr wirksames Mittel vorhanden. Aber nicht nur bei den Sehnenschäden wirkt Rhus toxicodendron, sondern ist bei dem gesamten rheumatischen Symptomenkomplex mit Erfolg einzusetzen. Dabei ist es wichtig, die Umstände zu beachten, unter denen die Erkrankungen aufgetreten sind. So ist eine Durchnässung oft beschwerdeauslösend. Diese erfaßt stets den ganzen Organismus. Es wird deshalb bei den Mitteln mit Wirkung bei akuten Krankheiten besprochen werden. Da aber bei der Tendinitis, die durch eine Distorsion oder einen Niederbruch beim Pferd oder auch bei anderen Tierarten auftreten kann, dieses Mittel mit gutem Erfolg eingesetzt wird, soll es hier erwähnt werden im Hinblick auf diese spezielle Erkrankungsform. Mit dieser typischen Wirkung wird der Einsatzbereich gegenüber der Humanmedizin erweitert.

Die sicher auf Rhus toxicodendron hinweisende Modalität zeigt sich darin, daß sich die Tiere nach ersten sehr schmerzhaften Schritten einlaufen und so eine Besserung vortäuschen. Sind sie danach eine Zeit in Ruhe gewesen, tritt die Lahmheit wieder verstärkt auf. Findet man diese typischen Symptome, so ist mit Rhus toxicodendron eine baldige Heilung zu erreichen.

Der klinische Befund zeigt die Sehnenschwellung mit erheblicher Schmerzghaftigkeit und vermehrter Hitze. Die äußerliche Behandlung mit Prießnitzschen Umschlägen – möglichst ohne ein Pharmakon – unterstützt die interne Therapie beträchtlich.

Findet man aber bei gleichem klinischen Befund, daß sich der Zustand des Tieres in der Bewegung erheblich verschlechtert, so ist Rhus toxicodendron nicht angebracht, sondern die interne Therapie mit *Rhododendron* durchzuführen. Merkwürdig allerdings ist, daß es den Anschein hat, als ob die Schmerzen bei der Bewegung besser würden, nach kurzer Zeit jedoch werden diese so schlimm, daß das Tier kaum in seinen Stall oder auf seinen Ruheplatz zurückkommt. Diese feinen Unterschiede sollten unbedingt beachtet werden, um bei dieser akuten Krankheitsform keine Versager zu bekommen. Auch auf Rhododendron wird bei akuten Erkrankungen noch einmal zurückzukommen sein.

Eng zusammenhängend mit den vorher beschriebenen Erkrankungsformen ist die Frage der Durchblutung der erkrankten Partien. Die alte Weisheit, daß die Hyperaemie eine wesentliche Heilungsunterstützung ist, findet gerade bei dem Lahmheitskomplex ihre Bestätigung. Sowohl die arterielle als auch die venöse Durchblutung sind notwendige Heilfaktoren. Das spezifische Mittel ist *Ginkgo biloba*, der östliche Götterbaum. Hiermit wird überall dort, wo eine mangelhafte Durchblutung vorliegt, diese intensiv gefördert. Dabei ist nicht nur die arterielle Durchblutung aktiviert, sondern ebenso auch die venöse, so daß die Hyperaemie nicht als ein gestautes Phänomen auftritt, sondern in harmonischer Folge sowohl der Zustrom als auch der Abfluß reguliert wird. Deshalb kann es sowohl bei proliferativen, als auch bei degenerativen Zuständen eingesetzt werden. Immer wird die Wirkung der spezifisch eingesetzten Mittel unterstützt, oft sogar erst überhaupt möglich. Aus diesem Grunde sollte immer überlegt werden, wenn irgendein Heilungsprozeß ins Stocken gerät, ob durch eine Medikation mit Ginkgo biloba die Durchblutung verstärkt werden und so die Krankheit zur Heilung gebracht werden kann.

Diese Überlegung bestätigt sich bei den Erkrankungen der Gliedmaßen, wo eine intensive Durchblutung immer eine Problematik löst. So hat man oft nach Phlegmonen eine bleibende Verdickung der Gliedmaße. Man sollte deshalb Ginkgo biloba bereits im akuten Stadium anwenden. Es kann mit jedem anderen Mittel, gleich welcher Therapieart, zusammen gegeben werden. Es sorgt stets für den Abtransport der die Stauung bedingten Noxen und Toxine. Die Verbindung mit homöopathischen Mitteln zeigt naturgemäß die beste Heilungstendenz. Da sind vor allen Dingen Pyrogenium und Lachesis zu nennen, die auf die toxischen Noxen eine sichere Wirkung ausüben und so den infektiösen Charakter der Phlegmone bald abbauen.

Ebenso tut Ginkgo biloba bei den proliferativen und den degenerativen Knochenerkrankungen der Gliedmaßen gute Dienste. Im Zusammenwirken mit den bereits erwähnten Mitteln Symphytum und Hekla Lava sind Proliferationen in relativ kurzer Zeit zu beseitigen. Diese Neubildungen werden schnell schrumpfen und ohne Narbenbildung verschwinden. Man kann annehmen, daß in diesem Falle die venös wirkende Phase besonders wirksam ist, während bei den degenerativen Prozessen die arterielle Phase sich mehr einzuschalten scheint. Ginkgo biloba ist das ideale Adjuvans zu fast jeder Therapie. Der Vorzug ist aber den homöopathischen Mitteln zu geben, weil doch die Zielrichtung dieser Therapie mit derjenigen von Ginkgo biloba gleichlaufend sein sollte. Als regenerierende Mittel habe sich Symphytum in der Verdünnung D_6 bis D_{12} und Calcium carbonicum D_{12} bewährt.

Eine große therapeutische Möglichkeit liegt mit Ginkgo biloba bei Schäden der Wirbelsäule. Diese hat man in ausreichendem Maße bei den Pferden, besonders den männlichen Tieren, die beim Spiel auf der Hinterhand stehen und dabei nach hinten überfallen. Die dabei auftretenden Verletzungen der Wirbelsäule und der Quetschung oder Zerrung der Nervenstränge fordert immer wieder die intensive Versorgung mit Ginkgo biloba. Sofern nicht durch Frakturen oder Dislokationen eine chirurgische Therapie primär ansteht, ist damit eine erhebliche Besserung zu erzielen. Auch nach dem operativen Eingriff sollte mit diesem Mittel die Heilung beschleunigt werden. Hier ist es als D_3 angebracht. Auch an Hypericum als Zusatztherapie sollte gedacht werden, da dieses Mittel sich bei traumatischen Nervenlähmungen stets bewährt hat (s. dort).

Bei Intoxikationen, wie sie bei Lumbago oder der Hufrehe auftreten, sollte Ginkgo biloba in jedem Falle zusätzlich gegeben werden. Die kräftige Durchblutung fördert den Heilungsvorgang erheblich. Bei beiden Krankheitsformen ist als spezifisches Mittel Belladonna D_4 anzusehen, das als Injektion mit nachfolgender peroraler Gabe verabreicht wird. In der Kombination mit Ginkgo biloba hat man eine sichere Therapie bei diesen schweren Erkrankungen. Es ist darauf zu achten, daß keine Kortikosteroide zusätzlich gegeben werden, weil diese, wie an anderer Stelle erwähnt, der Wirkungsrichtung der Homöopathika konträr eingegengehen. Hierbei ist ebenfalls Ginkgo biloba D_3 die affine Verdünnung, die sich erfahrungsgemäß als perorale Gabe am intensivsten einschaltet.

Über den Einsatz von Ginkgo biloba bei den internen Erkrankungen wird bei den dort besprochenen Krankheiten berichtet.

Ein weiteres Mittel, das sich in diesen Krankheitskomplexen immer wieder bewährt, ist – wie erwähnt – *Hypericum perforatum,* das Johanniskraut. Dieses Mittel zeigt seine überlegene Wirkung bei den traumatischen Nervenschäden, die bei allen Tierarten durch Verletzungen, Sturz oder andere Ereignisse eintreten können. Dabei ist es natürlich von Vorteil, wenn die Behandlung möglichst bald nach dem Auftreten des Traumas einsetzt. Oft wird die Lähmung erst nach einigen Tagen bemerkt. Aber auch ältere Schädigungen werden von Hypericum noch erfaßt und gebessert. Bei den Kühen ist manchmal nach der Geburt bei robuster Entwicklung des Kalbes eine Quetschung der Beckeninnervation zu beobachten, die dann die Kuh ganz oder temporär zum Liegen bringt. Hypericum ist hier mit größter Sicherheit wirksam. Oft kommt es auch zu Lähmungen der Hinterhand bei den Kühen, wenn sie im modernen Melkestand, der wegen der Reinigung immer feucht ist, ausrutschen. Auch hier ist mit Hypericum stehts eine Restitutio ad integrum zu erreichen. Bei diesen Lähmungen muß allerdings die traumatische Ursache feststehen, um mit Hypericum die Heilung zu erreichen. Man hat diese Lähmungen auch bei Futterintoxikationen, bei denen es zwar selten zum kompletten Festliegen kommt, wohl aber zum Zusammensacken der Hinterhand bei jedem Schritt. In diesem Falle ist Hypericum unwirksam, hier ist Nux vomica als Spezifikum einzusetzen. Darüber wird noch an anderer Stelle ausführlich berichtet. Für Hypericum gilt in diesen Fällen die Regel, mit möglichst tiefen Verdünnungen zu therapieren. Die D_3 hat sich hierbei stets bewährt. Es können auch Zwischengaben der Urpotenz (D_θ) für ein bis zwei Tage gegeben werden, um die Aktivität der nervösen Versorgung weiter anzureizen. Diese Zwischengabe sollte sich lediglich über zwei bis drei Tage erstrecken und dann wieder auf die D_3 umgeschaltet werden.

Bei den Pferden spielt Hypericum im Turniersport eine nicht zu unterschätzende Rolle, weil es die durch Anschlagen oder Gegenlaufen lädierten Gliedmaßen, bei dem es fast immer zu schweren Lähmungen der betreffenden Gliedmaßen kommt, entweder schnell wieder einsatzfähig macht oder sogar etwaige Lähmungen verhindert. Ebenso zeigt es seine therapeutische Kraft bei den Pferden, die infolge schweren Bodens mit der Hinterhand vor dem Hindernis ausrutschen und dadurch eine Zerrung der Rückenmarksnerven provozieren können. Bei diesen schweren Schädigungen muß die D_1 eingesetzt werden, um schon als ein gewisses Prophylaktikum die befürchtete Lähmung zu verhindern. Wichtig ist bei allen diesen Schäden bei Kuh und Pferd, daß die Tiere während der Behandlung ständig leicht bewegt werden.

4 Mittel mit Wirkung bei akuten Erkrankungen

In medizinischen Kreisen, die der Homöopathie ferne stehen, wird vielfach die Ansicht vertreten, daß die homöopathischen Mittel wegen ihres hohen Verdünnungsgrades wohl bei chronischen Krankheiten eine gewisse Berechtigung haben, aber bei den akuten Fällen mit ihrer Wirkung zu langsam seien. Diesem Gedanken muß eindeutig widersprochen werden, denn die einsetzende Wirkung ist oft von so verblüffender Schnelligkeit, daß man als Tierarzt die Vermutung bekommt, sich in seiner Diagnose geirrt zu haben. Dazu ist die wohl unverständliche Tatsache anzuführen, daß durch den Potenzierungsvorgang die Wirksamkeit des betreffenden Mittels nicht von dem bei den einzelnen Verdünnungsstufen errechneten Arzneigehalt abhängig ist, sondern von der Intensität der Aufschließung des Mittels durch den Potenzierungsvorgang. Hierüber ist in Abschnitt II. „Theoretischer Teil" berichtet worden, wo das Phänomen in seinen verschiedenen Erklärungsversuchen besprochen worden ist. Wichtig bei dem Einsatz der homöopathischen Mittel ist jedoch, daß entschieden werden muß, ob sich der akute Fall für eine homöopathische Behandlung eignet. Dazu ist die genaue Kenntnis der Materia homöopathica notwendig mit der vergleichenden Betrachtung der konventionellen Medizin. In einer Praxis, die auf Kenntnis der homöopathischen Gedankengänge basiert, können ca. 90 % der Fälle homöopathisch behandelt werden. Und da sind es vor allen Dingen die akuten Fälle, die hierdurch erfaßt werden.

Eine vielfach ausgesprochene Regel für den Einsatz der verschiedenen Verdünnungen lautet: Bei akuten Erkrankungen – niedrige Verdünnungen, bei chronischen Erkrankungen – hohe Verdünnungen. Diese Regel hat nur eine sehr bedingte Gültigkeit, denn auch hochakute Erkrankungen werden oft mit Hochpotenzen schnellstens gebessert bzw. geheilt. In den folgenden Abschnitten wird versucht, Erklärungen dafür zu geben, wenn in einem akuten Fall Hochpotenzen eingesetzt werden. Die Antwort auf die Frage, ob die Gabe peroral oder subkutan verabfolgt werden soll, hängt von der Situation ab. Ist wegen des Verhaltens des Tieres eine Verabreichung über die Mundhöhle möglich, sollte diese der Injektion vorgezogen werden. Bei dem unruhigen Koliker dagegen ist die subkutane oder sogar intravenöse Injektion problemloser. Als Dosis kämen dann für die orale Gabe bei Kleintieren 5–10 Tropfen oder eine Tablette pro Dosis in Frage, für Großtiere wären es 20–25 Tropfen oder 2–3 Tabletten pro Dosis. Für die Injektion – ob sc oder iv – sind für Kleintiere 1–5 ml anzusetzen und für Großtiere 10–15 ml. Trotz des Äthanol-Gehaltes der Mittel – sei es denn sie sind mit Aqua pro injektione hergestellt – ist bei Rind und Schwein die subkutane Injektion möglich, bei Pferden sollte man ausschließlich die intravenöse Injektion vorziehen, damit durch etwaige Schwellungen an der Injektionsstelle keine forensischen Probleme auftauchen.

Kurz soll noch auf die immer wieder gestellte Frage eingegangen werden, ob die homöopathischen Mittel mit den schulmedizinischen Präparaten zusammen gegeben werden können. Im Prinzip ist das durchaus zu bejahen. Lediglich von der gemeinsamen Verabreichung der Homöopathika mit Cortisonen sollte Abstand genommen werden. Die bisher vermutete Unverträglichkeit der homöopathischen Verdünnungen mit irgendwelchen Jodpräparaten zwecks Spülung oder sonstiger externer Anwendung hat sich als nicht haltbar erwiesen, so daß die Kombinierung mit diesen Präparaten durchaus zu vertreten ist. Man sollte aber nach Möglichkeit mit den aus der Homöopathie oder Phytotherapie stammenden Externa die Therapie durchführen.

Akute Erkrankungen der Atmungsorgane

Akute Erkrankungen der Atmungsorgane können bei allen Tierarten auftreten und oft schwere Probleme aufwerfen. Besonders wird hierbei schnell zu kupierenden Maßnahmen gegriffen, weil in vielen Fällen der Besitzer eine schnelle Besserung, wenn nicht gar Heilung verlangt. So spielen die Antibiotika eine große Rolle, das Fieber schnell zu drücken. Ebenso werden die Solventia oft eingesetzt, weil man hofft, hierdurch die Erkrankung schnell in den Griff zu bekommen. In gewisser Weise ist dieses verständlich, weil besonders bei Pferden die verschleppten Erkrankungen der Atemwege leicht zu chronischen Formen bis hin zur Dämpfigkeit führen können. Bei richtigem Einsatz der Homöopathika ist dagegen die Gefahr der Verschleppung weitaus geringer. Dieses wird jeder homöopathisch therapierende Tierarzt bestätigen können, denn die meisten Pferde mit chronischer Bronchitis oder Dämpfigkeit, die homöopathisch behandelt werden sollen, sind Patienten, die schulmedizinisch vorbehandelt sind. Es ist einleuchtend, daß diese Pferde eine längere Behandlungszeit benötigen, als Tiere, die systematisch von Anfang an homöopathisch behandelt wurden. Das richtig eingesetzte erste Mittel der Homöopathie ist oft der Garant für die schnelle Heilung. Hier muß auf die Wichtigkeit der Feststellung der Causa hingewiesen werden. Es muß geklärt werden, wodurch die akute Erkrankung entstanden ist. Für die homöopathische Arzneimittelwahl ist dieses von entscheidender Bedeutung, da die einzelnen Mittel in diesem Krankheitskomplex aufgrund der Causa ihre vollständige Wirksamkeit entfalten. Da ist als erstes Mittel *Aconitum napellus*, der Eisenhut, zu nennen, der als eines der wirksamsten Anfangsmittel in der Homöopathie gilt. Das Krankheitsbild mit der hohen Temperatur, die bis über 40 °C gehen kann, dem schnell und hart klopfenden Puls- und Herzschlag, den Atem- und anderen das Tier belastenden Beschwerden findet man bei allen akuten Erkrankungen in der gleich schweren Form. Hier ist die Ursache für dieses schwere Krankheitsbild zu erfragen. Ist kein Schweißausbruch vorhanden und ist als Ursache eine Erkältung im harten trockenen Wind anzusehen, wozu auch kalte Zugluft im Stall gehört, so wird man mit Aconitum innerhalb kürzester Zeit eine Temperatursenkung registrieren können und eine sichtbare Beruhigung des gesamten Krankheitsgeschehens. Dieses Phänomen findet man am deutlichsten bei den Erkrankungen der großmaschigen Gewebe wie der Lunge oder des Euters. Dieses letztere soll hier nur kurz erwähnt werden, da hierüber später noch berichtet wird. Als D_4 hat man sowohl als perorale Gabe wie auch als Injektion eine klare Wirkung. Bei diesem Mittel ist allerdings zu bedenken, daß es ein ausgesprochenes Anfangsmittel ist, also nur im ersten Stadium der Erkrankung gegeben werden sollte. Die schwerkranken Tiere sind vollkommen trocken, schwitzen nicht, haben aber feuchte, stark gerötete Konjunkiven. Mit dem Schweißausbruch ist der Wirkungsgrad von Aconitum überschritten, und die Therapie muß geändert werden. Zu beachten ist ferner, daß z.Z. der Aconitum-Wirkung noch keine klare Manifestation der Erkrankung zu beobachten ist. Es ist noch nicht klar, welches Organ das erkrankte ist.

In der zweiten Krankheitsphase ist dann ein Organ als in der Hauptsache betroffen zu erkennen und die spezielle Therapie Aconitum ablösend ist einzuleiten.

Es gibt nun mehrere Folgemittel nach Aconitum, die gemäß ihres Arzneimittelbildes auszuwählen sind. Ist eine Laryngo-Pharyngitis im Vordergrund u.U. von einer Tonsillitis begleitet, sind die Schleimhäute der oberen Luftwege besonders beteiligt. Das jetzt einzusetzende Mittel ist *Ammonium carbonicum* D_6, das u.U. mit *Causticum* D_{12} kombiniert den Prozeß bald reguliert.

Der oft dabei auftretende Husten läßt sich mit sicher wirkenden Mitteln gut beherrschen. Ist dieser Husten feucht mit deutlicher Schleimabsonderung, ist Belladonna D_4 angezeigt. Ist der Husten dagegen trocken und würgend, sollte Drosera D_3 gegeben werden. Immer jedoch in Verbindung mit dem genannten Ammonium carbonicum, allerdings sollte dann Causticum entfallen.

Bei einer begleitenden Tonsillitis ist mit der Kombination Ammonium carb. mit *Phytolacca* D_4 eine gute Beeinflussung des Krankheitszustandes zu erreichen. Auch bei einer Tracheitis bleibt Ammonium carb. das Hauptmittel, dem aber bei einer Reizung in der Bifurkation *Rumex crispus* D_4 beigegeben wird.

Ammonium carbonicum tritt in seiner Wirkung zurück, wenn der Prozeß in eine Pneumonie übergeht, da dieses Mittel seine Hauptwirkung an den Schleimhäuten der oberen Luftwege hat. Die Lunge in ihrer Gesamtheit verlangt andere Mittel.

Für die hochfieberhafte Pneumonie, bei der die Tiere schwitzen, aber die Schleimhäute trocken sind, ist mit *Belladonna* (Atropa Belladonna) ein zuverlässiges Mittel zur Verfügung, das auch, wie schon angegeben, den Husten günstig beeinflußt. Besonders eindrucksvoll ist die Wirkung von Belladonna, wenn man als Ursache für die Pneumonie eine Durchnässung ausmachen kann. So kommt es doch öfter vor, daß Katzen, weil sie draußen geblieben sind, durchregnen oder Hunde bei dem Einsatz zur Jagd im Winter bei Wasserarbeit sich nicht trocken laufen können, anschließend in den Zwinger gebracht werden und mit einer schweren Pneumonie reagieren. Dieses sind die Fälle in denen sich Belladonna hervorragend bewährt. Wie Aconitum sollte auch Belladonna nicht während des gesamten Krankheitsverlaufes gegeben werden, sondern dann, wenn das Schwitzen aufhört und die Schleimhäute und Konjunktiven feucht werden, von der Therapie abgesetzt werden.

Die weiterhin bestehenden Krankheitssymptome werden entsprechend dem Krankheitsbild mit den speziellen Mitteln behandelt. Die oft im aktuten Stadium bestehende Unruhe der Tiere, die sie trotz der Schwere der Erkrankung nicht zur Ruhe kommen lassen, beruht meistens auf einer krampfartigen Irritation der Lunge, wodurch die Tiere in gewisse Ängste versetzt werden und das Krankheitsbild schwerer erscheinen lassen, als es klinisch feststellbar ist. Hierbei ist *Antimonium arsenicosum* D_4 angebracht, das die Verkrampfung in kurzer Zeit löst. Es sei noch einmal auf die chronische Bronchitis zurückgegriffen, die auch oft mit einem krampfartigen Husten einhergeht. Auch hier ist Antimonium arsenicosum ein gut wirkendes Mittel.

Kommt der krampfartige Husten nicht recht zur Ruhe und läßt dementsprechend die Tiere nie voll durchhusten, so hat man in *Bryonia* (Bryonia alba, Zaunrübe), besonders bei den Kühen, das Mittel der Wahl. Bryonia D_4 erfaßt sowohl die akuten als auch die chronischen Hustenanfälle. Eine sehr intensive Wirkung hat man mit Bryonia, wenn sich eine Pleuritis anbahnt. Alle serösen Häute gehören in den Wirkungsbereich dieses Mittels. Hierbei sollte es entweder mit Belladonna oder mit Ferrum phosphoricum D_4 gemeinsam gegeben werden. Auch Ammonium-Salze haben sich hierbei bewährt, besonders als *Ammonium jodatum* D_6.

Hinsichtlich der Potenzwahl gibt es hier keine großen Probleme. Die einzelnen Mittel haben alle eine gleichbleibende Wirkung als D_4 oder D_6. Nach einer vorhergehenden Injektion von 3–10 ml sc je nach Tierart ist die perorale Gabe anzuraten, um die schnelle perlinguale Resorption auszunutzen. Bei den Großbeständen an Rindern ist es in vielen Fällen nicht möglich 2–3mal täglich die Eingabe vorzunehmen. Hier ist nach 1–2 Tagen die Injektion zu wiederholen. Es hat sich aber herausgestellt, daß, wenn die erkrankten Tiere abgesondert angebunden werden, die Versorgung mit Arzneien 2–3mal am Tage durchgeführt werden kann.

Die Viruserkrankungen mit ihren typischen katarrhähnlichen Zuständen werden anders therapiert. Im allgemeinen wird diese Erkrankung mit einer hohen Fieberzacke eingeleitet. Falls das vorne angegebene Krankheitsbild stimmt, sollte Aconitum gegeben werden. Zusätzlich ist ein speziell bei den Viruserkrankungen bewährtes Mittel einzusetzen, dessen Hauptbestandteil Coffea tosta ist und das als *Viruvestan*® auf dem Markt ist. Dieses sollte aber wegen des Äthanol-Gehaltes bei Pferden nicht sc. gespritzt werden, sondern intravenös, wie es in der Einleitung zu den akuten Erkrankungen angegeben wurde. Von Viruvestan gibt man höchstens zwei Injektionen, dann ist das Stadium der Erkrankung, das durch Coffea erfaßt wird, vorbei. Die weitere Therapie sollte dann mit anderen Mitteln fortgeführt werden. Da ist vor allen Dingen zu nennen: *Eupatorium perfoliatum*, der Wasserhanf. Dieses bei den grippalen Infekten breit wirkende Mittel zeigt seine Überlegenheit gegenüber allen anderen Grippemitteln besonders bei jüngeren Individuen. Hier bessert es alle bei einer grippalen Infektion auftretenden Beschwerden des gesamten Organismus. Interessant ist der Typus inversus der Temperatur, die morgens am höchsten ist. Es ist großer Durst vorhanden, der bei den Tieren, die erbrechen können, zum Brechen reizt. In dieser Hinsicht ähnelt es einem kleinen homöopathischen Mittel: *Asarum europaeum*, Haselwurz, bei dem auch Trinken und Husten zum Brechen reizen. Der Husten ist im Arzneimittelbild von Eupatorium besonders trocken, weshalb auch die Tiere immer wieder versuchen zu trinken, trotz der nachfolgenden Unannehmlichkeit.

Entsprechend seiner Herkunft als Wasserhanf sind trotz des trockenen Hustens alle Absonderungen flüssig, aber nicht schleimig; der große Durst ist vielleicht hieraus zu erklären.

Der Einsatz von Eupatorium erstreckt sich in der Hauptsache auf die Kleintiere, wobei die Katzen besonders dankbare Patienten sind.

Für Großtiere sollte ein anderes Mittel in Betracht gezogen werden, das sich vor allem bei den Rindern sehr bewährt: *Galinsoga parviflora*, das Franzosenkraut. Bei diesem Mittel sind folgende Modalitäten richtungsweisend: Durchnässung auf der Weide im Herbst oder Frühjahr, Temperaturanstieg bis auf 41,9 °C. Die Temperatur geht in den meisten Fällen nach Galinsoga sehr schnell herunter. Der Husten ist bei diesem Krankheitsbild ausgesprochen hart und laut, bringt aber keine Absonderungen heraus. Die Verdünnung sollte D_2, höchstens D_3, sein. Während bei den anderen Mitteln der Homöopathie, die sich bei den hochfieberhaften Erkrankungen bewährt haben wie Aconitum, Belladonna und Eupatorium, der Wirkungsbereich im Anfang einer Erkrankung liegt, kann Galinsoga während der ganzen Krankheitsdauer mit Erfolg eingesetzt werden, auch dann noch, wenn sich die Krankheitssymptome ändern, wenn sich z.B. der Husten lockert oder die Temperatur zwar nicht mehr so hoch wie am Anfang der Erkrankung ist, aber dennoch deutlich erhöht. Eine Besonderheit sollte allerdings bei dem Einsatz von Galinsoga beachtet werden, daß man dieses Mittel von Anfang an einsetzen muß, um die ganze Krankheit über wirksam zu bleiben, und nicht mitten in ein bestehendes Krankheitsgeschehen einfügen sollte. Galinsoga benötigt für seine volle Wirkung eben den gesamten Krankheitsbogen. Auch sollte bedacht werden, daß dieses Mittel seine bestimmte Wirkungsrichtung hat, die sich ausgesprochen auf die Atemwege bezieht und nicht auf andere Organpartien zu übertragen ist. Die Pneumonie, die Bronchitis, die Broncheolitis und die Tracheitis in ihren hochakuten Formen sind das große Gebiet für Galinsoga, wenn sie mit Hinfälligkeit und Schwäche einhergehen, so daß bereits nach wenigen Schritten eine deutliche Atemnot und eventuell ein heftiger Schweißausbruch aus Schwäche das Krankheitsbild bestimmen. Das Herz ist in diesen Fällen nur bedingt beteiligt in Form einer Tachycardie mit lautem, aber nicht klopfendem Herzschlag und kräftigem Puls.

In diesem Zusammenhang muß ein weiteres Mittel erwähnt werden, das sich bei einem bestimmen anaemischen Typ sehr bewährt und den mit Erkältungskrankheiten anfälligen Tieren eine bessere Stabilität verleiht. Es handelt sich um *Ferrum phosphoricum* (Ferriphosphat – $FePO_4 \cdot 4H_2O$). Von diesem Mittel werden ähnlich wie bei Aconitum in der Hauptsache die beginnenden fieberhaften Erkrankungen der Atemwege erfaßt. Auf dieses Mittel hat schon *Schüssler* hingewiesen in seiner „Biochemischen Therapie" als ein Mittel, das sich in die Mangelzustände einschaltet. In der Homöopathie hat es sich nach seinem Arzneimittelbild eingesetzt recht bewährt und beendet die fieberhaften Zustände der Atemwege der anaemischen Tiere sicher. Die Tiere machen rein äußerlich gesehen keinen kränklichen Eindruck, sind aber wenig leistungsfähig und sehr krankheitsanfällig, wobei – wie erwähnt – die Erkältungskrankheiten im Vordergrund stehen, die leicht übergehen können in bronchopneumonische Erscheinungen. Wegen der warscheinlich heftigen Kopfschmerzen stehen die Tiere mit gesenktem Kopf da. Die Kleintiere, hier besonders die jungen Hunde, heben, wenn sie liegen, nicht einmal den Kopf, wenn sie angesprochen werden. Sie bewegen sich ungern und dann oft taumelnd. Ein klarer Nasenausfluß komplettiert das Krankheitsbild. Die Schwere der Krankheit bringt Atemnot mit sich, die schon nach kürzester Anstrengung – und jede kleine

Bewegung ist für diese Tiere eine Anstrengung – in eine echte Dyspnoe übergehen kann. Die Tiere sollten also vor jeder Bewegung geschützt werden und die Untersuchung und Behandlung dort vor sich gehen, wo sie sich gerade befinden. Wenngleich die Krankheit sehr bedrohlich aussieht, erholen sich diese Tiere unter Ferrum phosphoricum schnell. Hieran ist die Phosphor-Komponente maßgeblich beteiligt.

Die einzusetzenden Verdünnungen sind nicht zu hoch zu wählen; über die D_{12} sollte nicht hinausgegangen werden. Die meistgebräuchlichste ist die D_4. Als Injektion gibt es dieses Mittel erst ab D_8.

Bei den akuten fieberhaften Erkrankungen der Atemwege sollte auch die Druse der Pferde nicht unberücksichtigt bleiben. Diese auch heute noch schwere und gefährliche Erkrankung ist gerade mit homöopathisch eingesetzten Mitteln ein dankbares Gebiet. Man kann bei genügender Kenntnis der Arzneimittelbilder der Homöopathika völlig auf irgendeine chemische Therapie verzichten, weil mit den homöopathischen Mitteln stets gezielt in das Krankheitsgeschehen hineingegangen werden kann. Bei dieser Behandlung zeigt sich, daß nicht der Erreger als ursächlich anzusehen ist, sondern lediglich als ein Indikator, der anzeigt, wo der schwache Punkt des Organismus liegt. Da die homöopathische Behandlung über den Gesamtorganismus auch bei solchen Erkrankungen geht, wie es die Druse ist, so sind die Erfolge mit dieser Methode sehr eindrucksvoll.

Da es sich um eine Krankheit handelt, bei der auf dem Blutwege eine allgemeine Sepsis hervorgerufen werden kann, so ist das erste einzusetzende Mittel *Lachesis* D_8, das im Bedarfsfall in Verbindung mit Pyrogenium D_{15} verabfolgt wird. Lachesis allein sollte eingesetzt werden, wenn Fieber in mittlerer Höhe vorliegt. Immer ist dabei eine ganz deutliche Berührungsempfindlichkeit vorhanden, die in vielen Fällen die Untersuchung schwierig gestaltet. Eine deutliche Verschlimmerung stellt sich stets nachts ein, so daß am Morgen das ganze Krankheitsbild um vieles schlimmer ist als am Abend. Dieses sollte in jedem Fall bedacht werden, um sich und den Tierbesitzer vor Überraschungen zu bewahren. Wie gesagt, ist das mittlere Fieber eine Richtschnur für den Einsatz von Lachesis D_8, vor allen Dingen dann, wenn sich Herz und Kreislauf harmonisch in diesen fieberhaften Zustand einfügen. Liegt hier aber eine Diskrepanz vor in der Art, daß bei hohem Fieber der Herzschlag sehr langsam ist oder bei bereits abgesunkener Temperatur plötzlich das Herz rasend zu schlagen beginnt, dann ist zusätzlich Pyrogenium als D_{15} einzusetzen, das in Verbindung mit Lachesis diese Irritation schnell reguliert.

Falls es nicht gewagt wird – aus welchen Gründen auch immer – diese homöopathische Behandlung als alleinige durchzuführen, dann kann diese Therapie ohne weiteres mit einer antibiotischen gekoppelt werden. Die nun schon langjährige Erfahrung hat allerdings gezeigt, daß die homöopathische Behandlung der konservativen mindestens ebenbürtig, wenn nicht gar überlegen ist.

Der Vollständigkeit halber sei auch noch auf die Nachbehandlung der Druse hingewiesen. Da es sich um eine schwere Allgemeinerkrankung handelt, wird an den Organismus ein hoher Anspruch der Regenerierung gestellt. Hier hat sich *Arsenicum album* als D_4 in peroraler Gabe außerordentlich bewährt. Und es kann gesagt werden, daß As_2O_3 jeder anderen Thierapieart zur Erholung nach der Druse überlegen ist.

Lachesis hat einen ganz typischen Hinweis für seine Anwendung: Die Berührungsempfindlichkeit erstreckt sich wohl über den ganzen Körper, hat aber bestimmte Körperregionen, die besonders empfindlich sind: Der Hals und die Leibpartie. Bei manchen akuten Erkrankungen wie Tonsillitis oder Pneumonie und Pleuritis ist die Empfindlichkeit an diesen Körperstellen in die Augen fallend: Beim Pferd, wenn es gesattelt werden soll, beim Hund, wenn er an der Leine gehen soll. Bei diesem typischen Symptom wird das Thermometer meistens eine erhöhte Temperatur zeigen. Dadurch wird es möglich, schon zu diesem Zeitpunkt die beginnende Erkrankung zu diagnostizieren und mit Lachesis D_8 die Manifestation derselben zu unterbinden. Wichtig ist allerdings, daß der Tierbesitzer soweit aufgeklärt ist, daß er in einem solchen Fall den Tierarzt benachrichtigt.

Es hat sich gezeigt, daß Lachesis nicht nur bei schon bestehenden Infektionskrankheiten beachtet werden sollte, sondern immer bereits dann, wenn die Lachesis-Symptome sich schon vorher zeigen.

Findet man bei Lachesis ein in sich harmonisches Krankheitsbild, so hat man – wie schon kurz erwähnt – bei *Pyrogenium* ein in sich völlig zerrissenes Krankheitsbild. Alle Symptome sind völlig anders, als es nach dem klinischen Bild erwartet werden kann: Hohes Fieber und langsamer Puls und Herzschlag; niedrigere Temperatur mit schnellem Puls und Herzschlag; erhebliche Atemnot ohne jegliche Bewegung; heftiges Schwitzen aber keinen Durst; trockene Mund- und Rachenschleimhäute und Abneigung gegen Trinken; geschwollene Kehlgangslymphknoten, aber keine Schluckbeschwerden. Meistens ist eine erhöhte Temperatur vorhanden, die in akuten Situationen über 40,5 °C gehen kann. Alles innerhalb des Krankheitsgeschenes ist konträr der erwarteten Reaktionen.

Gegenüber Lachesis besteht noch ein Unterschied: Mit Lachesis kann man zu Beginn schon den Krankheitsprozeß abfangen. Mit Pyrogenium aber ist erst bei bereits bestehenden heftigen Krankheitssymptomen eine Wirkung zu erzielen. Pyrogenium ist kein Mittel des Anfangs, sondern erst der manifestierten Krankheit. Aus diesem Grunde sollte es niemals als einziges Mittel gegeben werden, sondern immer mit einem anderen Mittel zusammen, das nach den vorliegenden Symptomen gewählt werden muß. Bei den Erkrankungen der Atemwege ist dieses in den meisten Fällen Lachesis. Wenn aber der akute Prozeß bereits im Abklingen ist, hat man mit Echinacea D_4 zusammen gute Erfolge. Es sollte daher bedacht werden, daß Pyrogenium „gesellig" eingesetzt werden will und dabei dann seine hohe Wirksamkeit entfaltet. Wie bereits erwähnt, ist bei den Erkrankungen der Atemwege für Pyrogenium D_{15} die wirksamste Verdünnungsstufe. Bei anderen Erkrankungen muß dann auch diese für Pyrogenium geändert werden. Es wird an der entsprechenden Stelle darauf hingewiesen.

5 Mittel bei Erkrankungen der Verdauungsorgane

Die Erkrankungen der Verdauungsorgane spielen in der tierärztlichen Praxis eine besonders große Rolle, sowohl in der Großtier- als auch in der Kleintierpraxis. Hierbei stehen die Störungen durch Fütterungsfehler im Vordergrund, da nicht nur die Hunde- und Katzenbesitzer aus großer Liebe zu ihren Hausgenossen mit den Leckerbissen großzügig umgehen, sondern auch die Besitzer der Großtiere nicht immer die Futterqualität beurteilen und so eine Überfütterung nicht verhindern können. Die Pferde stehen in Reitställen, in denen sich die Betreiber nicht gern in die Karten sehen lassen, und so dem Besitzer den Einblick verhindern. In der Rinderfütterung ist bei der Massentierhaltung nicht immer die Kontrolle der Futterqualität und -menge gewährleistet. Diese Kontrolle gelingt noch am besten in der Schweinehaltung, -zucht und -mast, weil in den meisten Fällen die Fütterung automatisiert und mengenmäßig geregelt ist. Allerdings ist dadurch auch die Kontrolle über die Futterqualität nicht immer möglich. So gesehen sind für die Tiere die Gefahren einer Fehlfütterung in allen Sparten der Tierhaltung gegeben und so kommt es, daß die Erkrankungen der Verdauungsorgane sich immer wieder in den Vordergrund drängen und vom Tierarzt eine vielseitige Therapiepalette fordern.

Auf diesem Gebiet hat die Homöopathie ein breites Spektrum anzubieten, das sich intensiv in den gesamten Verdauungsvorgang einschalten kann. Wie aus den kurzen einleitenden Worten zu ersehen ist, liegt der Hauptteil dieser Störungen bei der durch Fütterungsfehler provozierten Intoxikation, wobei die Leber im Zentrum der Schädigungen steht. Die Homöopathie hat eine Reihe gut wirkender Lebermittel, die sich immer wieder in Praxis und Klinik bewähren.

Als erstes sei die Steinblüte genannt, die als Schmarotzer in den Wäldern Südamerikas auf faulenden Baumwurzeln etc. lebt: *Flor de Piedra*. Sie ist ein Mittel der akuten Leberstörung, die die Tiere schwer belastet und somit die ganze Vitalität stark eindämmt. Die Tiere, Groß- und Kleintiere, sind schläfrig, appetitlos, aber empfänglich für eine aufmundernde Anrede. Sie ähneln darin den Tieren, die eigentlich für ihre Verhaltensform auf Pulsatilla ansprechen sollten. Während es aber bei Pulsatilla eine Wesenseigenart ist, findet man für Flor de Piedra dieses nur im Krankheitsfalle. Die Leber ist leicht geschwollen, so daß sie in den meisten Fällen palpierbar ist. Die Laborwerte liegen beträchtlich von der Norm entfernt und sollten daher bei Verdacht auf Leberbeteiligung stets zur Klärung mit herangezogen werden. Bei schon einige Tage bestehendem Krankheitszustand kann auch ein Ikterus vorliegen, der aber nicht immer auftritt, da der Gallenfluß vielfach nicht gestört ist. Allerdings ist ein Ikterus bei der akuten Lebererkrankung stets ein Hinweis darauf, daß eine deutliche Leberschwellung vorliegt. Der Kotabsatz ist ganz unterschiedlich: er kann dünnflüssig und hellgelb sein, aber auch fest und dabei dunkel gefärbt.

Man findet diesen Befund vielfach bei der Azetonämie, die noch in anderer Hinsicht auf Flor de Piedra hinweist: Die Krankheitssymptome treten nicht plötzlich, nach Art einer Kolik auf, sondern entwickeln sich langsam. Dieses ist verständlich aus der großen Regenerationsfähigkeit der Leber, die auch bei starker Schädigung funktionsfähig ist, wie man aus dem Gesundheitszustand der Kühe mit Leberegelbefund erkennen kann. Bei der Azetonämie kommt es bei rechtzeitigem Einsatz von Flor de Piedra zu einer völligen Regeneration des Lebergewebes, aus den Schlachtbefunden der Tiere nach Genesung ersichtbar. In der Humanmedizin ist für den Einsatz von Flor de Piedra der hepatogene Kopfschmerz ein wichtiger Hinweis, über den unsere Tiere nichts sagen können. Aber aus dem Verhalten derselben kann ersehen werden, ob ein solcher Kopfschmerz vorliegt: die Tiere lassen sich gern streicheln und wollen mit dem Kopf den Händen nachrücken. Diagnostisch ist der Druck auf die Leberschmerzpunkte, der mindestens Unbehagen auslöst, auf eine Funktionsstörung des Leberstoffwechsels hinweisend. Oft findet man als überraschenden Nebenbefund auch eine Empfindlichkeit der Schilddrüsengegend.

In ihrem Verhalten zeigen die Tiere eine gewisse Unruhe, die sie dort, wo es möglich ist, stets den Platz wechseln läßt. Die angebundenen Tiere stehen auf und legen sich nach einiger Zeit wieder hin, aber nur kurz. Der Druck auf den Bauch, vor allem in der Lebergegend läßt sie nicht zur Ruhe kommen. Alle Symptome sind Hinweise für eine Hepatopathie, die mit Flor de Piedra günstig beeinflußt werden kann.

Dieses Mittel ist für alle Tierarten zu verwenden, wenn die entsprechenden Symptome vorliegen. Sie zeigen diese in der jeweiligen tierartspezifischen Form: Kühe mit dem Bild der Azetonämie, Pferde mit einem erheblichen Leistungsabfall, aber einer besonderen Einsatzbereitschaft, die sie schnell ermüden läßt. Hunde haben eine ständige Unruhe, die sie von einem Platz auf den anderen treibt, Katzen sind ein wenig kratzbürstiger als unter normalen Umständen. Immer stehen die Lebersymptome mit der unterschiedlichen Verdauungsstörung und der langsam größer werdenden Appetitlosigkeit als klinisches Bild im Vordergrund.

Die Therapie sollte folgendermaßen durchgeführt werden: Zu Beginn ist für 3–5 Tage Flor de Piedra als D_3 peroral zu verabreichen, da in dieser Verdünnung keine Injektion hergestellt werden kann. Bei Kühen kann allerdings auch die D_3 injiziert werden, da hierdurch keine größeren Schwellungen an der Injektionsstelle auftreten als nach der MKS-Vaccinierung, auch bei Schweinen kann die D_3 ohne weiteres injiziert werden. Alle anderen Tierarten sollten allerdings peroral behandelt werden. Nach diesen 3–5 Tagen kann, falls noch Flor de Piedra-Symptome bestehen sollten, mit der D_4 als Injektion weiter vorgegangen weerden, da ab D_4 die Injektion herstellbar ist. Im allgemeinen ist aber mit 3–5 Tagen die Indikation für Flor de Piedra vorbei.

Wenn die Leberbeschwerden weiterhin heftig bestehen bleiben, ist ein gutes Folgemittel *Chelidonium majus*, das Schöllkraut, in homöopathischer Verdünnung mit Erfolg einzusetzen. Ein deutlicher Hinweis für den Einsatz von Chelidonium ist das Auftreten eines Ikterus und die größere Schmerzhaftigkeit gegenüber Flor de Piedra, bei der lediglich ein Unbehagen festzustellen ist. Hier liegt eine echte Schmerzempfindung vor, die die Tiere oft jede Bewegung vermeiden lassen. Die Schmerzen sind in der Hauptsache auf der rechten Seite festzustellen; die Tiere zeigen schon beim Abhorchen starke Abwehrbewegungen gegen das Stethoskop. Die Leberschwellung ist in den meisten Fällen entweder durch Perkussion oder Palpation klar zu erkennen. Kühe sind gierig trotz großer sonstiger Appetitlosigkeit auf Silagefutter, was oft eine Tympanie zur Folge hat, da die gesamte Verdauungstätigkeit sistiert.

In vielen Fällen findet man in Begleitung der Hepatopathie eine Atemnot auf Grund einer schmerzhaften biliösen Pleumonie. Der Husten klingt röchelnd.

Chelidonium ist eine Papaveracee und hat als wirksamen Bestandteil das papaverinähnlich wirkende Chelidonin neben weiteren Alkaloiden. So ist die schmerzstillende Wirkung dieses Mittels zu verstehen, wenn auch in keiner Weise eine suchtfördernde Eigenschaft bekannt ist. Dies gilt auch für den Menschen. In der Homöopathie kommt bei der Therapie dieser schmerzhaften Krankheitszustände die beruhigende Eigenschaft dieser Pflanze der Heilung sehr entgegen. Besonders dann, wenn die Hepatopathie mit einer Kolik zusammenfällt. Diese Koliken sind allerdings nicht mit allzu starker Unruhe verbunden, aber wegen der großen Schmerzhaftigkeit von erheblichem Stöhnen und anderen Schmerzäußerungen begleitet.

Die Therapie ist als tiefe Verdünnung mit der D_2 oder der D_3 am wirksamsten. Beim Großtier ist die intravenöse Injektion sehr gut einzusetzen und bringt eine schnelle Beruhigung. Als Dosis sind jeweils 10 ml zu geben. Für Schweine, bei denen eigentlich nur im Ferkelalter diese schweren Krankheitszustände vorkommen, ist die subkutane Injektion von 1 ml angebracht. Alle anderen Tierarten sollten peroral behandelt werden mit 3–5–10 Tropfen je Dosisgabe.

Ein wirkungsmäßig verwandtes Mittel, aber mit einem viel breiteren Wirkungsspektrum ist in *Nux vomica*, der Brechnuß oder dem Krähenauge zu sehen, die den botanischen Namen Strychnos Nux vomica L. hat. In Nux vomica D_6 steht ein Polychrest und ein Konstitutionsmittel zur Verfügung, dessen Einsatz selbst in schwersten Krankheitszuständen selten versagt. So ist die Nux vomica bei Koliken der Pferde ein fast unentbehrliches Mittel, weil es hauptsächlich bei den Krampfkoliken intravenös gegeben kontrollierbar krampflösend wirkt. Dabei ist es sowohl bei den einfachen toxischen Krampfkoliken als auch bei den krampfhaften Verstopfungen voll einsetzbar. Die ursächlichen Überfütterungen sind eigentlich der wesentliche Hinweis für den Einsatz von Nux vomica. Pferde, die sich im Stall losgerissen haben und sich an der Haferkiste oder sonstigem Futter gütlich getan haben, erholen sich mit Nux vomica sehr schnell. Die so aufgetretenen Magenüberladungen werden in milder Form reguliert. Die relativ harmlosen Kolonanschoppungen sind ein breites Feld für dieses Mittel. Auch bei der Blinddarmkopfanschoppung wirkt Nux vomica außerordentlich gut, so daß in den meisten Fällen von einer chirurgischen Maßnahme abgesehen werden kann. Bei Kühen ist die Pansenüberladung die sichere Indikation für dieses Mittel. Man kann durch die äußere Haut den fast brettharten Panseninhalt fühlen. Bei den Muttersauen wird oft die p.p. auftretende Verstopfung mit Nux vomica schnell behoben.

Man sollte aber bei den Verstopfungen auch an ein weiteres Mittel denken, das sich mit Nux vomica wirkungsmäßig gut verträgt: *Plumbum aceticum* D_6, das in allen Fällen peroral gegeben wird in etwa 3–4stündlichem Abstand über 1–2 Tage hinweg. Die Verbindung dieser beiden Mittel läßt nach ca. 12 Stunden dort, wo es möglich ist, einen rektal fühlbaren samtweichen Zustand der Darmschleimhaut erkennen, die einen mäßigen Flüssigkeitsanteil aufweist. Die vorsichtig einsetzende Peristaltik bewirkt dann den Abtransport der festen Kotmassen. Hierbei beweist sich das der Homöopathie nachgesagte Wort, das sie „cito, tuto et jucunde" wirke.

Auch bei den Kleintieren, Hunden und Katzen ist *Nux vomica* bei den Verstopfungen eine gute Arznei. Bei diesen Tieren ist sie vor allen Dingen wirksam, wenn es sich um Tiere handelt, die ständig in der Wohnung gehalten werden und wenig Bewegung in der freien Natur haben. Diese Modalität ist auch ein wichtiger Hinweis für Nux vomica bei Menschen, deren sitzende Lebensweise neben hektischem Treiben in der Großstadt eine völlige Irritierung der Verdauung zur Folge hat. Die Parallele hierzu haben wir bei den Pferden, die in Reitställen angebunden sind und nur für wenige Unterrichtsstunden in die Reitbahn kommen, wie auch bei den Kühen, die mit dem Kopf vor der Wand angebunden sind und überhaupt nicht herauskommen. Diese Tiere haben oft unter den unterschiedlichsten Verdauungsbeschwerden zu leiden, die durch Nux vomica sicher reguliert werden. Bei diesen Schädigungen kommt die weitere umfassende Wirkung von Nux vomica zum Einsatz, die über das Zentralnervensystem geht und die aufgrund von psychischen Störungen auftretende Irritationen des Verdauungstrakes ordnet. So ist es auch erklärlich, daß dieses Mittel nicht nur bei Verstopfungen anzusetzen ist, sondern auch eine genauso gute Wirkung bei Durchfällen aller Tierarten hat. Die Störungen dieser Tiere sind variabel und zeigen sich in Verstopfungen und Durchfall abwechselnd, hiermit auch schon rein klinisch auf maßgebliche Beteiligung der Leber hinweisend. Zusammenfassend ist für den Einsatz von Nux vomica zu beachten, daß die Modalitäten bei dieser Pflanze eine wichtige Rolle spielen, daß also die „Causa" maßgeblich beachtet werden muß: Die ausgesprochene Stallhaltung mit nur sehr seltenen Bewegungsmöglichkeiten; die Überfütterung; die Verabfolgung von Futtermitteln, die eine schwere Hepatopathie zur Folge haben können; für Hunde ist besonders die psychische Komponente richtungsweisend, wenn der Besitzer dem Hund nicht in genügender Menge Zuspruch zukommen läßt. Alle diese Umstände lassen den Einsatz von Nux vomica rechtfertigen. Da ist es in vielen Fällen unwichtig, wo sich die organische Störung befindet. Das Gesamtbild ist ausschlaggebend sowohl für die Krankheit als auch für die homöopathische Therapie, denn die mit Nux vomica regulierbaren Krankheiten haben alle eine „Causa", die die Stoffwechselvorgänge maßgeblich beeinflußt. So ist es erklärlich, daß die Homöopathie in Nux vomica das große Polychrest sieht, das nicht an eine enge Diagnose oder an einen eng umschriebenen Krankheitsprozeß gebunden ist, sondern im Organismus eine breite therapeutische Möglichkeit zeigt, die in vielen Fällen heilend wirkt, auch dort, wo eine eng umschriebene Diagnose noch nicht gestellt werden kann. Auf diese Weise bekommen die bunt angegebenen Krankheitsfälle dann ihren echten Zusammenhang und es wird verständlich, daß diese unterschiedlichen Krankheitsformen mit einem Mittel geheilt werden können. Unter diesem Blickpunkt ist es auch nicht verwunderlich, wenn Nux vomica die Hinterhandslähmung einer Kuh zur völligen Abheilung bringen kann, wenn die Ursache, die Causa, in einer Toxizität der Futtermittel liegt. Dieses findet man manchmal bei Hochleistungskühen, die über den „Magen" immer noch höhere Leistungen erbringen sollen. Bei allen diesen Krankheitsformen darf die psychische Komponente nicht außer Acht gelassen werden, da diese auch bei den Tieren eine nicht zu unterschätzende Rolle spielt. Man muß deshalb an einen psychischen Faktor denken, wenn Tiere, die den Besitzer wechseln, in der neuen Umgebung kein Futter zu sich nehmen und in kurzer Zeit erheblich abmagern. Hier ist meistens nicht das anders schmeckende Futter oder die unterschiedliche Futterqualität die Ursache, sondern einfach – kurz gesagt – das „Heimweh", das die Tiere „krank" macht.

In diesem Zusammenhang ist auch auf eine andere Pflanze, die in der Homöopathie eine Rolle spielt, hinzuweisen: Die Ignatiusbohne, *Ignatia amara* oder Strychnos ignatii *Berg*, die wie Nux vomica eine Loganiacee ist. Neben den psychischen und anderen Faktoren für die Auslösung einer Störung hat Ignatia seine Wirkung fast ausschließlich bei den Störungen, die durch psychische Belastungen ausgelöst werden. So berichtet *Tiefenthaler* von einer Kuh, die in einem neuen Stall jegliche Futteraufnahme verweigerte und mit konventionellen Mitteln mehrere Wochen behandelt wurde ohne jeden Erfolg. Nach einer Gabe Ignatia D_{30} fing die Kuh innerhalb weniger Studnen an, wieder regelmäßig zu fressen ohne eine weitere Therapie.

Im allgemeinen hat allerdings Ignatia keine große Bedeutung bei den Verdauungsbeschwerden. Zu empfehlen ist es dagegen bei psychischen Störungen, die in der Hauptsache weibliche Tiere betreffen, auch, wenn aus irgendeinem anderen Grund als dem Ortswechsel der Wiederkauakt bei den kleineren Wiederkäuern, Ziege und Schaf sistiert. Es hat klinisch den Anschein, als ob in der Speiseröhre oder im Schlund ein Fremdkörper sitzt, der das Auftreten des Bissens für das Wiederkauen verhindert.

Ignatia sollte daher in der Hauptsache bei Störungen eingesetzt werden, die zwar ihre Auswirkungen am Verdauungstrakt haben, aber immer die Ursache in der psychischen Belastung erkennen lassen.

Beide Mittel sind in einer tiefen bis mittleren Verdünnung mit Vorteil einzusetzen: Nux vomica wird im allgemeinen als D_6 sowohl sc. (i.v.) als auch peroral angewendet. Ignatia hat seine überzeugendste Wirksamkeit als D_4 über die perlinguale Resorption. Um diese beiden Mittel in einer Hochpotenz einzusetzen, muß die absolute Sicherheit für die psychische Belastung vorliegen. Da dieses bei den Tieren nicht immer sicher festzustellen ist, sollte man in der Therapie bei den tiefen bis mittleren Verdünnungsstufen bleiben. Auf Ignatia wird später noch erneut einzugehen sein bei den Störungen des weiblichen Zyklusgeschehens.

Im Zusammenhang mit den Störungen der Leberfunktion ist noch auf ein anderes Mittel hinzuweisen, das in der Hauptsache bei den chronischen Leberstörungen seine volle Wirksamkeit entfaltet, während sich die beiden vorgenannten Mittel vornehmlich bei den akuten Störungen wirkungsvoll einsetzen lassen. Es handelt sich um *Lycopodium*, das aus den Samen des Bärlapp hergestellt wird (Lycopodium clavatum L.). Diese sich langsam entwickelnde Leberstörung wird vielfach erst durch die auftretenden Folgekrankheiten in das Blickfeld gezogen. Die hauptsächlichen Beschwerden liegen auf der rechten Seite, von wo sie nach links ausstrahlen können. Der Schwerpunkt bleibt aber auf der rechten Körperseite. So ist die Merkwürdigkeit zu beobachten, daß Otitiden bei Hunden, die auf das rechte Ohr begrenzt bleiben, in vielen Fällen eine chronische Hepatopathie als auslösenden Faktor haben. Oft wird schon der merkwürdig aufgetriebene Leib auf eine Leberstörung hinweisen, besonders dann, wenn der vordere Körperteil leicht abgemagert ist. Ein Symptom ist bei diesem Mittel auffällig: die Tiere gehen mit scheinbar großem Appetit an ihr Futter heran, treten aber nach wenigen Bissen fast angewidert zurück und fressen nicht weiter. Hier zeigen sich dann Blähungsbeschwerden, die manchmal kolikähnlichen Charakter annehmen können. Hunde versuchen sogar in einigen Fällen, sich nach wenigen Bissen zu erbrechen, was meistens beim vergeblichen Versuch bleibt. Die Tiere sind sehr kälteempfindlich und alle Beschwerden verschlimmern sich bei Kälte. Für Hundebesitzer sollte dies ein Hinweis sein, das Futter nicht auf einmal zu geben, sondern in drei kleine Mahlzeiten zu verteilen. Besonders in der Zeit von 17–18 Uhr sollte keine größere Fütterung vorgenommen werden, da in dieser Stoffwechelumschaltphase eine starke Empfindlichkeit im Verdauungstrakt vorliegt bei den Lycopodium-Patienten.

Lycopodium sollte als ein Begleitmittel bei allen chronischen Erkrankungen eingesetzt werden, wenn die Beschwerden sich auf der rechten Seite hartnäckig halten, seien es rheumatoide Beschwerden oder rechtsseitige Störungen am Euter oder am Gesäuge. Auch rechtsseitige Bronchial- oder Mandelerkrankungen, die einseitig rechts auftretenden Luftsackempyeme sind in vielen Fällen Hinweise auf eine chronische Leberstörung, die durch Lycopodium unterstützend geheilt wird. Es ist vielfach verwunderlich, in welch kurzer Zeit sich ein scheinbar therapieresistenter Krankheitszustand nach Regulierung der chronischen Leberstörung therapeutisch günstig beeinflussen läßt. Dies zeigt, welche maßgebliche Rolle die Leber im Stoffwechsel des Gesamtorganismus spielt. Die exakte Untersuchung der Leber mit all ihren Untersuchungsmöglichkeiten muß daher immer im Bewußtsein des Tierarztes sein. Immer sind es die Störungen, die sich langsam entwickeln und so durch später auftretende chronische Leiden das Tier schwer schädigen können.

In Lycopodium hat man auch ein gutes Rekonvaleszenzmittel, das die abgemagerten Tiere recht bald wieder in eine gute Verfassung bringen kann, wenn die Ursache hierfür in einer Stoffwechselstörung liegt. So findet man diesen Zustand in einigen Fällen nach Überwindung der Azetonämie, wenn die Kühe sich schwer wieder an die regelmäßige Futteraufnahme gewöhnen können; gerade das ist aber wichtig für den Aufbau nach einer solch schweren Erkrankung. Auch schwere Koliken zeigen oft nach Überwinden der akuten Phase eine gewisse Appetitlosigkeit, die mit Lycopodium gut behoben werden kann. Hunde haben vielfach nach Operationen, bei denen eine Vollnarkose notwendig ist, eine länger dauernde Appetitlosigkeit. Auch hier ist mit Lycopodium eine nachhaltige Besserung zu erreichen. Wichtig ist in jedem Fall, daß das Rekonvaleszenzproblem aufgrund einer Leberstörung aufgetreten ist. Sollte es sich bei diesen Schwierigkeiten um überstandene Blutverluste oder um langdauernde Durchfälle handeln, muß Lycopodium durch das homöopathische Mittel *China* ersetzt werden. Darüber wird später noch berichtet. Hinsichtlich der Dosierung ist darauf Rücksicht zu nehmen, daß es stets über eine längere Zeit gegeben werden muß. Die Verdünnungsstufen sollten also nicht zu hoch genommen werden, da mit den Hochpotenzen oder LM-Potenzen in manchen Fällen überschießende Reaktionen auftreten können, die zwar reparabel sind und keinerlei Schäden hinterlassen, aber die therapeutischen Erfolge hinauszögern können. Die optimalen Verdünnungen liegen zwischen D_3 und D_6, auch die D_{12} hat in gewissen Fällen eine gute Wirkung. Es sollte im allgemeinen nach einem bestimmen Plan vorgegangen werden: Die Anfangsdosis ist die D_3, die solange gegeben wird, bis sich eine Reaktion einstellt, die durch bessere Futteraufnahme gekennzeichnet ist. Dann sollte aber auf die D_6 übergegangen werden, das solange verabfolgt wird, bis die Futtermenge konstant gut ist. Zu dieem Zeitpunkt soll man sich langsam mit der Gabe „ausschleichen", also nicht plötzlich abbrechen. Sollte ein Rezidiv nach etwa 4–6 Wochen auftreten, dann ist mit der D_{12} schnell Abhilfe zu erreichen.

Diese fünf besprochenen Lebermittel der Homöopathie geben dem Tierarzt ein gutes Rüstzeug in die Hand, um die auf einer Leberstörung basierenden Krankheitszustände günstig zu beeinflussen. Bei längerem Einsatz dieser Mittel wird erkannt werden, bei welcher Krankheitsphase allein mit diesen Mitteln vorgegangen werden kann oder welche zusätzlichen Homöopathika hinzugezogen werden müssen.

Sind in dem vorliegenden Abschnitt vornehmlich toxische oder spastische Obstipationen einer Betrachtung unterzogen worden, so findet man bei den ursächlichen Leberstörungen auch häufig Diarrhoen, die in vielen Fällen gefährlicher sind als die Verstopfungen. Es ist eine medizinisch bekannte Tatsache, daß Durchfälle bei Kühen oder Rindern und Kälbern, wenn sie nach längerem Bestehen in eine fast wäßrige Konsistenz übergehen, immer eine Lebensbedrohung des Tieres darstellen. Es gilt daher die Forderung, eine Diarrhoe so früh und so intensiv wie möglich zu behandeln. Styptika sind hier fast stets unwirksam. In der Homöopathie ist mit besonderer Sorgfalt das Simile zu suchen. Dazu muß noch einmal betont werden, daß es von ausschlaggebener Bedeutung ist, aufgrund welcher Causa es zu einem Durchfall gekommen ist. Es muß auch hier noch einmal gesagt werden, daß nicht der Erreger irgendeiner infektiösen Form des Durchfalls als Causa angesehen werden darf, sondern das den Organismus schädigende Irritans ist auslösend für diesen schweren Krankheitszustand. Man ist vielfach versucht, die Leberstörung als Causa zu betrachten. Wichtiger aber ist es, zu finden, wodurch die Leber in die Funktionsstörung geraten ist. In einigen Fällen sind tatsächlich psychische Auslöser verantwortlich zu machen, wie Schreck, Angst, Alleinsein oder Alleingelassenwerden. Auch Begierden, die nicht erfüllt werden, sind oft beim Tier auslösende Faktoren, die in eine Diarrhoe münden. Weiterhin sind Futterschädigungen für einen Durchfall verantwortlich zu machen, die dann auch die Leberstörung mit bedingen. An dieser Stelle ist natürlich Nux vomica ein Mittel, das auch bei den durch psychische Störungen oder Futterintoxikationen entstandenen Durchfällen in voller Breite eingesetzt werden kann. An einer solchen Situation mag natürlich ein Neuling in der Homöopathie Zweifel an der Dignität derselben empfinden, weil dasselbe Mittel gegen Verstopfung und gegen Durchfall helfen soll. Beide Formen der Symptome sind aber bei der AMP dieses Mittels aufgetreten, gehören also absolut in das Arzneimittelbild von Nux vomica hinein. Die Begründung hierfür ist darin zu suchen, daß jeder Prüfling einer Arzneimittelprüfung mit einer unterschiedlichen Ausgangsreaktionslage die Prüfung beginnt wie ein anderer an der

Prüfung Teilnehmender. So kommen die scheinbar unglaubwürdigen Arzneimittelbilder zustande, die aber absolute Realität besitzen, weil sie durch das Mittel bei der Prüfung erzeugt wurden. Man nennt daher auch die Mittel der Homöopathie, die diese gegensätzliche Symptomatik aufweisen können, Polychreste, was bedeutet, daß die breite, oft gegensätzliche Symptomatik von ihnen therapeutisch erfaßt werden kann.

Unter diesem Aspekt ist der Einsatz von Nux vomica bei den psychisch bedingten Durchfällen voll berechtigt. Das Ergebnis wird immer wieder überraschen.

Ebenso wird sich Nux vomica bei den toxisch bedingten Diarrhoen als sehr wertvoll erweisen, auch noch, wenn schon ein fortgeschrittenes Stadium des Durchfalles besteht.

In beiden Fällen sollte Nux vomica von einem weiteren Mittel der Materia homöopathica begleitet werden. Dieses muß dann auch nach dem Typ des Tieres ausgewählt werden oder nach dem Zustand, in dem sich das Tier befindet. Auch sollte bei dem zweiten Mittel die Causa nicht außer Acht gelassen werden, damit eine echte therapeutische Harmonie erreicht wird. So sollte die Art des Durchfalles genau in das therapeutische Denken einbezogen werden, denn sie gibt oft entscheidende Hinweise für das einzusetzende Mittel. Der einfach ungewollt abfließende Durchfall, oft hellgelb, bedarf eines anderen Mittels als der wie ein Hydrantenstrahl ausgestoßene Kot. Der Geruch ist ebenso wichtig für die Therapie wie die Farbe und die Konsistenz. Man kann daraus erkennen, daß gerade die Durchfallbehandlung mit homöopathischen Mitteln eine besondere Sorgfalt und Arzneikenntnis verlangt. Ein breites Feld der Durchfälle wird, wie beschrieben, schon von Nux vomica abgedeckt. Die zusätzlichen Mittel müssen dann erneut einer Arzneimitteldiagnose unterzogen werden. Da auch akuter Durchfall niemals so auftritt, daß in kurzer Zeit mit dem Tode gerechnet werden muß, lassen sich die Modalitäten und sonstigen Symptome immer in Ruhe eruieren.

Die einfachen Durchfallformen, die auftreten, wenn die Kühe im Frühjahr auf die Weide getrieben werden, aber dadurch doch einen erheblichen Milchrückgang verzeichnen, können mit *Nux vomica* D_6 und *Silicea* D_4 oder D_{12} reguliert werden. Das erste Mittel soll als subkutane Injektion gegeben werden, Silicea dagegen aber für einige Tage peroral morgens und abends. Da sowieso zweimal am Tage die Kühe gemolken werden, ist eine Applikation per os ohne Schwierigkeiten durchzuführen. Die meisten Tierhalter sind bereit, diese kleine Unannehmlichkeit auf sich zu nehmen, da keinerlei Milchwartezeiten einzuhalten sind. Silicea wird als Trituration gegeben und in der Menge eines halben Teelöffels auf das Zufutter getan. Man hat mit dieser Therapie den gleichen Erfolg wie mit der Zufütterung von Stroh zu Beginn des Weidegangs, wenn auch diese die Therapie weitgehend unterstützt.

Ebenso bringt die Silage-Fütterung öfters Verdauungsstörungen mit sich, so daß therapeutisch vorgegangen werden muß. Silicea bewirkt auch in diesem Falle eine schnelle Normalisierung des Kotabsatzes. Die Absonderungen sind immer übelriechend bis stinkend und meistens begleitet von Schweißen, die das Fell verkleben lassen. Für Kühe, die generell nicht schwitzen können, ist aber das klebrige Fell typisch.

Die Kieselsäure ist eigentlich ein Mittel für chronische Fälle. Wenn es hier im akuten Fall eingesetzt wird, so deshalb, weil im zerealen Futter der Kieselsäuregehalt weitgehend abgesackt ist durch die Art der modernen Düngung in der Landwirtschaft, ein Kapitel, das ständig neue Probleme aufwirft. Wenn die klinischen Symptome dieser Durchfälle mit dem ganzen Tier zusammen betrachtet werden, dann ist eine gewisse Chronizität festzustellen wegen der begleitenden Symptome: das struppige verklebte Fell, die Appetitlosigkeit, die ständig voranschreitende Abmagerung. Diese Punkte, die die Chronizität charakterisieren, machen die Kieselsäure auch in diesen akuten Fällen zu einem wirksamen Heilmittel.

Im Rahmen der Silicea-Therapie soll mit *Equisetum hiemale*, der Winterschachtelhalm, genannt werden, der in geradezu idaler Weise als Kieselsäureträger die Wirkung der homöopathisch aufbereiteten Silicea unterstützt. Beide Mittel können zusammen gegeben werden und normalisieren in kurzer Zeit die Fehlregulationen um den toxisch oder witterungsmäßig bedingten Durchfall, als da sind Appetitlosigkeit, Fellschäden, Hauterosionen und Schwitzen. Die meteoristische Gasbildung wird reguliert und die Sekrete, einschließlich der Milch nehmen wieder normalen Charakter in Geruch und Konsistenz an. Aus dieser breiten Wirksamkeit kann ersehen werden, welche Bedeutung der Kieselsäure im Stoffwechsel zukommt.

Für beide Mittel ist die niedrige Verdünnungsstufe die wirkungsvollste. Als D_4, D_6 oder D_{12} sind sie in diesen Fällen mit Erfolg einzusetzen. Die D_{30} sollte chronischen Fällen vorbehalten bleiben. Es wird noch darauf eingegangen werden.

Wesentlich problematischer sind die sog. infektiösen Durchfälle der Kälber, die zwar bestimmte Erreger als Indikatoren haben, aber doch konstitutionell- oder milieugeschädigt diesen schweren Stoffwechselzusammenbruch überstehen sollen. Die immer wieder eingesetzten Spezifika sind in vielen Fällen unbefriedigend, weil sich schnell eine Resistenz ausbildet, die die Durchfälle therapieresistent werden läßt. Diese Gefahr besteht bei keinem homöopathischen Mittel, so daß man ohne dieses Problem die Therapie wiederholen kann. Wichtig hierbei ist es natürlich, den infektiösen Charakter in den Griff zu bekommen. Daher sollte zu Beginn der Therapie jedem Kalb eine Injektion *Lachesis* D_8 sc. verabfolgt werden. Hier hat sich auch bei bakterieller Besiedelung das Laseptal®-Schwabe bewährt, das neben Lachesis noch Pyrogenium und Echinacea enthält. Handelt es sich um eine Virusinfektion, dann ist zur Erhaltung oder Förderung der körperlichen Abwehrkräfte Viruvetsan®-Schwabe als Anfangstherapie einzusetzen. Um die Wirkung der beiden Mittel noch zu intensivieren, ist auch in diesem Fall eine Mischung von Silicea-Equisetum $\overline{aa}$ (= zu gleichen Teilen) zu geben. Jedem Kalb 2–3 g über das Futter oder Tränke, für 4–5 Tage. Nach dieser einleitenden Therapie ist die Similiebehandlung einzusetzen. Für die „Hydrantendurchfälle“, die Symptome für eine sehr schwere Allgemeinerkrankung sind und mit Kreislaufbelastung bis zum Kollaps einhergehen, hat sich *Veratrum album* bewährt. Die kardialen Symptome gehen bis an die Grenze des Möglichen heran und eine Dyspnoe ist immer vergesellschaftet. Aus dieser Symptomatik erkennt man, daß das spezifische Antidiarrhoicum, wie es die Chemotherapie anbietet, nur eine unvollkommene Therapie darstellt. Hier gilt es, den Gesamtorganismus in die Lage zu versetzen, diesen Krankheitskomplex zu überwinden. In dieser Fülle der Symptome bringt die homöopathische Aufbereitung von *Veratrum album*, weiße Nieswurz, Germer, eine breit gefächerte Regulierung, die sich mit fast unglaublicher Schnelligkeit in den Krankheitsprozeß einschaltet und die Gesundung vorantreibt. Es sind nur wenige Gaben dieses Mittels als D_3 notwendig, um eine Wende herbeizuführen. Nur muß es peroral gegeben werden und – als nicht zu unterlassende Notwendigkeit – nach ca. 10–15 Munuten noch einmal. Kein Kälberbesitzer sollte, auch wenn er viele Kälber zu versorgen hat, vor dieser Mühe zurückschrecken.

Da die Kälber keine Maschinen sind, die mit einem neuen Rad wieder flott rollen können, sondern lebende Wesen mit unberechenbarem Verhalten, kann es auch bei dieser Therapie zum Kollabieren kommen. In einem solchen Falle ist aber meistens noch eine Wende zu erreichen: *Carbo vegertabilis* als D_4 oder D_{30}, letztere als Injektion, die nach 24 Stunden wiederholt werden muß. D_4 wird in viertel- bis halbstündigem Abstand über die Mundhöhle eingegeben. Man sollte niemals, auch nicht in bedrohlichen Situationen, aufhören, alle Möglichkeiten auszunutzen. (Carbo vegetabilis siehe auch weiter hinten.)

Veratrum album ist bei Rindern und Kühen ein Mittel, das auch bei schwersten Durchfällen selten versagt. Allerdings ist eines zu beachten: immer ist der Kreislauf erheblich belastet. Es sind die schweren Vergiftungszustände, in deren Begleitung sich diese Durchfälle befinden. Vor allen Dingen kommen die pflanzlichen Vergiftungen in Frage für die Therapie mit Veratrum album, wie sie durch Johanniskraut, Tollkirsche, Herbstzeitlose u.a. verursacht werden können. Als Begleitmittel ist wiederum an Silicea zu denken, das in jedem solchen Fall einen Resorptionsstop für die pflanzlichen Toxine bewirkt.

Bei Pferden sind es die Vergiftungen durch pilzhaltiges Futter, das durch falsche Lagerung minderwertig geworden ist. Auch hier stehen Kreislaufbelastungen deutlich im Vordergrund. Bei den gußartigen Durchfällen kommen Futterteilchen unverdaut wieder heraus, als ob die Zähne abgeraspelt werden müßten.

Alle diese Durchfälle sind Hilfsaktionen des vergifteten Organismus, der sich durch eine solche Reaktion von den Giften befreien will. Es wäre daher falsch, durch ein Styptikum diese Durchfälle abzustoppen, anstatt sie durch regulierende Maßnahmen aufzufangen. Daher sind die homöopathischen Mittel in vielen Fällen jeder konservativen Therapie überlegen. Sie unterdrücken nie die Reaktionen des Organismus, sondern bringen mitsinnig die Fehlreaktionen wieder in Ordnung.

So ist Veratrum album eine wertvolle Hilfe in der Therapie der Durchfälle. Es muß dabei bedacht werden, daß die Wirkung von Veratrum album zwar sehr schnell einsetzt, aber auch schnell wieder nachläßt. Aus diesem Grunde ist es nicht für eine Dauertherapie geeignet, wenigstens nicht in den tiefen Verdünnungen. Als D_{12} und D_{30} kann man schon über eine gewisse Zeit hinaus den Kreislauf stützen, muß jedoch dann bald eine zusätzliche Therapie möglichst mit einem homöopathischen Mittel einsetzen. Bei den Ferkeln hat man mit Veratrum album in vielen Fällen sehr gute Erfahrungen gemacht. Die 6–8 Wochen alten Ferkel, die nach irgendeinem Streß mit blauroten Ohren, eingefallenen Flanken und einem spritzenden Durchfall behaftet sind, werden durch eine Injektion der D_3, 1 ml in kurzer Zeit wieder munter und völlig in Ordnung. Zur Unterstützung des Herzens ist *Crataegus* D_1 oder D_3

zusätzlich zu injizieren, was für die Sauerstoffutilisation des Herzens wichtig ist. In diesen Fällen ist der Streß wie bei der Ödemkrankheit die echte Causa. Als ein solcher kommt die Umstallung von einer Bucht in die andere in Frage, auch der Transport vom Züchter zum Mäster ist ein auslösender Faktor. Ebenso können die Witterungsverhältnisse bedrohlich bei diesen Enteritiden der Ferkel und Läufer werden. Dabei muß allerdings beachtet werden, daß nicht die perfekte Wetteränderung Verursacher ist, sondern die drohende oder sich anbahnende bringt die gefährlichen Situationen. die die Ferkel schwer belasten. Da hierbei immer die Kreislaufbelastung im Vordergrund der Erscheinung der Enteritis steht, hat man in Veratrum album ein sicher wirkendes Mittel. Bei der Therapie ist zu beachten, daß die Ferkel und Läufer zwar schnell und gut auf Veratrum ansprechen, daß aber die Affinität zu diesem Mittel bei den Schweinen mit zunehmendem Alter abnimmt. Hier sollte dann allein Crataegus die Aufgabe von Veratrum übernehmen.

In der Kleintierpraxis ist eigentlich ohne Veratrum album nicht auszukommen, da es sich in die Kreislaufsituation mit unglaublicher Schnelligkeit einschaltet, denn trotz der ständigen Schutzimpfungen kommen immer wieder die schweren Diarrhoen vor, die das Leben der Hunde und Katzen bedrohen. So hat Veratrum seine therapeutische Wirksamkeit bei der Parvovirose immer wieder bewährt. Der blutig durchzogene Durchfall weist in den meisten Fällen auf Veratrum hin, weil stets der Kreislaufzusammenbruch mit im Spiel ist, der die häufigste Todesursache bei der Parvovirose ist. Die perorale Therapie wird in jedem Fall zweimal wiederholt. Liegt der Hund bereits im Koma, ist die D_2 einzugeben, ist das Tier aber noch bei Bewußtsein, sollte D_3 gegeben werden. Im ersteren Fall ist wie bei den Kälbern von Carbo vegetabilis zusätzlich als D_4 viertelstündlich eine Gabe zu verabfolgen.

Hieraus kann erkannt werden, daß Veratrum album zwar ein vielseitig einzusetzendes Mittel ist, die Wirkungsbreite sich aber ziemlich eng in der Hauptsache in die durch die Kreislaufsituation auftretenden Störungen erstreckt. Nimmt man aber diesen Hinweis als Ausgangspunkt, wird man mit Veratrum album manches Tier retten können, was durch kein anderes Mittel möglich ist.

Die Applikation ist in jedem Fall peroral vorzunehmen, da durch die perlinguale Resorption ein schneller Wirkungseintritt gewährleistet ist. Wie bereits mehrfach angeführt wurde, muß die Gabe nach 5 spätestens 10 Minuten wiederholt werden, da die erste Gabe schnell in ihrer Wirksamkeit nachläßt. In diesen hochakuten Fällen ist lediglich die D_2 oder die D_3 einzusetzen. Die höheren Verdünnungen, die aber nicht über D_{12} hinausgehen sollten, können auch injiziert werden und zwar in den Fällen, in denen eine dauernde Kreislaufschwäche die Leistungsfähigkeit des Tieres so erheblich einschränkt, daß es nicht zum normalen Gebrauch eingesetzt werden kann. Diese Zustände findet man hin und wieder bei tragenden Stuten, wenn durch eine Virusbronchitis eine schwere zusätzliche Belastung vorgelegen hat. Dann kann mit Veratrum album D_{12} als öfter zu wiederholende Injektion dieses Problem gelöst werden.

Ein weiteres Mittel, das bei diesen Krankheitszuständen sehr wirksam ist, liegt in *Carbo vegetabilis* vor, das auch bei Kreislaufproblemen eine sichere Hilfe ist. Die Diarrhoen, die den Patienten plötzlich überfallen, so daß die damit behafteten Hunde, die sonst absolut stubenrein sind, nicht mehr rechtzeitig nach draußen kommen und sich ungewollt im Hause mit dünnflüssigem Kot entleeren, sind ein großes Gebiet von Carbo vegetabilis. Die Indikation von Carbo vegetabilis umfaßt den gesamten Magen-Darm-Trakt von der Mundhöhle bis zum After. Hier ist dann wieder die Frage nach der Causa zu stellen, die meistens in von außen kommenden Schäden zu suchen ist. So ist sowohl minderwertiges Futter als auch Dinge, die die Hunde in der freien Natur ohne Kontrolle des Besitzers aufnehmen in ihren Auswirkungen ein Hinweis für den Einsatz von Carbo vegetabilis. Aber auch Witterungseinflüsse sind u.U. bestimmend für dieses Krankheitsbild. Und da sind es meistens kalte Regenschauer, denen die Tiere ungewollt ausgesetzt werden. In allen Fällen sollte aber der Kreislauf geschädigt sein. Auch Tumoren, die durch eine intensive Therapie abgestoppt werden sollen, werden durch Carbo vegetabilis günstig beeinflußt, wenn das übrige Symptomenbild paßt: Verdauungsstörungen mit Durchfall, kreislaufbelastete Krankheitsphasen bis hin zum Kollaps. Eine Merkwürdigkeit ist aber anzuführen: Carbo vegetabilis ist ein Mittel für junge Tiere und ältere, geschwächte Tiere. Auf der Höhe der Lebenskraft findet man für Carbo vegetabilis eigentlich keine Symptomatik, es sei denn, daß eine schwere vorhergehende Krankheit das Arzneimittelbild von Carbo vegetabilis provoziert hat. So ist Carbo vegetabilis stets als Begleittherapie zu verwenden, wenn z.B. bei Mammatumoren post operationem der belastende Meteorismus auftritt mit Aufstoßen und auch Erbrechen. Als D_4 gibt die homöopathisch aufbereitete Holzkohle den Tieren soviel Erleichterung, daß auch unter diesem schweren aussichtslosen Krankheitsbild der Begriff „Tierquälerei“ völlig entfällt. Wie aus der Humanmedizin in diesen Fällen bekannt ist, verschwindet das Angstgefühl, das bei der Blähsucht als cardiosomatischer Symptomenkomplex bekannt ist.

Bei den jungen Hunden und Katzen hat man mit diesem Mittel, ebenfalls in der D_4, gute Möglichkeiten bei den gefürchteten Jungtierkrankheiten, die mit einer z.T. blutigen Diarrhoe einhergehen. Diese jämmerlich abgemagerten Tiere erholen sich unter Carbo vegetabilis D_4 schnell. Oft sind auch ganze Würfe an einem plötzlich auftretenden Durchfall erkrankt, der entsprechend der alleinigen Nahrung als Muttermilch hellgelb ist. Diese Welpen, die durch die nutritive Noxe so schwer erkrankt sind, magern in wenigen Tagen ab, lehnen die Zitze ab und verenden u.U. in kurzer Zeit. Man kann fast die Besserung von Stunde zu Stunde beobachten nach der Therapie. Allerdings ist wichtig, die Muttermilch einer strengen Kontrolle zu unterziehen und eventuelle Fütterungsfehler schnell abzustellen, damit keine Rezidive auftreten. Auch hier ist der Hinweis auf die Causa nicht zu übersehen.

Zu diesem Komplex ist noch zu bemerken, daß mit der Therapie von Carbo vegetabilis kein Vergleich gezogen werden kann zu den großen Kohlegaben, die konventionell noch immer bei Durchfall eingegeben werden. Dazu ist die verabreichte Dosis viel zu klein, denn man gibt für erkrankte Welpen z.B. lediglich ein- bis zweimal am Tage je eine Tablette, die in keiner Weise als Styptikum wirken können. Mit der Anwendung der homöopathisch aufbereiteten Holzkohle wird über das Zentralnervensystem der Gesamtorganismus reguliert und so eine echte Heilung bewirkt.

Als Applikation hat sich die perorale Gabe der Tabletten als D_4 bis D_6 immer bewährt. Die Dilution ist erst ab D_8 herzustellen. Diese Verdünnung hat sich aber in der Veterinärmedizin als indolent erwiesen. Falls unbedingt eine Injektion gegeben werden sollte, ist schon auf die D_{30} umzuschalten, die dann als einmalige Injektion frühestens nach 5–6 Tagen wiederholt werden sollte, wenn das Symptomenbild noch eindeutig auf Carbo vegetabilis hinweist. Bei den Fohlen und Kälbern und auch bei den Ferkeln ist die Tablette oder die Trituration als D_4 immer wieder als die wirksamste gefunden worden.

In der Medizin ist sehr oft festzustellen, daß Krankheiten oder Störungen (Irritationen) selten als einzige Erkrankung auftreten, es sei denn, als Unfälle oder ähnliche plötzliche Störungen. Vielfach sind die Erkrankungen vergesellschaftet mit einer anderen korrespondierenden Erkrankung, was in der Homöopathie ganz besonders bedeutungsvoll ist. So ist bei Durchfällen zu beobachten, welche begleitende Erkrankung vorliegt. Bei Carbo vegetabilis ist die zentrale Störung wesentlich für den Einsatz des Mittels.

Bei einem anderen Homöopathikum hat man eine Beteiligung der Haut bei den unangenehmen Darmstörungen, die meistens als starker Durchfall auftreten. Hierbei ist Acidum arsenicosum anhydricum = Arsentrioxid (As_2O_3), unter homöopathischem Namen *Arsenicum album*, ein wirksames Mittel. Die abgemagerten, struppigen Tiere, die unter allen Tierarten vorkommen, sind hinfällig und aus dieser Schwäche heraus ängstlich bis zur kopflosen Flucht. Obwohl die Tiere leicht schwitzen und deswegen ständig ein verklebtes Fell haben, sind die Schleimhäute trocken. Das unharmonische Krankheitsbild wird verstärkt durch die diffusen Durchfälle. Wahrscheinlich wegen einer Diskrepanz neigen die Tiere zum Erbrechen bei dem gleichzeitig ein dünnbreiiger Kot abgesetzt wird. Ein ständiger Durst ist typisch für dieses Krankheitsbild, jedoch wird er immer nur in kleinen Schlukken gestillt. Dies ist aus der großen Unruhe zu verstehen, die die Tiere in keiner Phase zur Ruhe kommen läßt und in dieser Unruhe dauernd eine Verstärkung der Darmbeschwerden provoziert. Die Merkwürdigkeit im AMB vo Arsenicum album – Verschlimmerung in der Ruhe – wird durch dieses Symptom noch deutlicher. Das breit einzusetzende Mittel ist ein wertvolles Therapeutikum bei den lebensbedrohenden Zuständen, weil es bei allen Organen und Organsystemen, die der Degeneration unterliegen, gut restituierend wirkt. Sowohl bei den akuten schweren Fällen als auch bei den chronischen Zuständen ist Arsenicum album ein zuverlässiges Mittel. Zu beachten ist dabei daß es sich nicht um eine eng umschriebene Erkrankung handelt, sondern daß der Gesamtorganismus erkrankt ist; auch muß immer die Verbindung zu Hautproblemen bestehen.

Da es breit regulierend eingreift, ist der Einsatz von Arsenicum album als Rekonvaleszenz-Mittel zu verstehen. Seine Wirkung ist in jedem Fall intensiver bei den heruntergekommenen Tieren nach Überwindung einer Infektionskrankheit wie z.B. der Druse der Pferde, die auch nicht auf die Kopfpartie beschränkt bleibt, sondern stets den Gesamtorganismus umfaßt, als jedes Roborans anderer Art.

Arsenicum album ist zwar ein Mittel, das bei den akuten Darmstörungen energisch eingreift. Es muß aber beachtet werden, daß eine Verbindung zur Haut bestehen sollte, daß also für den Einsatz von Arsenicum album die typischen Hauterscheinungen wie Neubildung etc. vorliegen müssen. Dieser Zusammenhang zeigt sich auch bei der Behandlung des equinen Sarkoids, das mit Arsenicum album günstig zu beeinflussen ist.

Die Therapie mit diesem Mittel sollte sich im Rahmen der tiefen Verdünnungsstufen bewegen: D_4, sowohl sc als auch peroral, wenn es sich um die Behandlung der akuten Darmbeschwerden und der Rekonvaleszenz handelt, bei den ausgesprochenen typischen Hauterkrankungen ist die D_{12} vorteilhafter einzusetzen, da alle Hauterkrankungen chronischer Natur sind und über eine längere Zeit hinweg behandelt werden müssen. Es sollte in diesen Fällen von der meistens geübten Art der Eingabe – dreimal täglich – abgewichen und nur ein- bis höchstens zweimal am Tage eingegeben werden, da die Wirkung von Arsenicum album sehr protrahiert ist. Deshalb sollte es auch bei den chronischen Darmstörungen als D_{12} oder noch höher injiziert werden, aber nicht öfter als zweimal in der Woche. Es ist immer zu bedenken, daß man in diesem Mittel eine hochwirksame Arznei zur Verfügung hat, deren übersteigerter Einsatz dann den Heilungsprozeß durch überschießende Reaktionen unnötig in die Länge ziehen kann.

In der täglichen Praxis werden besonders bei den Kleintieren öfter Patienten vorgeführt, die an einem harmlosen Durchfall leiden, dessen Causa nicht festgestellt werden kann. Die Tiere sind munter dabei, fressen und spielen, sind auch bei der Arbeit z.B. als Jagd- und Schutzhund in keiner Weise eingeschränkt. Es macht dem Besitzer nur der ständig weiche bis dünne Kot Sorge. Manchmal findet man hierbei leichte Leberstörungen, die aber kaum unnormale Laborwerte aufzeigen. Das charakteristische an diesen Anomalien ist, daß neben dem einfachen weichen bis dünnem Kot plötzlich gußartige Entleerungen kommen, die aber auch ohne Beeinträchtigung des Allgemeinbefindens vom Tier verkraftet werden. In diesen Fällen hat man mit *Podophyllum* (Podophyllum peltatum) ein sehr wirksames Mittel zur Hand. Diese Hunde und Katzen wecken ihre Besitzer früh am Morgen, weils sie vor die Tür müssen, wo dann schnell ein gußartiger Kot abgesetzt wird. Danach kommen die Tiere wieder ins Haus, als ob nichts gewesen sei. Trotz dieser anscheinenden Harmlosigkeit sollten die Durchfälle ernst genommen werden, weil die Gefahr besteht, daß sich eine chronische Hepatopathie entwickelt, die dann über längere Zeit das Tier schwer belasten kann. Aber wenn auch erst zu einem recht vorgeschrittenem Stadium eine Behandlung verlangt wird, ist Podophyllum eine wirksame Arznei. Sowohl im akuten als auch im chronischen Stadium hat die Therapie mit einer Injektion zu beginnen, die in jedem Fall die D_4 sein muß. Danach wird peroral weiterbehandelt mit zwei- bis dreimal am Tage 3–5 Tropfen oder bei den Katzen 5 Globuli. Man sollte aber schwere Leberschäden nicht allein mit Podophyllum angehen, sondern immer auf eines der vorne angegebenen Lebermittel zurückgreifen, da die Wirkung von Podophyllum relativ kurz ist und gerade bei den Leberschäden eine längere Therapie notwendig ist.

Bei den immer wieder in der Praxis vorgestellten Durchfällen machen die der Jungtiere den Besitzern am meisten Sorge, z.T. mit Recht, da diese Tiere schnell unter einer Exsiccose leiden und dann sehr bald eingehen können. Diese Durchfälle sind entsprechend der aufgenommenen Muttermilch meistens hellgelb und fließen ungewollt aus dem After ab. Manchmal hat man in der auftretenden Brunst dann die Ursache zu suchen, die allgemein als eine normale Angelegenheit angesehen wird. Wegen der erwähnten Empfindlichkeit dieser kleinen und jungen Tiere ist aber doch ein therapeutisches Eingreifen notwendig. Es ist eine bekannte Tatsache, daß in vielen Fällen z.B. beim Fohlen dieser Durchfall bestehen bleiben kann und dann eine erhebliche Entwicklungsstörung bewirkt.

Das hierbei überzeugend einzusetzende Mittel ist *Rheum* (Rheum palmatum), der chinesische Rhabarber. Dieses Mittel wird in tiefer Verdünnungsstufe – D_2 bis D_3 – verabreicht. Die Tabletten werden den Jungtieren zwischen die Lippen geschoben und für ein paar Sekunden zugehalten. Wichtig ist, daß die Tabletten öfter am Tage eingegeben werden – vier- bis fünfmal –, um eine intensive Anfangswirkung zu erzielen. Auf keinen Fall darf mit der Therapie abrupt aufgehört werden, obwohl eine schnelle Besserung zu beobachten ist. Der endgültige Heilungseffekt setzt erst langsam ein. Zu beachten für den Einsatz von Rheum ist der saure Geruch, der sofort auffällt. Für ausgewachsene Tiere bewährt sich Rheum bei den ausgesprochenen Gärungskoliken, die mit ziemlicher, aber nicht schmerzhafter, Unruhe einhergehen. Auch von diesen Tieren geht ein saurer Geruch aus, der sich penetrant im Raum hält. Dieser Geruch sollte nicht mit dem von Sulfur verwechselt werden, der fast an faule Eier erinnert.

In diesem Zusammenhang ist noch auf ein Mittel hinzuweisen, das sich bei den jungen Kleintieren sehr bewährt hat. Die scheinbar lebensbedrohenden Zustände von Erbrechen mit einem schleimigen gelben Durchfall mit leichten Kollapsanfällen werden durch ein kleines homöopathisches Mittel sehr schnell und nachhaltig beeinflußt: *Aethusa* (Aethusa cynapium), die Hundspetersilie. Auch dieses Mittel wird in einer tiefen Verdünnungsstufe gegeben: D_3 u.U. auch als D_2. Bei sommerlicher Hitze sollte man bei diesen Jungtierdurchfällen Aethusa im Gedächtnis haben.

Mercurius. Bei den Mitteln, die bei den Erkrankungen des Verdauungstraktes erfolgreich eingesetzt werden können, müssen noch einige Mercurius-Verbindungen erwähnt werden. Diese Quecksilber-Präparate sind bei den entzündlichen Erkrankungen von der Mundhöhle bis zum Enddarm mit Erfolg einzusetzen. Dabei ist es oft so, daß sich die Krankheitsprozesse polar entsprechen und sowohl in der Mundhöhle als auch am After zu gleicher Zeit vorkommen. Obwohl die Erscheinungen akuten Charakter zeigen, ist doch wegen des intermittierenden Auftretens eine gewisse Chronizität zu beobachten, wodurch lokal erhebliche Entzündungen auftreten können.

Entsprechend dem umfangreichen Vergiftungsbild von Quecksilber erstreckt sich die therapeutische Wirkung der Hg-Verbindungen auch über den gesamten Organismus. In diesem Zusammenhang, der Erkrankungen des Verdauungsapparates umfaßt, sollen nur deren therapeutische Möglichkeiten besprochen werden, die sich in der Hauptsache auf die Schleimhäute beziehen, an denen Ulzera bevorzugt auftreten. Die Ulzera der Mundhöhle, die früher bei der MKS eine erhebliche Rolle spielten, waren ein breites Feld für Mercurius.

Die meistens eingesetze Verbindung ist *Mercurius solubilis Hahemanni*. Das ist ein Gemenge aus Mercuroamidonitrat = $NH_2Hg_2NO_3$ mit metallischem Quecksilber und Quecksilber(I)oxid Hg_2O. Alle von Mercurius erfaßbaren Erkrankungen sind schwerer Natur und haben stinkende Absonderungen. Bei den Ulzera der Mundhöhle liegt ein starker Speichelfluß vor. Der Grund für diesen Speichelfluß muß exakt geklärt werden, wenn Mercurius solubilis eingesetzt werden soll, denn auch ein loser Zahn bewirkt starken Speichelfluß, ohne daß mit Mercurius hier etwas erreicht werden könnte. Für den Einsatz von Mercurius muß immer ein echtes Krankheitsbild vorliegen mit klinisch voll feststellbaren Symptomen. Alle Erkrankungen müssen organisch manifestiert sein. Es verlangt eine klinische Diagnose, die Verhaltensformen spielen beim Einsatz dieses Mittels eine mehr untergeordnete Rolle. Als Causa ist in den meisten Fällen eine Einwirkung von außen festzustellen, die sich darin zeigt, daß sich irgendwelche kleinen Risse traumatischer Natur durch Infektionen zu schweren örtlichen Erosionen ausbreiten. Auch eine infektiöse Störung von innen ist in vielen Fällen für die Ausbildung der entzündlichen Zustände verantwortlich zu machen. Immer aber ist der Weg der Schädigung von außen nach innen festzustellen. Das entsprechende Krankheitsbild umfaßt den gesamten Organismus, der durch die schweren lokalen Schädigungen stark belastet ist.

Typisch für Mercurius ist der üble Geruch aller Absonderungen des Verdauungstraktes, von der Speichelbildung bis hin zu den Kotabsonderungen. Diese sind in vielen Fällen blutig durchsetzt und können ruhrartigen Charakter haben, besonders bei den Wiederkäuern festzustellen, die im jugendlichen Alter oft schwere Darmerkrankungen haben. So kann man mit Mercurius solubilis bei den übelriechenden Kälberdurchfällen gute Erfolge erzielen, besonders dann, wenn neben den Darmstörungen noch an der Haut oder an den drüsigen Organen entzündliche Prozesse vorhanden sind. Bei den Muttersauen findet man oft bei den ulzerierenden Mammatumoren eine Autointoxikation, die zu einem übelriechenden Durchfall führt. Mercurius solubilis wirkt sowohl auf die Brustdrüse als auch auf den Darm.

Eine weitere Mercurius-Verbindung liegt in *Mercurius sublimatus corrosivus*, dem Sublimat, vor, das anstelle von Mercurius solubilis eingesetzt werden sollte, wenn sich die Erkrankungen als besonders schwer erweisen. Die Durchfälle sind heftiger, die Absonderungen haben einen erheblich stärkeren Geruch als die von Mercurius solubilis. Die Wirksamkeit ist am deutlichsten festzustellen bei den infektiösen Erkrankungen des Verdauungstraktes. Diese Mercurius-Verbindung reguliert die infektiösen Kälberdurchfälle schnell und nachhaltig. Dadurch wird ein Gewichtsverlust weitgehend vermieden, der in vielen Fällen bei der Kälberdysenterie den größten Schaden darstellt. Das gleiche gilt für die Bullen- und Rindermast, bei der jeder Gewichtsverlust schwer zu Buche schlägt. Die im Rahmen einer Virusgrippe auftretenden Durchfälle sind ebenfalls mit Mercurius sublimatus corrosivus gut zu beherrschen.

Es könnte der Eindruck entstehen, als ob sich die Mercurius-Verbindungen bei den Darmstörungen lediglich bei den Durchfällen bewährten. Das ist nicht der Fall, auch bei den Obstipationen sind sie wertvolle Therapeutika. Hier ist vor allen Dingen an *Mercurius dulcis* zu denken, welches die homöopathische Bezeichnung für Calomel (Hg_2Cl_2) ist. In großer Dosis war Calomel früher ein gutes Mittel bei den post partum verstopften Sauen. Gerade hierbei bewährt sich Mercurius dulcis ganz besonders. Seine Hauptwirkung richtet sich auf die Hepatopathien und die sich darauf entwickelnden Darmstörungen, wenn sie in eine Obstipation münden. Mercurius dulcis wirkt, wie schon der Name sagt, milde, aber nachhaltig und wird von den Sauen problemlos vertragen. Ähnlich ist die Indikation bei den Kühen, bei denen im Verlauf oder als Folgeerscheinung einer Azetonämie eine Darmträgheit auftritt, die ebenfalls in eine Verstopfung auslaufen kann. Dabei kann das merkwürdige Symptom auftreten, daß es nach der Eingabe von Mercurius dulcis zu einem kurzen Ikterus kommt. Dies hat seine Ursache darin, daß durch Mercurius dulcis der Gallenfluß intensiv gefördert wird. Dieser Effekt kann als Heileffekt gedeutet werden, da die Tiere danach eine normale Verdauung haben. Bei Pferden kommt die Wirkung des homöopathisch aufbereiteten Calomel dann voll zur Wirkung, wenn durch irgendwelche Umstände die Leber affiziert und eine erhebliche Allgemeinstörung mit Verstopfung die Folge ist. Dieses ist bekannt bei einem Abortus mit Nachgeburtsverhaltung, wo die Gefahr einer Intoxikation sowieso gegeben ist. Man muß in diesem Fall bedenken, daß keine bakterielle Infektion vorliegt, sondern eine Intoxikation und eine Therapie mit einem Antibiotikum verlorene Zeit bedeutet. Nach der Reinigung und Versorgung des Uterus mit Entozon-Stäben, kommt die Therapie mit Mercurius schnell zur Wirkung.

Ein Charakteristikum aller Mercurius-Verbindungen ist in der Vielseitigkeit der Krankheitssymptome zu suchen, die auch jeweils die wirkungsmäßige Verbindung herstellt. Bei allen Indikationen für den Einsatz einer solchen Verbindung ist festzustellen, daß stets nicht nur ein einzelnes Organ erkrankt ist, sondern eine breitgefächerte Symptomatik in die Augen fällt. Diese Prozesse können von der Maulhöhle bis in den Enddarm reichen oder vom Kopf bis in die unteren Gliedmaßen. Alle Krankheitssymptome sind schwerwiegend und in vielen Fällen durch ihre Perniziosität lebensbedrohend. Dabei sind sie entsprechend dem Charakter des Quecksilbers ständig im Wechsel begriffen. Jede Erosion oder jedes Ulcus kann scheinbar von heute auf morgen abheilen, aber auch von einem Tag auf den anderen sich wieder in seiner vollen Schwere zeigen. Dieses ist ein Grund dafür, daß man mit der Mercurius-Therapie nicht aufhören darf, wenn es den Anschein hat, als sei der Prozeß abgeheilt. Die Tiere selbst, die gut auf Mercurius ansprechen, sind entgegen der Sensibilität des Quecksilbers mehr schwerfällig und stumpf, was durch die Schwere der Erkrankung erklärbar ist. Eine Merkwürdigkeit besteht noch bei den Mercurius-Fällen: es könnte vermutet werden, daß ein so aktives Mittel lediglich in einer hohen Verdünnungsstufe eingesetzt werden müßte, um eine wirksame Therapie auszuüben; es sind aber die tiefen bis höchstens die mittleren Verdünnungsstufen bei unseren Tieren am wirksamsten.

Hier ist noch auf die Art der Therapie einzugehen: Die perorale Gabe hat immer die schnellste Wirkung gezeigt. Als D_4 ist es die tiefste einzusetzende Verdünnung; die gängiste Stufe ist allerdings die D_6, die bei längerer Medikation durch die D_{12} zu ersetzen ist. Da von Mercurius-Verbindungen stets die längere Verabfolgung notwendig ist, zeigt es sich von selbst, daß die Injektion am wenigsten verwendet werden sollte. Die Injektion ist auch erst ab D_8 herzustellen. Nach den Erfahrungen des Verfassers hat man damit eine fast indolente Verdünnung, die erst ab der D_{15} wieder therapeutisch wirksam ist, aber stets von den peroralen Gaben eingeleitet werden sollte, um eine wirkliche Heilung zu erreichen.

Die aus den verschiedensten Gründen auftretenden Verstopfungen stellen immer wieder neue Probleme dar. Ein Hauptmittel bei diesen Erkrankungsformen liegt in *Plumbum aceticum* vor, das ein breit einzusetzendes Regulans bei den Obstipationen ist, die spastischer Natur sind und mit heftigen Kolikerscheinungen einhergehen. In Verbindung mit Nux vomica hat man in Plumbum aceticum ein sicher wirkendes Mittel, das die harten Kotballen milde auflöst. Die Kolikerscheinungen treten intermittierend auf, so daß zwischen den heftigen Schmerzattacken ruhige Intervalle vorkommen. Zum allgemeinen Arzneimittelbild von $Pb(C_2H_3O_2)_2 \cdot 3\,H_2O$ ist zu sagen, daß der gesamte Organismus einbezogen ist: Vom Zentralnervensystem, das dummkollerartiges Benehmen bewirken kann, über Hauterkrankungen und den Magen-Darm-Trakt bis zu den Harnorganen können schwere Störungen in Form von Entzündungen, Degenerationen und anderen Irritationen auftreten. Diese Zustände sind von u.U. hartnäckigen Obstipationen begleitet, die von Plumbum aceticum gut beeinflußt werden. Es ist daher wichtig für den Einsatz von Plumbum, daß immer der Gesamtorganismus an diversen Störungen leidet, die innerhalb dieses Arzneimittelbildes charakteristisch sind.

Trotz der Schwere der Erkrankung ist das milde und langsam wirkende Plumbum ein zuverlässiger Helfer hierbei.

Rein äußerlich ist für den Plumbum-Patienten der schlechte Fellzustand typisch, zu dem bei genauer Untersuchung dann weitere typische Symptome vom Plumbum gefunden werden. Aus der Erfahrung heraus ist zu sagen, daß auch Plumbum metallicum die gleichen Krankheitszustände beherrscht. Es sollte aber das Plumbum aceticum benutzt werden, da das metallische Blei im Organismus nicht abgebaut werden kann, während das Bleiacetat völlig abgeabaut wird. Diese Erkenntnis erscheint wichtig zu sein, weil Plumbum in der Hauptsache in der D_4 oder der D_6, also massiven Dosen benutzt wird. Bei ganz eindeutigem Symptomenbild wird auch die D_{12} oder die D_{30} verwendet.

Wie angegeben, werden hartnäckige Obstipationen mit diesem Mittel günstig gelöst. So ist es auch bei der Verstopfung des Blinddarmkopfes ein gutes Mittel, wenn nicht zuvor mit anderen Mitteln die Reaktionsmöglichkeit des Organismus stark beeinträchtigt wurde. Man sollte deshalb Plumbum aceticum nicht als „letzten Versuch" einsetzen, sondern bei feststehender Symptomatik sofort anwenden. Es muß aber bedacht werden, daß die Magenüberladungen schwach auf Blei reagieren, z.B. die Pansenüberladung beim Rind oder die zeitweiligen Magenüberladungen der Pferde. Hier sind die vorne angegebenen Mittel, vor allen Dingen Nux vomica besser einzusetzen. Auf die weiteren Plumbum-Indikationen wird bei den typischen Erkrankungen eingegangen werden.

Im Zusammenhang mit den Verdauungsstörungen soll noch einmal auf *Carbo vegetabilis* hingewiesen werden, das innerhalb dieses Erkrankungskomplexes eine erhebliche Rolle spielt. So sind die Kolikschmerzen bei Carbo vegetabilis in gewisser Hinsicht denen vom Plumbum aceticum ähnlich. Es muß daher eine Unterscheidung dieser beiden Kolikarten getroffen werden, um den Einsatz des richtigen Simile sicherzustellen. Während bei Plumbum die Kolikschmerzen intermittierend, aber dann sehr heftig auftreten bei den spastischen Obstipationen, treten die Kolikfälle bei Carbo vegetabilis zwar sehr häufig auf, aber sie haben nur kurze Ruhezeit dazwischen. Und als wichtigstes Symptom ist die Kollapsgefahr bei diesem Mittel sehr groß. Bei Plumbum zeigen sich die zentralen Störungen deutlich in einer stets gleichbleibenden Demenz, die nicht zum Kollaps neigt.

Ein Mittel, das hierbei auch unbedingt im Gedächtnis sein sollte, ist *Graphites*. Die Darmbeschwerden, meistens eine Obstipation, sind im Gegensatz zu Plumbum atonischer Art. Das Tier zeigt nicht die heftigen Kolikschmerzen wie bei der Plumbum-Indikation, sondern alle Beschwerden sind dystonischer und chronischer Art. In den meisten Fällen sind diese Symptome begleitet von Rhagaden an den Lippen und After; alle Beschwerden sind trockener Natur, so auch die Ekzeme, die mit diesen Obstipationen zusammen auftreten. Vielfach findet man auch an den Gliedmaßen maukeähnliche Veränderungen. Bei den Hunden sind die Boxer, trotz ihres hektischen Temperatments, Tiere, die auf Graphites ansprechen. Die auftretenden Zwischenzehenekzeme, wenn sie trockener Natur sind, werden mit Graphites überraschend schnell abheilen. Bei allen Hunderassen spricht die Colica mucosa auf Graphites an. Es muß aber für deren Einsatz beachtet werden, daß die eventuell zu behandelnden Erkrankungen nicht als einzige Störung des Organismus bestehen, sondern daß dazu fast immer eine Hauterosion oder ein trockenes Ekzem mit vorhanden ist. Neben den Boxern sind auch die Hunderassen für Graphites geeignet, die bei langem Fellhaar zu den seborrhoischen Ekzemen neigen.

Merkwürdigerweise leiden auch die schweren Pferde, die Kaltblüter, unter den Verstopfungen mehr als die Warmblutpferde. Bei den Kaltblütern findet man auch häufiger die Hauterkrankungen an den unteren Gliedmaßenden, wo sie durch mangelnde Pflege des Kötenbehanges leicht auftreten können. Sowohl diese Hauterkrankungen als auch die Obstipation dieser Pferderasen sind mit Graphites, oft ohne eine weitere zusätzliche Behandlung in Ordnung zu bringen. Man sollte deshalb bei Erkrankungen des Verdauungstraktes an Graphites denken, wenn es sich um die grobknochigen Tiere handelt, wie sie unter allen Tierarten zu finden sind.

Noch ein Hinweis sei gegeben für den Einsatz dieses Mittels: Fast immer liegt eine Unterfunktion der Schilddrüse vor, die das träge und müde Wesen des Tieres charakterisiert. Diese scheinbare Schilddrüsenunterfunktion wird unter der Behandlung von Graphites soweit behoben, daß die Tiere ihrem Typ nach eine gewisse Lebhaftigkeit wiedererlangen, die aber niemals über das Ziel hinausschießt, sondern immer im Gleichmaß der Rasse bleibt. Man hat also in Graphites kein Aufputschmittel, sondern ein Regulans, das zur Normalisierung des Gesamtwesens beiträgt.

Aus diesen umfangreichen Ausführungen über die bei Verdauungsstörungen wirksamen Mittel sollte erkannt werden, daß gerade die Verdauungsorgane niemals allein erkranken, sondern daß in jedem Fall der gesamte Organismus in Mitleidenschaft gezogen wird, wodurch auch die leichteste Erkrankung dieses Organkomplexes immer eine Gefahr in sich birgt, die in lebensbedrohende Ausmaße münden kann. Es muß daher eine genaue Untersuchung stattfinden, die über die einfache klinische Diagnosestellung hinausgeht und immer auch abseits liegende Irritationen in das Gesamtbild einbeziehen kann. So wird es leichter gelingen, das Simile für die Darmerkrankung zu finden.

6 Mittel bei Blasen- und Nierenerkrankungen

Die Erkrankungen des Harnapparates sind stets im Zusammenhang untereinander zu betrachten, da fast immer eine ätiologische oder systemische Verbindung besteht. So vor allen Dingen auch bei den entzündlichen Erkrankungen, die zunächst den gesamten Organismus ergreifen und sich erst im Verlauf derselben in der Blase oder Niere manifestieren. Für die homöopathische Behandlung ist immer die Gesamtheit der Symptome entscheidend, um das Simile zu finden. Es wird deshalb versucht, auch bei klinischen Differenzierungen der einzelnen Organerkrankungen stets den Zusammenhang kausal und in sequenti zu besprechen. Alle Krankheiten des Harnapparates können sowohl auf- als auch absteigende Tendenz haben. Die genaue Anamnese, die möglichst nach homöopathischem Gedankengang erfaßt werden sollte, ist aus diesem Grunde wichtig für die Wahl des einzusetzenden Simile.

Bei allen Tierarten ist wohl in den meisten Fällen für eine Cystitis eine Durchnässung oder eine Erkältung als Ursache anzunehmen. Immer ist eine Beteiligung des Gesamtorganismus vorhanden, wie es das hohe Fieber, die Abgeschlagenheit und in jedem Fall das struppige Fell anzeigt. Hat man als Tierarzt das Glück, schon in diesem Krankheitsstadium zu dem erkrankten Tier gerufen zu werden, so ist mit *Dulcamara* D_4 als sc-Injektion die Störung an der Wurzel abzufangen. Aber auch hier ist die Causa wichtig: tritt dieser Zustand auf nach einer Durchkühlung im harten Winterwind, der trocken ist, dann zeigt Aconitum D_4 schnelle Wirkung. Wichtig ist dabei nur, daß die Temperatur stark erhöht ist (40 °C und höher). Ist sie bereits im Abklingen, geht also die Erkrankung aus dem hochakuten Stadium bereits heraus, ist Aconitum nicht mehr wirksam. Andere Mittel bestimmen jetzt die Therapie.

Wenn die Blase im Vordergrund der Erkrankung steht, ist an *Cantharis* D_4 bis D_6 zu denken und als Spezifikum anzusehen, wenn der Harnabsatz pressend, aber spärlich vor sich geht. Auch ist durch die Irritation der Blase eine scheinbare Hypersexualität zu beobachten, die nach der Anwendung von Cantharis bald wieder verschwindet.

Bei der primär auftretenden Cystitis kann, wenn sie nach einer starken Durchnässung aufgetreten ist, bei Warmhaltung mit den beschriebenen Mitteln ein Aufsteigen der Erkrankung abgefangen werden.

Anders ist das Problem zu betrachten, wenn es sich um einen Infekt handelt, der sich in einem anderen Organ des Harn- und Geschlechtsapparates abspielt und die Blase sekundär befällt. Durch diese Infektion ist der ganze Organismus in Mitleidenschaft gezogen, daher ist Lachesis einzusetzen, das als D_8 die Weiterausbreitung einer Infektion verhindern kann. Zusätzlich hat sich in diesem Fall Thuja D_6 bewährt, das nach Möglichkeit über die Mundschleimhaut gegeben werden sollte. Es braucht lediglich für 3–4 Tage eingesetzt zu werden, um die Reaktionsfähigkeit des Organismus zu erhöhen. Außerdem ist die Symptomatik weitgehend zu beachten: Ist bei der Infektion die Blase als der schwache Punkt erkannt worden, so gilt es, die Aktivität derselben wieder herzustellen. Hierfür ist *Pareira brava* als D_3 ein gutes Mittel. Der oft beobachtete schmerzhafte Harnabsatz wird hierdurch wesentlich erleichtert. Pareira brava entfaltet seine größte Wirksamkeit, wenn es peroral gegeben wird. Mindestens 2mal am Tage, am besten aber 3–4mal. Dieses Mittel hat sich in der Hundepraxis bewährt, nicht nur bei der Cystitis oder Cystopyelitis, sondern auch bei der Prostatitis oder der Prostatahypertrophie, wenn die Rüden den bekannten Bleistiftstuhl absetzen. In vielen Fällen findet man eine Verbindung zu einer Hyperthyreoidose, die zusätzlich mit *Lycopus virginicus* D_3 bis D_6 erfolgreich angegangen werden kann. Der Gesamtkomplex ist mit diesen drei Mitteln so gut zu beherrschen, daß eine hormonelle oder eine Jod-Therapie meistens nicht notwendig ist. Es sollten aber nach Möglichkieit nur ein, höchstens zwei Mittel gegeben werden, die nach den hervorstechenden Symptomen gewählt werden müssen. Wenn bei einer Blasenentzündung eine aufsteigende Tendenz zu erkennen ist, hat man in *Terebinthina* D_3 ein gutes Mittel zur Verfügung, entweder als Injektion oder als perorale Gabe. Der Urin ist dunkeltrüb und hat einen merkwürdig veilchenähnlichen Geruch. Oft findet man Blut im Urin. Besonders in der Pferdepraxis tut dieses Mittel gute Dienste. Die Hengste oder Wallache zeigen nach dem Urinieren eine Unruhe, die im allgemeinen auf die dabei bestehende Oligurie zurückgeführt wird. Es ist aber ein schmerzhaftes Brennen in der Harnröhre, das auch oft zum Ausschachten zwingt und so eine Hypersexualität vortäuscht. In vielen Fällen ist auch eine entsprechende Beteiligung der Schleimhäute der oberen Luftwege zu erkennen, die jedoch bei der Therapie mit Terebinthina nicht gesondert behandelt zu werden braucht. Die umfassende Wirkungsweise dieses Mittels zeigt sich in diesem Fall überzeugend. Durch Terebinthina wird auch das Frühstadium einer Urethritis und einer Nephritis abgefangen. Deshalb sollte mit der Eingabe dieses Mittels nicht bei der ersten sich zeigenden Besserung aufgehört werden, es sollte vielmehr über einen längeren Zeitraum hinweg gegeben werden, um die Tendenz der Ausbreitung zu verhindern. Auch bei der schon manifesten Nephritis ist mit diesem Mittel eine Besserung zu erzielen. Bei den Tieren ist eine deutliche Mattigkeit zu beobachten. Man konnte dieses früher immer wieder bei den Droschkenpferden bemerken, die mit hängendem Kopf an den Wartestellen standen und nur schwer in Gang zu bringen waren. In den schlecht geführten Reiterhöfen trifft man diese Pferde auch heute noch, wenn unausgebildete Reiter die Pferde im Herbst und Winter beim Reiten zum Schwitzen bringen und dann im Wind eine längere Ruhepause machen. Oft sind diese Mattigkeit und die merkwürdige Schläfrigkeit die einzigen Symptome, durch die keine frühzeitige Diagnose gestellt werden kann. Die genaue Untersuchung des ganzen Tieres wird dann die Manifestation in der Niere zeigen. Man findet oft die nephrogenen Ödeme, die nicht nur an den Gliedmaßen auftreten können, sondern auch an den männlichen und weiblichen Geschlechtsorganen; am Unterbauch findet man diese Ödeme ebenso. Auffällig aber ist die erhebliche Schmerzhaftigkeit über der Nierengegend. Dieses fällt bei den Tieren auf, bei denen es zu einer Berührung dieser Körperpartie kommt, so beim Reitpferd beim Satteln oder beim Hund durch das oft geübte liebevolle Streicheln, welches das Tier sich plötzlich nicht mehr gefallen lassen will. Eine Harnuntersuchung gibt dann oft die Aufklärung für diese bisher nicht beobachteten Verhaltensweisen der Tiere. Der Harn hat stets ein niedriges spezifisches Gewicht und man findet in ihm die verschiedensten Absonderungen, wie Harngries, Schleim, Blut in Spuren etc., aber kein Eiweiß.

Weitere Mittel, die zu Terebinthina gegeben werden können, sind Berberis und Petroselinum. *Berberis vulgaris*, die gemeine Berberitze, ist bei starken Schmerzen in der Nierengegend angezeigt. Auch die immer dabei zu beobachtenden Schmerzen in Muskeln und Gelenken verbessert Berberis deutlich. Vor allen Dingen ist die Verschlimmerung bei Bewegung richtungsweisend für Berberis. Als D_4-Injektion und peroral hat es sich stets bewährt.

Petroselinum – die Petersilie – beruhigt in kurzer Zeit die oft in diesem Zusammenhang hiermit auftretende Reizblase als D_3. Bei der Harnverhaltung des Wallachs und der Hengste ist es als D_2 überraschend schnell wirksam.

Die akute Form kann in die chronische Nierenerkrankung übergehen. Es ist deswegen stets bei Tieren, die vom Besitzer als nicht mehr leistungswillig gemeldet werden, auf die Harnmenge zu achten, die sich im allgemeinen bei der chronischen Nierenerkrankung verringert, selten kann auch ein erhöhter Harnabsatz auftreten. In jedem Fall ist das spezifische Gewicht deutlich erhöht.

Bei der chronischen Nierenentzündung werden alle Beschwerden heftiger, auch der Blutanteil des Harns verstärkt sich. In einem solchen Fall ist die bereits erwähnte Berberis bewährt, die in einer niedrigen Verdünnung sowohl als Injektion, wie auch peroral gegeben werden kann, als D_3 oder D_4 für alle Tierarten. Da bei der chronischen Form nicht nur die Nierengegend schmerzhaft ist, sondern oft auch bei längerem Bestehen, die Lebergegend, darf man sich nicht in die Irre führen lassen. Hier ist das Ergebnis der Laboruntersuchung entscheidend. Dabei zeigt sich dann auch, ob eine bakterielle Infektion vorliegt, deren Behandlung notwendig ist. Nach den gemachten Erfahrungen sollte möglichst kein Chemotherapeutikum eingesetzt werden, um jegliche Belastung der Nieren, die dieses wieder ausscheiden müssen, zu vermeiden. Der große Vorteil der homöopathischen Therapie ist, daß keinerlei Belastung der Nieren provoziert, sondern lediglich die normale Funktion der Nieren intensiviert wird. Als Homöopathika kommen Lachesis D_8 und Acidum formicicum (Formidium D_6) in der bereits besprochenen Form als Injektion in Frage.

Trotz der Schwäche der Tiere sollte doch eine leichte Bewegung stattfinden, um den gesamten Kreislauf ständig aktiv zu halten. Da keine Belastung durch die Therapie zu der schweren Erkrankung durch Medikamente hinzukommt, ist diese Form der Belastung ohne weiteres zu vertreten. Ein reichliches Flüssigkeitsangebot ist notwendig, um die Durchspülung der Nieren zu fördern. Ein wichtiges Mittel ist *Solidago*, die Goldrute, Solidago virgaurea L., die durch ihre harntreibende Wirkung regulierend bei den chronischen Nephropathien wirkt. Auch die oft parallel laufende Cystitis mit einer bestehenden Prostatahypertrophie wird sehr günstig von Solidago beeinflußt. Solidago wird in einer nicht allzu hohen Verdünnung gegeben: D_2, auch die Urtinktur θ findet in manchen Fällen dann Verwendung, wenn sich im Krankheitsbild alles festgelaufen zu haben scheint. Als Injektion, die sehr zu empfehlen ist für alle Tierarten, hat sich die D_4 bis D_6 voll bestätigt. Die Injektion sollte aber im Abstand von 3–4 Tagen jeweils wiederholt werden.

Die lange bestehenden Nierenerkrankungen, die vom Tierbesitzer oft nicht erkannt werden und mit dem Bemerken gemeldet werden, daß wahrscheinlich eine Herzerkrankung vorliege, weil das Tier in jeder Phase seiner täglichen Bewegung langsam und matt sei, stimmt in gewisser Weise. Jedoch ist die chronische Nierenerkrankung verschiedener Art die auslösende Ursache dieser Herzirritation, die sich in Tachycardie, Extrasystolen etc. äußert. Mit einem fast spezifisch wirkenden homöopathischen Mittel ist dieser vielfach therapieresistente Zustand zu regulieren oder wenigstens zu kompensieren, so daß sich eine eingeschränkte Benutzung voll verantworten läßt. Weibliche Tiere können belegt werden, Pferde können in privater Reitgewohnheit geritten werden, Hunde versehen weiterhin in ständiger Intensität ihren Wach- oder Jagddienst.

Das Mittel ist *Spartium scoparium*, die Besenginster. Seine oft überraschende Wirkung bei diesem Leiden ist bemerkenswert. Die sekundär aufgetretenen Herzbeschwerden verschwinden unter Spartium scoparium in übersehbarer Zeit, so daß eine volle Leistungsfähigkeit vorgetäuscht werden kann. Hierauf muß der Tierbesitzer aufmerksam gemacht werden, damit er nicht bei der ersten zu großen Belastung eine Enttäuschung erlebt. Die Dosierung liegt zwischen der Urpotenz Θ und der D_2, wenn peroral behandelt werden soll, bei der D_3 in der Injektionstherapie. Es muß aber zum Abschluß bemerkt werden, daß die Herzschäden, wenn sie allein auf Überbelastung beruhen, auf Spartium scoparium kaum ansprechen. Hierfür müssen andere Similia gefunden werden.

Bei der Besprechung der chronischen Nephritiden muß unbedingt auch auf *Acidum formicicum* hingewiesen werden, das in jedem Fall die Reaktionsbereitschaft des Organismus wieder aktiviert und so wesentlich zur Wirksamkeit der homöopathischen Mittel beiträgt. Wie vorne beschrieben, hat sich die Injektion der D_6 als Formidium® wie bei allen chronischen Erkrankungen, so auch hierbei bewährt. Es sollte eine Folge von mehreren Injektionen gegeben werden, die im Abstand von 3–8 Tagen gemacht werden müssen, je nach der vorliegenden Phase der Erkrankung. Bei absolut indolenter Phase gegenüber den Arzneimitteln ist eine öftere Wiederholung zu empfehlen, bei guter Reaktivität sollte seltener gespritzt werden, Dosis je nach Tierart: 1–5 ml sc.

Schwere Krankheitsbilder findet man ausgehend von Erkrankungen der Blase und Niere, wo durch die Pyelocystitiden und Pyelonephritiden allgemeine Beschwerden auftreten, die den Gesundheitszustand der Tiere stark beeinflussen können. Neben dem durch Pustel- und Quaddelbildungen hervorgerufenen Juckreiz über den ganzen Körper, sind es die wechselnden Muskel- und Gelenkschmerzen, die das Tier in ständige Unruhe versetzen und es keine Ruhe finden lassen. In einigen Fällen tritt auch ein trockenes Ekzem auf, das von erheblichem Haarausfall begleitet ist. Besonders Hunde und Pferde werden hiervon betroffen. Ein ständiger Harndrang liegt vor, der mit Schmerzhaftigkeit verbunden ist und bei dem ein schleimiger Harn mit erheblichem Eitergehalt abgesetzt wird. Die Blasentenesmen klingen nur langsam ab. So sind auch wohl das Gliederzittern und die bei jeder Berührung schmerzenden Muskelpartien zu erklären. Das bei diesem Gesamtkomplex wirksame Mittel ist in der in Zentralafrika und im nördlichen Südamerika wachsenden Liliacee *Sarsaparilla* zu sehen, das in niedrigen Verdünnungsstufen (D_3) als peroral zu gebendes Mittel seine Wirkung entfaltet oder als D_4–D_6 1–5 ml sc. je nach Tierart mit zwei- bis dreimaligen Wiederholungen in zweitätigem Abstand mit Erfolg zu verwenden ist. Die gemeinsame Verabreichung von Formidium D_6 intensiviert die Wirkung von Sarsaparilla. Formidium sollte in diesem Falle zweimal in der Wochze eingesetzt werden, im ganzen vier Injektionen.

Bei der Besprechung der Erkrankungen des Harnapparates sollen noch drei Mittel erwähnt werden, die sowohl in der Humanmedizin als auch in der Veterinärmedizin verwendet werden. In vielen Fällen steht die Prostata mit ihren Erkrankungsformen im Vordergrund, wobei die Prostatahypertrophie einen breiten Raum einnimmt. Da meistens ältere Tiere von der Hypertrophie befallen werden, ist es verständlich, wenn auch die Wirbelsäule im Krankheitsbild eine Rolle spielt. Ein in diesem Krankheitskomplex auch auf die Wirbelsäule wirkendes Mittel ist die in Südamerika wachsende Solanacee *Pichi-Pichi*. Sie hat sich besonders in der Humanmedizin erfolgreich einsetzen lassen. In der Veterinärmedizin ist sie mehr für die Hundepraxis zu empfehlen, wo sie bei alten Hunden diesen Gesamtkomplex sehr nachhaltig bessern kann. Die D_2 oder die D_3 ist eine bewährte Verdünnung. Als Injektion ist die D_4 zu empfehlen, die zwei- bis dreimal wöchentlich, im ganzen 3–4 Injektionen, je nach Größe der Tierart 2–6 ml sc. gemacht wird. Pichi-Pichi ist in der Veterinärmedizin ein wenig bekanntes Mittel. Es sollte aber wegen der überzeugenden Wirkung in der Humanmedizin auch bei den Tieren vermehrt eingesetzt werden.

Ein weiteres bisher kaum eingesetztes Mittel in der Tierheilkunde ist *Chimaphila umbellata*, doldenblütiges Wintergrün, auch Winterlieb genannt, das als Spezifikum bei Cystitiden im chronischen Stadium und bei der Prostatahypertrophie anzusehen ist. Die Hunde sind besonders ansprechbar für deren Wirksamkeit. Da bei den chronisch-eitrigen Blasenerkrankungen fast immer die Prostata mit ergriffen ist, sollte dieses Spezifikum nicht übergangen werden. Es ist ein in der Homöopathie „junges Mittel", das erst wenige AMP hinter sich hat und deshalb in der Hauptsache auf empirischer Basis einzusetzen ist. Trotz der kurzen Benutzungszeit ist aber immer eine Bestätigung seiner Wirksamkeit beobachtet worden. Infolge dieser Tatsachen ist die niedrige Verdünnungsstufe vornehmlich einzusetzen, da ein genaues AMB durch intensive AMP noch nicht erstellt worden ist. D_2, eventuell sogar die Urpotenz Θ, ist als perorale Gabe zu empfehlen. Die Erfahrungen liegen bei der peroralen Gabe, wogegen die Injektion als D_4 einer weiteren Klärung bedarf. Wegen der tiefen Verdünnung ist eine längere Verabfolgung notwendig, obwohl die Besserung schon nach wenigen Tagen einsetzt. Die Wirkung des dritten Mittels dieser Gruppe beschränkt sich auf Prostata, Blase, Hoden und den Uterus. Wegen seiner intensiven Wirkung wird es gern als „homöopathischer Katheder" bezeichnet, da der Harnabsatz bei der Prostatahypertrophie sehr glatt vonstatten geht. Bei den Hunden ist *Sabal serrulatum*, die Zwergpalme, in ihrer Wirksamkeit besonders auffällig: schon nach wenigen Tagen geht der Harnabsatz problemlos vor sich und der bisher beobachtete „Bleistiftstuhl" nimmt wieder normale Größe an. Oft findet man bei der Sabal serrulatum-Indikation eine Hyperthyreoidose, die den Rüden fast pausenlos hüsteln läßt und ihn zu großer Unruhe zwingt. Dieser gesamte Krankheitskomplex wird von Sabal serrulatum erfaßt und innerhalb kurzer Zeit dauerhaft reguliert. Die Wirkung ist ähnlich der von Pareira brava, setzt aber schneller und intensiver ein. Pareira brava hat gegenüber Sabal serrulatum den Vorteil, daß es bei großer Harnretention einen fast momentanen Harnabsatz ermöglicht.

Bei der Betrachtung dieses gesamten Krankheitsgebietes der Nieren und Blase mit ihren angrenzenden Organen wird man immer wieder mit Erstaunen feststellen müssen, daß in den homöopathischen Mitteln eine hohe therapeutische Kraft liegt, die richtig eingesetzt eine umfassende Regulierung des in seiner Gesamtheit irritierten Organismus bewirkt. Dieses ist vielfach gerade bei den schwer zu therapierenden Nieren- und Blasenerkrankungen zu beobachten, weil diese nach der homöopathischen Therapie in der Regel rezidivlos bleiben.

7 Mittel bei Erkrankungen der Fortpflanzungsorgane

Bei den Erkrankungen der Fortpflanzungsorgane steht die Unfruchtbarkeit und ihre Behandlung weit im Vordergrund, denn nur Tiere mit gesunden Fortpflanzungsorganen sind in der Landwirtschaft, in der Zucht, im Sport und im sonstigen Zusammensein mit den Menschen wertvolle Begleiter. Man muß daher die Nutzungsmöglichkeit beachten, wenn auch bei den Luxustieren der Besitzer nicht unbedingt die Verwendung zur Zucht will. Aber die Verantwortung dem Tier gegenüber in seinem Leiden ist in die Waagschale zu legen, wieweit man hier therapeutisch vorgehen darf oder muß, um dem Tier zu helfen. Da ist in manchen Fällen die Homöopathie, weil sie nur einen hinhaltenden Erfolg bringen könnte, durch schulmedizinische Methoden zu erweitern. Es gibt aber eine Unzahl von Erkrankungen, bei denen die Homöopathie der Schulmedizin überlegen ist und zwingend eingesetzt werden sollte. So ist die Forderung der jungen Generation der Tierärzte sehr ernst zu nehmen, daß die Lehrinstitute die Homöopathie als Lehrfach mit Prüfungsverpflichtung anbieten sollten. Vor allen Dingen ist auf die Unfruchtbarkeitsbehandlung sowohl der weiblichen als auch der männlichen Tiere hinzuweisen, denn die offizielle Medizin mit ihrer etwas einfallslosen Hormonbehandlung hat nicht allzu überzeugende Erfahrungen aufzuweisen. Doch sollen die Erkenntnisse auf dem Gebiet der Hormonforschung nicht verkannt werden, für die Unfruchtbarkeit eines Tieres aber sind weitaus mehr Faktoren verantwortlich, als durch die Substitution oder das Timing hormoneller Art reguliert werden können. Bei der Therapie der Unfruchtbarkeitsbehandlung ist ausschlaggebend, daß der normale Ablauf der Zyklen wieder hergestellt und nicht nur eine einmalige Trächtigkeit erzielt wird, die bei der nächsten Brunst eine neuerliche Behandlung erfordert. Hier ist auch an die Vernunft der Züchter zu appellieren, nicht nur die Leistung eines Tieres als Maßstab anzusetzen, sondern vor allen Dingen die vitale Möglichkeit desselben als Maßstab zu setzen, ob eine Unfruchtbarkeitsbehandlung durchgeführt werden soll oder nicht. Die schon bedrohliche Kurzlebigkeit z.B. der Kühe, die nach zwei oder drei Kälbern abgesetzt werden müssen, sollte als Warnung wohl beachtet werden.

Für die vitale Qualität ist die homöopathische Behandlung ein nicht zu unterschätzender Faktor, da durch die Wirkung der homöopathischen Mittel keinerlei Belastung des Organismus provoziert wird, sondern die biologische Sequenz als solche unterstützt wird. Diese Gedankenführung sollte zwischen Tierbesitzern und Tierarzt geklärt werden, bevor ein Tier wegen Unfruchtbarkeit behandelt wird.

Bei der Erkrankung der Fortpflanzungsorgane muß die konstitutionelle Verfassung in den Therapieplan einbezogen werden, ohne ihr eine Übergewichtung zu geben. Die konstitutionell wirkenden Mittel sind immer nur Begleittherapie, niemals allein wirksame Therapeutika, wie dieses auch in dem Abschnitt über die konstitutionell wirkenden Mittel betont worden ist. Bedeutung hat die Konstitution in der Hinsicht, als daraus erkannt werden kann, ob eine Unfruchtbarkeitsbehandlung erfolgreich sein kann oder nicht. Diese Klärung spielt besonders bei den männlichen Tieren eine Rolle, weil es meistens erst dann festgestellt werden kann, ob ein männliches Tier fruchtbar ist oder nicht, wenn es sicher ist, ob die weiblichen Tiere nach der Bedeckung oder Besamung tragend oder güst sind. Die bei der künstlichen Besamung stets vorgenommene Spermauntersuchung gibt eine gewisse Garantie, trotzdem kommen immer wieder Fälle vor, die trotz positiver Spermauntersuchung unfruchtbar sind. Was ist in einem solchen Fall zu unternehmen, um das wertvolle Tier für die Zucht zu erhalten, wenn die Stammbaumanalyse günstig ist? Ob eine Möglichkeit besteht die Ursachen dieser mangelnden Befruchtung zu erkennen, muß intensiv untersucht werden. Vor allen Dingen ist die ständige Entwurmung unter die Lupe zu nehmen, die eventuell als auslösender Faktor einer Unfruchtbarkeit in Frage kommen könnte. Es sollte daher gefordert werden, daß bei der Analyse der Wurmmittel auf diesen Punkt bei der Zulassung besonderer Wert gelegt wird. Sollte hier ein Grund liegen für die mangelnde Spermiogenese, so ist auch mit der homöopathischen Therapie ein Erfolg zu erreichen. Als ein fast sicher wirkendes Mittel ist in diesem Fall *Ginseng*, mit dem botanischen Namen Aralia quinquefolia, zu nennen, das in tiefer Verdünnung einen deutlichen Wandel schafft. Für den Einsatz von Ginseng ist zu beachten, daß die männlichen Tiere mit einer scheinbar heftigen Libido sich dem weiblichen Tier nahern und dann, wenn sie dieses decken sollen, plötzlich kein Interesse mehr zeigen. Der eventuell schon ausgeschachtete Penis wird wieder schlaff und es besteht keine Möglichkeit mehr, den Deckakt auszuführen. Für alle Tierarten ist die tiefe Verdünnungsstufe anzuwenden: D_3 oder $D_{2(1)}$. Diese Verdünnungen sollten per os gegeben werden. Im ganzen wäre die Menge von 10–20 ml erforderlich, um eine dauernde Heilung zu erzielen. Nun könnte der Gedanke aufkommen, daß durch die künstliche Besamung diese Probleme entfielen, da eventuell eine Elektroejakulation die Möglichkeit bietet, die Besamung durchführen zu können. Aber lügt man sich damit nicht in die eigene Tasche, weil man damit doch der Verbreitung der sexuellen Schwäche Vorschub leistet, da das Verhalten des männlichen Tieres bei dem weiblichen nicht festgestellt werden kann? Die Geschlechtsorgane haben nicht nur die eine Funktion der Fortpflanzung, sondern aktivieren auch den Gesamtorganismus und tragen somit zur Charakteristik des Tieres bei. Man findet bei dieser Störung weitere Symptome der irritierten nervösen Versorgung des gesamten Organismus. U.a. die schon mehrfach erwähnte Entsprechung am Körperende und an den vorderen Körperpartien: In vielen Fällen bei der Ginseng-Indikation in der Mundschleimhaut Erosionen, die einen üblen Mundgeruch verbreiten; auch Störungen im peripheren Nervensystem treten als Begleiterscheinung auf, weswegen oft die mangelnde Libido auf Störungen im Bewegungsapparat geschoben wird. Hierdurch kann man auch in vielen Fällen gewisse Angstzustände bemerken, die vor dem weiblichen Tier zu bestehen scheinen. Dieser Gesamtkomplex wird durch Ginseng umfassend geregelt.

Während bei den Gingsengfällen anatomisch keine Veränderung festzustellen ist, hat man für andere Erkrankungen der männlichen Geschlechtsorgane oft tiefgreifende Veränderungen. Die Orchitis und die Epididymitis gehen mit starken Umfangsvermehrungen und großer Schmerzhaftigkeit einher. Obwohl sie in den wenigsten Fällen für eine Unfruchtbarkeit verantwortlich zu machen sind, so hindern sie doch das männliche Tier am Deckakt allein schon wegen der Schmerzhaftigkeit. Diese entzündlichen Prozesse sind besser ohne ein Chemotherapeutikum zu beheben, deren Einsatz eine Typendifferenzierung der Erreger verlangt. Die homöopathischen Mittel bedürfen nicht der Differenzierung der Infektionserreger, sondern der klare klinische Befund mit den Ursachen und die Entwicklung des Prozesses ist entscheidend für die Mittelwahl. Bei Unfällen, z.B. durch Schlag oder Tritt eines anderen Tieres oder bei Überspringen irgendeines Hindernisses, das zum Anschwellen der Hoden oder Nebenhoden führt, hat sich immer wieder Arnica bewährt. Man gibt es als D_3 entweder als sc-Injektion oder 3–4mal am Tage über die Mundschleimhaut. Das eventuell aufgetretene Hämatom trocknet in einigen Tagen völlig ein. Ist die Ursache unklar, so kann zu Arnica noch Belladonna D_4 gegeben werden am besten als Injektion. Wenn es die Situation erlaubt, sind auch Auflagen mit einer verdünnten Arnica-Tinktur sehr nützlich, um vor allen Dingen die große Schmerzhaftigkeit schnell zurückzubringen.

Bei den entzündlichen Erkrankungen, die durch auf- oder absteigende Infektion zustande kommen, ist durch Lachesis D_8 oder bei Kleintieren D_{12} schnelle Hilfe zu erwarten. Es wird je nach Tierart 1–5 ml sc. injiziert. Diese Injektion muß jedoch nach ein bis zwei Tagen wiederholt werden. Dazu hat sich *Aurum jodatum* D_4 oder als Injektion D_8 oder D_{12} bewährt. Aurum ist bei allen drüsigen Organen vorteilhaft einzusetzen, so auch bei der Orchitis oder Epididymitis, wobei der Jodanteil in dieser Verbindung maßgeblich zum Tragen kommt. Für Aurum-Fälle ist stets die Allgemeinsituation zu beachten: Die Tiere machen einen abgeschlagenen Eindruck, fast melancholisch. Die Bewegung ist erheblich eingeschränkt. Auffallend sind die stark aufliegenden Hautvenen, wodurch die Stauung der Venen des Genitalapparates verständlich ist. Das Herz ist durch arterielle Stauungen belastet und kompliziert diesen an und für sich lokalen Krankheitszustand. Auf jeden Fall ist Aurum jodatum in Verbindung mit Lachesis als Therapie außerordentlich zufriedenstellend.

Bei den nicht schmerzhaften Hodenschwellungen, die u.U. einen Hoden um das Doppelte vergrößern und die Beweglichkeit behindern, ist für eine gesteigerte Harnmenge zu sorgen, wie es mit Pareira brava oder Sabal serrulatum möglich ist. Als Ursache kann vielfach eine Erkältung oder auch eine latente grippale Infektion angesehen werden. In diesen Fällen ist beim Fieber vielfach ein Typus inversus zu beobachten. Beide homöopathischen Mittel lassen sich die Tiere bald wieder in normaler Weise bewegen. Wie bereits vorne angegeben, sind die tiefen Verdünnungen am wirksamsten.

In allen Fällen von Vergrößerungen der Hoden sollte die Kastration erst als letzte Maßnahme herangezogen werden. Die meisten Fälle dieser Art sind mit der homöopathischen Therapie in Ordnung zu bringen.

Erkrankungen der weiblichen Geschlechtsorgane werden oft nur durch die Unfruchtbarkeit erkannt. Aber auch die Tiere, bei denen es nicht um die Fruchtbarkeit, sondern um die einfache Gesundheit geht, sind vielfach mit schweren, manchmal lebensbedrohenden Krankheiten behaftet. So sind die Metritiden, Pyometren und Adnexitiden hier einzuordnen und intensiv zu behandeln.

Die Dauerbrunst kann bei allen Tierarten ein großes Problem darstellen und die Tiere zu schwierigen Faktoren innerhalb der Herde oder der Familie werden lassen. Die bei den Rüden oft beobachtete übermäßige Triebhaftigkeit, wenn in ihrer Nähe läufige Hündinnen sind, wird durch *Agnus castus* D_2 erheblich eingeschränkt. Oft ist bereits nach der ersten Gabe eine immer deutlicher werdende Interessenlosigkeit zu bemerken. Auch bei Hündinnen ist dieser Effekt mit Agnus castus zu erzielen, nur sollte man bei den weiblichen Tieren höchstens die D_3, besser die D_4, einsetzen, da die tiefgreifende Wirkung alle Schleimhäute erfaßt. Es kommt bei den Hündinnen nicht auf die völlige Unterdrückung der übermäßigen Brunsterscheinungen an, sondern auf die Normalisierung derselben. Meistens ist bei dieser übermäßigen Brunst die zystische Entartung der Ovarien ein begleitender Faktor. Bei den Großtieren ist durch manuelles Abdrücken dieser Zysten (Vorsicht bei der Stute!) eine Basistherapie eingeleitet, bei der die erneute Bildung dieser Zysten medikamentös verhindert werden muß. Bei dieser Indikation hat sich *Apis mellifica*, die Honigbiene, als D_4-Injektion bewährt. Die rechtsseitige Affinität ist hierbei zu beachten. Zystenbildung kann durchaus in den Kreis der allergischen Reaktionen eingeordnet werden, obgleich die hormonelle Imbalanz in der Hauptsache verantwortlich gemacht wird. Es bleibt aber die Frage ungeklärt, wie es zu dieser Irregulation gekommen ist. Die therapeutische Erfahrung mit den homöopathischen Mitteln läßt Rückschlüsse zu auf die eigentliche Causa. Die Wirkung von Apis bei den verschiedenen Erkrankungen zeigt, daß deren eigentliche Ursache fast immer in einer Allergie-Bereitschaft zu suchen ist. Da Apis bei der Zystenbildung an den Ovarien eine klare Wirkung in therapeutischer Hinsicht zeigt, kann angenommen werden, daß auch hier die Ursache für die Erkrankung in einer Allergie-Bereitschaft zu liegen scheint.

Ein anderes Mittel bei der Dauerbrunst ist *Aurum*, das als Aurum metallicum oder als Aurum chloratum eingesetzt wird. Klinisch ist festzustellen, daß die Ovarien stark vergrößert und mit einer Anzahl kleiner und mittlerer Zysten übersät sind. Der Uterus ist vergrößert; es hat den Anschein, als sei er plethorisch gestaut, wie überhaupt im Becken eine erhebliche Blutfülle festzustellen ist. Bei dem Einsatz von Aurum und seinen verschiedenen Verbindungen ist der Konstitutionstyp zu beachten. Die grobknochigen, schweren Tiere sprechen darauf am besten an: die schweren Kaltblüter, bei den Kühen die Simmentaler, bei den Hunden die Bernhardiner, Berner Sennenhunde, die Leonberger und die Neufundländer.

Da es sich bei dieser Dauerbrunst um eine chronische Erkrankung handelt, muß nach einer einleitenden Injektion von D_8 unbedingt peroral eine weitere Applikation vorgenommen werden mit Aurum D_6. Dieses muß über längere Zeit gegeben werden, führt aber in einem hohen Prozentsatz zum Erfolg. Bei der „Brüllerkrankheit" der Kühe bessert Aurum auch die psychischen Beschwerden, so daß die Tiere weiterhin in der Herde gehalten werden können. Bei Tieren mittleren Alters ist in den meisten Fällen auch wieder eine Trächtigkeit zu erzielen, was insofern günstig ist, weil von dieser Störung meistens die besten Tiere des Bestandes betroffen werden. Das gleiche Brunstproblem kann aber auch bei den leichteren Rassen auftreten und eine Behandlung notwendig machen. Hier sollte man nicht Aurum anwenden, sondern *Bufo*, das Hautgift der Kröte Bufo rana (vulgaris *Laur*) in homöopathischer Zubereitung. Nach einer einleitenden Injektion von Bufo D_{12} muß auch in diesem Fall peroral weiter behandelt werden. Man nimmt dazu die D_8, die auch über eine längere Zeit hinweg gegeben werden muß. Beide Formen der Dauernbrunst bei den unterschiedlichen Tierarten sind aber behandlungsmäßig mit einer Injektion von Apis D_{12} einzuleiten. Es hat den Anschein, als ob durch Apis der Organismus reaktionsbereiter für die nachfolgende Therapie gemacht wird, was wiederum auf die Zusammenhänge mit einer Allergiebereitschaft hinzuweisen scheint.

Im Rahmen der homöopathischen Behandlung dieser Tiere muß noch ein Faktor erwähnt werden: Die Tiere dürfen nicht isoliert werden, da sie dann wegen eines psychoseähnlichen Verhaltens bösartig werden können. Pferde sollte man in dieser Zeit nicht reiten, sondern nur longieren, dieses aber ausgiebig, denn die Bewegung mit ihrer erhöhten Durchblutungsanforderung ist unterstützend für die medikamentöse Behandlung. Kühe und Rinder können in der Herde belassen werden, weil bald eine Beruhigung eintritt. Bis dahin aber sollten sie in einem Anbindestall mit anderen Tieren gehalten werden. Hunde sind an der Leine zur Arbeit, Jagd, Schutzausübung oder Hütetätigkeit heranzuziehen.

Bei den Hündinnen ist noch ein psychisches Moment zu beachten: Trotz der „Scheinläufigkeit“ fallen sie vielfach in kurze Phasen der Demenz. Sie streben dann irgendwo hin, völlig außer „Verstand“, manchmal verkriechen sie sich für eine kurze Zeit. Bei dieser Phase ist höchste Aufmerksamkeit vonnöten, da die Hündinnen zum – sit venia verbi! – Suizid neigen. Sie ertränken sich in einem Teich oder hängen sich beim Springen über eine Mauer an ihrer Leine selber auf. Diese ernsten Fälle wurden in praxi beobachtet. Stellt man diese Anomalität fest, dann ist das Simile für diese Tiere *Platinum* als D_{12}. Es wird zwei- bis dreimal am Tage eingegeben entweder 5–10 Tropfen oder 1–2 Tabletten. Unter dieser Medikation normalisiert sich der psychische Zustand bald und man hat dann wieder seine fröhliche Hündin, bei der auch die Läufigkeit verschwunden ist.

Grade für die psychischen Verhaltensformen der Tiere bei dieser hormonalen Störung hat man mit den homöopathischen Mitteln wirksame Medikamente in der Hand, mit denen man den Tieren und auch dem Besitzer viele Unannehmlichkeiten ersparen kann.

Als eine weitere Störung durch hormonelle Imbalanzen ist die Pyometra der Hündinnen anzusehen, die oft mit einer Lactatio falsa einhergeht. Die psychische Situation dieser Tiere ist vielfach bedauernswert: sie wimmern, suchen nichtgeborene Kinder, haben echte Wehen und ein strammes Gesäuge voller Milch. Der Zeitpunkt des Auftretens der Scheinträchtigkeit ist innerhalb eines gewissen Zeitraumes von 6–8 Wochen nach der Läufigkeit. Obwohl in vielen homöopathischen Veröffentlichungen die konstitutionellen Typenmittel empfohlen werden, ist aus der Erfahrung zu sagen, daß diese Erkrankung nicht allein über die Konstitutionsmittel zu beherrschen ist. So hat man bei ausgesprochenen Pulsatilla-Typen zur Regulierung der Scheinträchtigkeit kaum einen Erfolg mit diesem Mittel zu verzeichnen. Diese Krankheit hat doch, neben der psychischen Belastung – welche schwere Krankheit hat dieses nicht? – einen ganz festen organischen Hintergrund, der auch dementsprechend behandelt werden muß. Die durch die Arzneimittelprüfungen erstellten Arzneibilder sind in diesem Fall die feste Grundlage für die erfolgreiche Behandlung. Zunächst hat sich immer wieder *Ignatia*, die Ignatiusbohne, in homöopathischer Zubereitung bewährt. Dieses Mittel hat in seinem Arzneimittelbild eigentlich alle Symptome, die wir auch – auf die Hündin übertragen – bei der Scheinträchtigkeit finden. Die Wirkung auf das weibliche Genitale ist typisch für Ignatia. Es ist allgemein medizinisch bekannt, daß weibliche Tiere mit irgendwelchen Erkrankungen an Ovar oder Uterus mit psychischen Abartigkeiten reagieren. Eine belastende Enttäuschung spiegelt sich in der Scheinträchtigkeit wieder: dem krampfartigen Würgen bei leeren Magen beim Menschen stehen die krampfartigen Wehen bei leerem Uterus der Hündinnen gegenüber. Die Schreckhaftigkeit und die damit wechselnde Melancholie ist als typisches Symptom auch bei den betroffenen Hündinnen zu bemerken. Alle die bekannten Symptome der Scheinträchtigkeit werden in vielen Fällen durch Ignatia behoben. Man gibt dieses Mittel in der D_4 peroral 3–5mal täglich 10 Tropfen auf einem kleinen Leckerbissen.

Die Wirkung von Ignatia wird intensiv unterstützt durch das homöopathisch aufbereitete *Secale cornutum*, das Mutterkorn. Auch für den Einsatz dieses Mittels ist die Arzneimittelprüfung richtungsweisend. Der Einsatz massiver Mutterkornpräparate ist in der Gynäkologie verbreitet. Die Wirkung erstreckt sich auf den Uterus und die Gefäßnerven und damit besonders auf die Gefäßwand. Hier wirkt es aktivierend bei Wehenschwäche und den damit zusammenhängenden Problemen. Die bei der Scheinträchtigkeit vorkommenden Symptome werden von dem homöopathischen Secale cornutum zur Norm gebracht. So ist dieses Mittel eine wertvolle Hilfe bei der Behandlung der Pseudogravidität. Auch die psychischen Störungen werden behoben, wie sie im Arzneibild ganz klar zu beobachten sind. In der Kombination dieser beiden Mittel hat man eine ideale Form der Therapie der Scheinträchtigkeit: Während sich bei Ignatia das Verhalten in einer mehr psychischen Irritation äußert (Scharren, Graben von Löchern), greift Secale cornutum ganz real die fruchtlosen Wehen und die Schmerzhaftigkeit derselben an. Das Mutterkorn ergänzt also die psychische Wirkung von Ignatia in sehr intensiver Form.

Es soll aber noch ein anderes Mittel bei der Scheinträchtigkeit, wenn eine Lactatio falsa vorliegt, erwähnt werden: *Asa foetida*, der Stinkasamt, der als D_4 eingesetzt wird, wenn das Gesäuge prall gefüllt ist. Auf dieses Symptom weist eine Beobachtung bei der AMP hin, bei der selbst Männer eine Brustdrüsenschwellung bekamen und sogar Milch absonderten. Außerdem werden die lanzinierenden Schmerzen bei den vergeblichen Wehen beruhigt. Die Hündinnen ziehen sich wimmernd zusammen und nach Abklingen des Schmerzes strecken sie sich ausgiebig.

Bei der Behandlung dieser Erkrankung sollten allerdings jeweils nicht mehr als zwei Mittel gleichzeitig eingesetzt werden, um nicht eine unkontrollierbare Wirkung zu haben. Das ständig zu gebende Mittel sollte Secale cornutum sein. Dazu muß je nach dem Symptomenbild das eine oder andere Mittel zusätzlich gegeben werden: Wenn die psychischen Symptome im Vordergrund stehen, ist Ignatia das richtige Mittel, stehen aber die Schmerzattacken sichtbar im Vordergrund bei prall gefülltem Gesäuge, hat man in Asa foetida ein erfolgreiches Mittel zur Verfügung. Zur Applikation ist zu sagen, daß alle drei Mittel peroral gegeben werden. Und zwar drei- bis viermal am Tage 10–15 Tropfen je nach Größe des Hundes. Man wird mit Erstaunen feststellen können, daß hiermit diese so lästige Störung innerhalb weniger Tage in einem kaum wahrnehmbaren Zustand zurückgebildet ist.

Die einfachen Metritiden, die in den meisten Fällen für die Tiere keine Belastung darstellen, wohl aber für die gewünschte Trächtigkeit ein Hindernis sind, werden homöopathisch günstig behandelt. Dabei sollte das Augenmerk auf das Alter des Tieres gerichtet werden, da für jede Altersgruppe eine unterschiedliche homöopathische Behandlung notwendig ist. In den meisten Fällen ähneln sich die klinischen Erscheinungen weitgehend. Der Unterschied besteht darin, daß die vorliegenden Symptome eine andere Ursache haben. Eine mangelhaft schließende Scheidenöffnung ist bei jungen Tieren anders zu beurteilen als bei alten Tieren, bei den ersteren besteht eine größere Wahrscheinlichkeit, daß durch die medikamentöse Therapie die Spannung der elastischen Fasern wieder hergestellt wird, während bei alten Tieren dieses meistens nicht mehr möglich ist. Damit ist schon eine gewisse Voraussage des Erfolges möglich. Das bei jungen Tieren einzusetzende Mittel ist in erster Linie *Pulsatilla* D_4. Für deren Einsatz kommt im Lebensrhythmus des Tieres eigentlich alles zu spät: Die Brunst, sowohl die erste als auch die weiteren, die manchmal völlig ausbleiben; während der Laktation ist das Einschießen der Milch stets verzögert, später ist die Milchmenge dann erhöht. Das Aufstehen zum Fressen geht langsamer vor sich, als bei ihren Stallgenossen. Hündinnen machen stets noch einen Bogen, wenn man sie ruft, kommen dann aber freudig an und wollen dafür auch einen Leckerbissen haben. Pulsatilla ist ein Typenmittel, also, wie vorne bereits beschrieben, selten als alleiniges Mittel therapeutisch voll wirksam. Es benötigt fast immer ein weiteres Mittel, um die volle Regeneration zu bewerkstelligen. Auch hier charakterisiert es das Tier, das Pulsatilla benötigt: es braucht einen „Partner", an den es sich anschmiegen kann, also ein zweites Mittel. Um die katarrhalische Metritis zum Ausheilen zu bringen, ist die volle Sexualfunktion notwendig. Es sollte daher mit *Aristolochia* D_2 oder D_3 gekoppelt werden, um diese Funktion zum Einsatz zu bringen. Beide Mittel sind peroral zu geben und nach Verlauf von ca. 5 Tagen mit einer Injektion beider Mittel abzuschließen. In den zusammengesetzten Mitteln Oestrovetsan® und Metrovetsan® findet man die ideale Kombination beider Mittel, so daß in diesem Fall auf die Anwendung dieser beiden Spezialitäten hingewiesen werden soll.

Bei älteren Tieren ist eine andere Situation zu beachten: Die normalerweise langsam fortschreitende Erschlaffung der Gewebe ist natürlich auch an den Geschlechtsorganen dieser Tiere zu erkennen. Es handelt sich hier also nicht um eine krankhafte Störung, sondern um eine natürliche Gegebenheit. Da ist in vielen Fällen die Frage zu stellen, ob man eine Behandlung vornehmen oder diesen Altersvorgang gewähren lassen soll. Vornehmlich hat man diesen Prozeß bei weiblichen Tieren, die mehrfach geboren haben und, da diese dann meistens gute Vererber sind, bis zur letzten Möglichkeit ausgenutzt werden. Mit dem Tierbesitzer ist daher die Frage zu klären, ob eine weitere Zuchtbenutzung angestrebt werden soll oder es lediglich um das Wohlbefinden des Tieres geht.

Bei dem Absinken der weiblichen Geschlechtsorgane kommt es in den meisten Fällen zu schmerzhaften Verlagerungen, unter denen die alten Tiere leiden. Aus diesem Grunde muß unbedingt eine Behandlung vorgenommen werden, auch wenn das Tier nicht mehr zur Zucht verwendet werden soll. Die Erschlaffung weist auch bei alten Tieren auf Pulsatilla hin, das in seinem Arzneimittelbild diese mangelnde Spannungsfähigkeit aller Gewebe hat. Wieder ist die D_4 die affine Verdünnungsstufe, die als Injektion zu Beginn der Therapie gemacht werden sollte. Als wichtiges Hauptmittel hierbei aber ist *Sepia* (Sepia officinalis, Tintenfisch, Inhalt des Tintenbeutels) anzusehen, in dessen Arzneimittelbild sich die meisten Symptome finden, die bei dieser Störung am Tier festgestellt werden. Wegen der bei der Bewegung stets auftretenden Schmerzen werden diese Tiere unleidlich im Umgang mit dem Menschen und mir ihren Artgenossen. Das merkwürdige innerhalb dieses AMB aber ist, daß im Laufe einer Bewegung die Beschwerden geringer werden. Vielleicht tritt in der durch die Bewegung geförderten Durchblutung eine bessere Spannung in den Organen auf. Vielfach findet man einen unspezifischen Ausfluß, der auf Antibiotika nicht reagiert, wohl aber nach der Behandlung mit der Kombination der beiden angeführten Mittel langsam verschwindet. Mit der lokalen Anwendung irgendeines Mittels sollte sehr vorsichtig umgegangen werden, da dadurch vielfach Schäden am Uterus provoziert werden in Form von Schleimhautkatarrhen, die in den meisten Fällen therapieresistenz sind. Auch homöopathisch ist dann mit großen Schwierigkeiten zu rechnen. Richtungsweisend für den Einsatz von Sepia ist noch ein etwas penetranter Geruch, der sich besonders nach einer Bewegung zeigt. In der Hauptsache findet man diese Zustände bei Tieren, die vielfach Geburten hinter sich haben, wie Zuchthündinnen und auch alte Kühe, wenn sie, wie es früher eigentlich die Regel war, zehn bis zwölf Kälber zur Welt gebracht haben. Bei den Stuten ist die hemmungslose Zuchtausnutzung nicht an der Tagesordnung. Deswegen kommen die Sepia-Fälle in der Pferdepraxis kaum vor. Sollte aber doch einmal bei einer älteren Stute versucht werden, eine Trächtigkeit zu erreichen, so ist der lokale Befund genau zu klären. Eine bereits vorliegende Erschlaffung zeigt, daß innerhalb kürzerer Zeit mit keiner Trächtigkeit gerechnet werden kann. Die Behandlung mit Sepia muß in diesem Fall durch *Sanguinaria* (Sanguinaria canadensis), kanadische Blutwurzel, erweitert werden, die speziell die Durchblutung der weiblichen Geschlechtsorgane reguliert. Die eventuell vorliegenden rheumatischen Beschwerden der Muskeln und Gelenke werden damit ebenfalls weitgehend reguliert. Ein Hinweis, der aber nicht unbedingt vorliegen muß, ist in einem trockenen Fell zu sehen, das aus Fettmangel nur schwach glänzt. Bei den Stuten ist auch Pulsatilla nicht notwendig, da in diesem Fall Sanguinaria die Wirkung von Pulsatilla übernimmt. Bei den alten Stuten hat man auch vielfach Atembeschwerden, die auf eine gewisse Stauung in der Lunge zurückzuführen sind und die ebenfalls durch Sanguinaria weitgehend gebessert werden. Es ist allerdings alles im Rahmen des Gesamtarzneimittelbildes zu betrachten. Hier hat man eine typische homöopathische Reaktionsform, die den ganzen Organismus umfaßt, aber niemals isoliert auftretende Symptome zu regulieren in der Lage ist.

Als Dosierung ist für Sepia die D_6 die affine Verdünnungsstufe, die auch als Injektion eingesetzt werden kann. Auf jeden Fall ist aber nach einer Anfangsinjektion die perorale Gabe wichtig, damit durch den immer neuen Arzneireiz eine echte Reaktion erreicht werden kann. Auch Sanguinaria kann zu Beginn als Injektion verabreicht werden und zwar als D_8. Für beide Mittel ist als Injektionsmenge je 5 ml sc. zu geben. Auch bei Sanguinaria ist die perorale Weitergabe wichtig, da dieses Mittel zwar schnell wirkt, aber zu Beginn eine nur kurze Wirkungsdauer hat. Erst nach einer gewissen Zeit – etwa 14 Tagen –, kann der Organismus selbsttätig die Regulation vornehmen. Ratsam ist es allerdings, nicht die erste Rosse nach Beendigung der Kur zum Decken zu nutzen, sondern erst die zweite, die dann schon aus „eigener Kraft" auftritt und eine Trächtigkeit gewährleistet. Gerade bei den Stuten sollte man immer darauf achten, daß nichts übertrieben wird, daß man sich also Zeit lassen soll.

Ein weiteres Gebiet, das der homöopathischen Behandlung offen steht, ist die Vaginitis, die in verschiedenen Schweregraden auftreten kann. Immer ist ein gewisser Ausfluß zu erkennen. Oft sind es nur kleine schmale verklebte Ränder an den äußeren Schamlippen, die entweder eine helle oder auch dunklere Färbung haben. Die Verklebungen sind bröckelig und trocken. In jedem Fall ist festzustellen, ob es sich allein um eine Vaginitis handelt oder ob der Ausfluß schon eine Beteiligung der Gebärmutter anzeigt. Eine Tupferprobe sollte auf jeden Fall bei allen Tieren genommen werden, um eine Ansteckung beim Deckakt auszuschließen. Ob eine eventuelle Infektion dann mit einem Antibiotikum oder auf andere Weise behandelt werden soll, liegt im Ermessen des behandelnden Tierarztes.

Bei der Vaginitis infektiosa hat man mit vaginalen Spülungen mit Calendula-Tinktur in der Verdünnung 1:5 gute und sichere Erfolge. Vor allen Dingen provoziert man so keine Resistenzprobleme. Wichtig ist hierbei, daß wirklich nur vaginal gespült wird und keine Spülung des Uterus versehentlich durchgeführt wird. Eine gute Heilwirkung ist auch mit einer Lösung 1:10 von Echinacea extern zu erzielen, das gut im Zusammenhang mit Calendula eingesetzt werden kann. Auch hiermit ist dafür Sorge zu tragen, daß der Uterus nicht mit gespült wird. Die bei der Vaginitis sich absondernden Schleimhautprodukte können im Uterus entzündliche Veränderungen hervorrufen, die vermieden werden sollten.

Innerlich sind die ausgesprochenen Schleimhautmittel der Homöopathie unterstützend anzuwenden. Da ist als erstes wieder Pulsatilla zu nennen. Die Schleimhäute sind nur wenig gerötet, aber feucht und sondern einen klaren bis leicht trüben Schleim ab. Ein leichtes Juckgefühl begleitet diesen Prozeß. Sind die Schleimhäute aber stark gerötet und sondern einen ätzenden Schleim ab, der grünlich bis leicht rötlich gefärbt ist, dann sollte man an *Mercurius solubilis Hahnemanni* denken. Allerdings ist für den Einsatz dieses Mittels wichtig, daß nicht nur die Scheidenschleimhaut diese entzündlichen Prozesse aufweist, sondern daß auch die Mundhöhle leichte Erosionen zeigt. Wie schon mehrfach erwähnt, besteht eine Korrespondenz zwischen vorne und hinten für die Anwendung von Mercurius solubilis. Die beste Wirkung ist von der D_6 zu erwarten, die peroral gegeben wird. Vielfach ist auch eine gleichzeitige Zystitis der auslösende Faktor für eine Vaginitis. In diesem Fall zeigen die Tiere eine starke Unruhe und versuchen immer wieder sich mit dem Hinterteil an irgendeinem festen Gegenstand zu scheuern. Durch diese Manipulationen ist auch der Ausfluß manchmal mit Blut vermischt, das von kleinen Wunden in der Vagina und an der Vulva stammt. *Cantharis* D_6 ist hierbei eine gut wirkende Arznei. Nach einer anfänglichen Injektion ist die weitere perorale Gabe über einige Tage anzuraten.

Im Rahmen der Erkrankungen der weiblichen Geschlechtsorgane muß auch die Retentio secundinarum, die Nachgeburtsverhaltung besprochen werden, denn diese kann in vielen Fällen ernsthafte Folge haben. Besonders bei den Stuten ist die Gefahr einer Septikämie sehr groß. Die schnelle Ausstoßung ist daher ein Gesetz der Stunde. Bei einer normalen Geburt kann durch homöopathische Mittel eine Beschleunigung des Abgangs der Secundinae erreicht werden. Jedoch ist darauf zu achten, daß die gesamte Nachgeburt abgegangen ist. Nach einer normalen Geburt wird man mit *Sabina* D_3 eine Lösung der Secundinae soweit vorbereiten können, daß diese ohne große Manipulationen abzulösen sind. Bei der Stute ist dieses eigentlich immer der Fall, jedoch sollte auf jeden Fall ein weiteres Mittel dazu gegeben werden, um eine Gebärmutterentzündung auszuschließen. Wenn in diesem Fall die Temperatur 39,1°C nicht übersteigt, hat man in *Lachesis* D_8 ein wirksames Mittel, das als Injektion zweimal im Abstand von zwei Tagen injiziert werden muß. Wie bei der Anwendung von Lachesis beobachtet wurde, hat dieses Mittel bei der partalen und postpartalen Phase eine wehenfördernde Wirkung. Es sollte daher von einer lokalen Versorgung des Uterus mit Medikamenten abgesehen werden, da diese in Verbindung mit Lachesis schnell eliminiert werden. Außerdem hat Lachesis eine hervorragende Schutzfunktion gegenüber Spätfolgen einer Nachgeburtsverhaltung, so daß keine zusätzliche lokale Versorgung notwendig ist.

Falls die pathologischen Symptome schwerwiegender Art sind, wie es sich durch hohe Temperatur und einer reduzierten Herztätigkeit zeigt, außerdem die Involution des Uterus verzögert einsetzt, ist zu Sabina D_3 *Pyrogenium* D_8 oder D_{15} als Injektion zu geben. Auch dieses Mittel ist nach zwei Tagen noch einmal zu applizieren. Die Temperaturkontrolle ist besonders wichtig, um eine etwaige Verschlechterung abzufangen. In dieser Situation ist als ein zusätzliches Mittel *Echinacea* D_4 nach einer Injektion von 10 ml sc. am besten über einige Tage peroral weiterzugeben. Die als Folge der Nachgeburtsverhaltung öfter auftretende Rehe wird mit diesen Mitteln gut abgefangen. Bei auftretender Rehe müssen für zwei Tage die Gaben von Sabina D_3 verdoppelt werden. Auch ist es ratsam einen intensiven Aderlaß zu machen und gleichzeitig die Wasseraufnahme einzuschränken.

8 Mittel bei chronischen Erkrankungen

In Kreisen der Medizin wird der Homöopathie allenfalls eine Wirksamkeit bei chronischen Erkrankungen zugestanden. Wie aber aus den vorhergehenden Abschnitten zu ersehen ist, hat die Homöopathie gerade bei den akuten Fällen eine intensive Wirksamkeit. Vor allen Dingen ist dabei die homöopathische Behandlung einfacher durchzuführen, da sie in ihrer Symptomatik übersichtlicher ist. Die Behandlung der chronischen Erkrankungen ist weitaus schwieriger, da hierbei eine exakte homöopathische Anamnese (siehe vorne) über den gesamten Krankheitsverlauf notwendig ist. Dabei finden sich viele Unwägbarkeiten, die mit dem homöopathischen Arzneimittelbild in Einklang zu bringen sind. Die Verhaltensweise des erkrankten Tieres ist bei der Simile-Findung für die chronischen Erkrankungen noch wichtiger als bei den akuten Fällen. Denn sie sind vielfach das Zielrohr für das Simile des betreffenden Krankheitsfalles. Betrachtet man unter diesem Aspekt allein den Juckreiz, der heute in der Kleintierpraxis eine langsam überhandnehmende Rolle spielt. Es genügt nicht der Vorbericht: Mein Tier juckt und kratzt sich dauernd, sondern es ist wichtig, zu wissen, wann das Tier sich kratzt, wo das Tier sich kratzt, in welcher Jahreszeit ist der Juckreiz am stärksten; sind auf der Haut außer den durch das Kratzen und Beißen gesetzten Hautverletzungen noch andere Veränderungen festzustellen, die den Juckreiz auslösen? Ist die Ernährung als ursächlich für diesen Juckreiz anzusehen oder die Beschaffenheit von Lager und Aufenthaltsraum? Innerhalb dieses Fragenkomplexes, der hier stichwortartig angegeben ist, ist das Simile zu isolieren und auszuwählen. Man wird bei diesem Exkurs oftmals zu seinem Erstaunen feststellen können, daß dasselbe Mittel, das innerhalb eines akuten Krankheitskomplexes eingesetzt werden muß, auch in dem chronischen Fall Verwendung findet und – erstaunlicherweise – auch in der gleichen Verdünnungsstufe. Daher findet man bei der Behandlung der chronischen Krankheiten scheinbare Mittelwiederholungen, nun aber unter einem anderen Aspekt. Es gibt keine Liste mit der Überschrift: Mittel für chronische Erkrankungen, sondern es gilt auch hier die immer wieder notwendige homöopathische Diagnosestellung, nach welcher jeder Krankheitsfall sein Mittel benötigt, das nicht katalogisiert werden kann, sondern in jedem Fall neu gesucht werden muß. Unter Berücksichtigung dieser Fakten ist in diesem Kapitel besonderer Wert auf die klare Anamnese eines chronischen Krankheitsfalles gelegt worden, wodurch es allein möglich ist, die erfolgreiche Behandlung durchzuführen.

Betrachtet man als Beispiel den Juckreiz nach den vorne aufgeführten Kriterien, dann kann man schon feststellen, daß bestimmte Tierarten sich innerhalb der Rassendivergenz erheblich unterscheiden. So sind die leichteren kurzhaarigen Rassen gegenüber den schwereren dicht- und langhaarigen nicht so häufig von den Hauterkrankungen betroffen. Sind sie aber von einem Ekzem oder einer anderen Hauterosion befallen, ist die Behandlung weitaus schwieriger und langwieriger als bei den schweren Rassen, bei denen eine Hauterkrankung beinahe zum Normalzustand gehört. Ist im ersteren Fall das Simile zur Abheilung notwendig, kann oft bei den anderen Rassen ein Konstitutionsmittel diese Veränderungen zum Abheilen bringen. So ist der Juckreiz bei einer Deutschen Dogge etwas anderes als bei einem Boxer. Bei der ersteren Rasse tritt der Juckreiz sofort am ganzen Körper auf und veranlaßt das Tier sich blutig zu kratzen und zu beißen, so daß die Hautschäden meistens sekundärer Art sind. Beim Boxer dagegen ist in den meisten Fällen das juckende Ekzem lokalisiert, meistens zwischen den Zehen, wodurch viele schwere Folgeerscheinungen entstehen können, so daß die Boxer, normalerweise ausgesprochene Bewegungstiere, kaum noch zu einem kurzen Ausgang zu bewegen sind. Daraus ergibt sich, daß die Behandlung trotz des klinisch ähnlichen Erscheinungsbildes unterschiedlicher Art sein muß.

Beim Boxer erfaßt man das Krankheitsbild aus dem Typ heraus. Das intensiv die Bewegung suchende Tier ist durch die Erkrankung sehr behindert und mag sich nicht mehr bewegen. Es hat den Anschein, als ob eine rheumatische Erkrankung das ganze Tier lähmen würde. In einem solchen Fall hat man sehr gute Ergebnisse mit *Rhus toxicodendron* als D_4. Ein Hinweis für diese lokal begrenzte interne Wirkung von Rhus toxicodendron kann darin gesehen werden, daß an der Hautstelle, die mit dessen Gift in Berührung kommt, Pusteln und Erosionen auftreten, die schmerzhaft juckend sind. Man gibt dieses Mittel mehrmals am Tage ein, jeweils 5–8 Tropfen. Eine weitere Pflanze aus der Familie der Anacardiaceen ist *Rhus venenata*, das eine intensivere Wirkung hat, wenn sich die ekzematösen Veränderungen auch an anderer Stelle des Körpers finden, so an den Lefzen, hinter den Ohren, über der Rutenwurzel und am Praeputium. Auch hier ist die D_4 die am besten wirkende Verdünnung, ebenfalls mehrere Male am Tage zu geben. Beide Mittel sollten aber nicht über eine längere Zeit, höchstens 2–3 Wochen, gegeben werden. Hiernach ist eine Pause einzuschalten, die u.U. mit der Zwischengabe von Thuja D_{12} einmal am Tage ausgefüllt werden kann. Da aber in der Regel unter der Medikation der beiden anderen Mittel das Ekzem zur Ruhe gekommen ist, ist es besser, gar keine Zwischenarznei zu verabfolgen, sondern abzuwarten. In jedem Fall ist es wichtig, die lokale Säuberung vorsichtig durchzuführen, um keine Reizung der befallenen Stellen zu provozieren. Dadurch können die Tiere u.U. wieder an ihre gerade abgeheilten Beschwerden erinnert werden und aufs neue anfangen, zu kratzen und zu beißen.

Bei diesen Boxer-Ekzemen scheint es sich um eine allergische Form zu handeln, die man lokal möglichst schonend behandeln muß. Bewährt hat sich in den Fällen, in denen die Tiere trotz der internen Therapie nicht aufhören zu kratzen. *Cardiospermum* als wässerige Lösung 1:10, das ohne Treibmittel aufgesprüht wird. Verwendet wird zur Herstellung der Lösung Cardiospermum θ. Inzwischen ist von der Firma DHU eine Cardiospermum-Salbe – Halicar-Salbe – entwickelt, die an wenig behaarten Stellen sehr gut wirksam ist.

Es gelingt eigentlich immer mit den beschriebenen Mitteln diese Ekzeme zum Abheilen zu bringen. In ganz hartnäckigen Fällen kann sowohl das eine als auch das andere Mittel durch *Graphites* D_6 unterstützt werden, wenn es sich um schwere, muskulöse Tiere handelt, deren Reaktionssystem verzögert abläuft. Man gibt zusätzlich dann 1–2mal täglich 1 Tablette. Man findet auch oft Wundsein am After, manchmal mit kleinen Rhagaden. Die in Boxerkreisen eingetretene Unsitte die Rute bis auf einen Schwanzwirbel zu kupieren, begünstigt diese Analekzembildung, da diese Körperregion ständig ohne jeden Schutz ist. Lokal ist auch hier Cardiospermum äußerlich mit gutem Erfolg einzusetzen.

Da meistens die Boxer vorbehandelt in eine homöopathisch ausgerichtete Praxis kommen und mit Cortisonabkömmlingen überschüttet worden sind, ist eine „Ausschwemmung“ dieser Behandlung notwendig. Hierzu kann man Sulfur D_{12} oder D_{30} als seltene Gabe über drei Tage verteilt geben, wenn sich bei den Tieren ein sehr unangenehmer Geruch zeigt, der etwas an faule Eier erinnert. Im anderen Fall, wo keine Geruchsintensivierung vorliegt, kommt man mit Thuja D_{12} schneller weiter. Thuja gibt man etwa 5 Tage lang einmal am Tage. In dieser Zeit kann man bereits mit der lokalen Versorgung mit *Halicar-Salbe* beginnen, um dem Tier, das nun ohne Cortison auskommen soll, unnötige Unruhe zu ersparen.

Eines muß noch erwähnt werden: Wenn die Tiere draußen waren, müssen die Pfoten und sonstige beschmutzte Körperteile sorgfältig gesäubert werden; bei nassem Wetter sollte man ruhig Pfoten u.a. mit warmen Wasser abwaschen und danach mit einem angewärmten Tuch soweit wie möglich abtrocknen. Die Hunde haben die Angewohnheit, sich ihre verschmutzten Pfoten sauber zu lecken, dem sollte man vorbeugen, um damit die Tiere möglichst vom Belecken der Pfoten abzuhalten, weil immer wieder ein gewisser Reiz dadurch gesetzt wird.

Die Behandlung des Juckreizes bei den Deutschen Doggen sieht etwas anders aus, da hierbei nicht die lokale Störung im Vordergrund steht, sondern der Juckreiz sich am ganzen Körper zeigt. Diese Tiere kratzen und beißen sich am ganzen Körper wund. So findet man bei den Doggen dann oft üble eiternde Hauterosionen, die, weil sie immer wieder aufgebissen werden, nicht abheilen wollen. Auch diese Tiere sind in den meisten Fällen schulmedizinisch vorbehandelt, so daß zunächst die bei den Boxern beschriebene Ausleitung mit Sulfur oder Thuja vorgenommen werden muß. Die genaue Anamnese ist in diesem Fall entscheidend für den Erfolg. Hier liegen allerdings oft große Schwierigkeiten, da die Besitzer in den wenigsten Fällen genaue Auskunft geben können, weil sie kleinere Unregelmäßigkeiten bei ihren Hunden nicht beachten.

Eine intensive Befragung ist notwendig, denn in den kleinen Abweichungen von der Norm liegen oft versteckt die echten Ursachen für den später auftretenden Juckreiz.

Der einfache Juckreiz ohne sichtbare Schäden auf der Haut ist meistens durch eine einfache Ernährungsumstellung zu beseitigen. Bewährt hat sich die radikale Umstellung auf vegetabile Ernährung, die durch ganz wenig magere Milchprodukte ergänzt werden kann. Wenn auch in den meisten Fällen die Besitzer sagen, daß ihr Hund das nicht fressen würde, so ist man immer wieder erstaunt, mit welcher Leichtigkeit diese Umstellung vor sich geht. Wichtig ist die Eiweißversorgung, die durch Sojamehl ausgeglichen werden kann. Dieses wird auch von den Hunden gern angenommen. Die Ration richtet sich etwa nach dem Alter des Tieres, da der Eiweißbedarf bei den jungen Hunden größer ist als bei den älteren Tieren. Durch die Gabe von 10–20 g Sojamehl pro Tag für die jungen Tiere oder 8–12 g für ältere ausgewachsene Tiere hat man den Eiweißaustausch genügend abgedeckt. Die weitere Fütterung sollte sich aus den verschiedensten Gemüsen und trockenem Brot zusammensetzen. Läßt der Juckreiz nach, was nach ca. 10–14 Tagen der Fall ist, kann die Fütterung zusätzlich mit etwas mehr Quark der Magerstufe erweitert werden. Immer aber ist der Futterwechsel vorsichtig vorzunehmen, da jede Überstürzung einen Rückfall auslösen kann.

Als medikamentöse Unterstützung dieser Futterumstellung, hat sich *Calcium carbonicum* D_{12} zwei- bis dreimal täglich eine Tablette vor den Mahlzeiten bewährt.

Bei einem starken Juckreiz, der durch eine Hauterkrankung auftritt, ist ebenfalls eine Futterumstellung empfehlenswert. Hier aber ist die homöopathische Behandlung unerläßlich. Bewährt hat sich hier als Anfangsmittel das kleine Homöopathikum *Viola tricolor* D_4, das zwei- bis dreimal täglich 20 Tropfen gegeben werden muß. Da bei diesen Hauterkrankungen die Hunde hemmungslos mit sich umgehen und sich bis zur Wundheit beißen, so ist auch hier an Rhus venenata als D_4 zu denken, das bereits bei der Behandlung der Boxer-Ekzeme erwähnt worden ist und in der gleichen Form eingegeben werden sollte. Werden alte Tiere von diesem ekzematösen Jucken befallen, so hat sich immer wieder *Graphites* als D_6 bis D_8 gut wirksam gezeigt. Bei diesen alten Hunden ist vielfach die Haut trocken und das Fell steht an den unterschiedlichsten Stellen unordentlich zu Berge. Die darunter sichtbar werdende Haut sieht schmutzig, fast ungepflegt aus, was aber meistens nicht an mangelnder Pflege liegt, sondern im Krankheitsbild der „Graphites-Patienten" ursächlich zu finden ist. An gewissen Prädilektionsstellen treten Pickel oder sogar Furunkel auf, wie z.B. in der Thoraxgegend oder auch am Unterbauch, bei den Rüden neben dem Skrotum, bei den Hündinnen im vorderen Teil der Mammaleiste. Wie bei alten Hunden verständlich ist, leiden diese Tiere vielfach unter einer gewissen Obstipation. Es ist kein großer Durst vorhanden und es liegt mangelnde Freßlust vor, weil – wie aus der Humanmedizin bekannt ist – ein ständiges Völlegefühl im Magen keinen Appetit aufkommen läßt. In diesem typischen Fall hat man mit Graphites eine baldige Regulierung der Futteraufnahme, hingegen wird die Haut mit den auftretenden entzündlichen Erscheinungen eine längere Behandlungszeit erfordern. Bei der nötigen Sorgfalt der Arzneieingabe ist der Erfolg absehbar. Man sollte aber die tiefen Verdünnungen nicht länger als 14 Tage geben, sondern nach einer dann eingelegten Pause die Therapie umschalten auf Graphites D_{15} oder D_{30}, das dann in Abständen von 3–5 Tagen jeweils einmal am Tage gegeben oder injiziert wird. Man kann also die perorale Gabe durch eine Injektion der D_{15} ablösen, pro Dosis 2–5 ml sc.

Der bei einem ausgedehnten Ekzem auftretende Juckreiz ist bei allen Tierarten ein therapeutisches Problem, weil in den meisten Fällen eine echte Ursache nicht festzustellen ist. Die oft schnell erreichte Beruhigung der Tiere durch die verschiedenen Cortisonabkömmlinge bringt keine Heilung zustande. Man kann damit sogar vielfach die Reaktionsfähigkeit des Organismus unterbinden und so jeder Therapieform schwere Hindernisse aufbauen. Mit dem äußerlich anzuwendenden Homöopathikum Cardiospermum wird man nicht nur den Juckreiz unterbinden, sondern auch die Reaktionsfähigkeit des Organismus intensivieren. Die Urtinktur (θ) wird mit Aqua destillata im Verhältnis 1:10 verdünnt und mit einem Sprühfläschchen auf die erkrankten Stellen gesprüht. Die öfter empfohlene Cardiospermum-Salbe ist insofern nicht für diese äußere Therapie geeignet, weil sie mit ihrer Fettgrundlage die Hautatmung verhindert; und der Sauerstoffaustausch ist für die Heilung unbedingt wichtig. Bewährt hat sich allerdings – wie schon erwähnt – die Cardiospermum-Salbe der DHU (Halicar-Salbe), die intensiv einmassiert werden muß.

Allerdings ist hiermit keine endgültige Heilung zu erzielen, sondern je nach Fall und Tierart ist eine zusätzliche interne Behandlung notwendig. Bei Hunden findet man oft ekzematöse Stellen über der Beckenpartie, wo sie sich oft als Flohbißekzeme zeigen, die auch nach Einsatz von Antiektoparasitika, einschließlich Flohhalsbändern, bestehen bleiben. Dieses zeigt, daß nicht nur die äußerlich reizenden Flohbisse, sondern die durch die Toxine aufgetretenen internen Schädigungen verantwortlich für diese Ekzeme sind. Wenn die Leber in ihrer Funktion als Entgiftungsorgan erheblich gestört ist, sind die beiden dafür in Frage kommenden Mittel der Homöopathie Nux vomica und Lycopodium. Da es sich um Schäden handelt, die von außen initiiert worden sind, eben durch Flohbisse, sind die niedrigen Verdünnungsstufen wirksam. Beide Mittel sollten als D_6 gegeben werden. Dabei ist zu beachten, daß nach einer anfänglichen Injektion eine Verschlimmerungsreaktion auftreten kann, die bedrohlich aussehend aber einen echten Heilungsprozeß einleitet. Der Hund kann für ca. 24 Stunden einen starken Durchfall haben und unverdautes Futter erbrechen. Danach tritt wieder Ruhe ein und meistens ist auch der Juckreiz erheblich gelindert. Die weitere perorale Verabreichung der Mittel bringt dann die langsame Abheilung der ekzematösen Hauterkrankungen. Von einigen Kollegen wird in diesem Fall die D_{30} eingesetzt, wodurch aber die Erstreaktion nicht verhindert wird *(Westerhuis)*. Die beiden parallel wirkenden Mittel sollten nicht zusammen gegeben werden, sondern je nach dem Krankheitsfall einzeln. Nux vomica bewährt sich, wenn der erkrankte Hund bereits lange Zeit mit stark wirkenden Mitteln vorbehandelt worden ist und ständig Rezidive aufzuweisen hatte. In diesem Fall ist meistens die nicht befallene Fellpartie in Ordnung, das Fell ist dort glänzend und liegt fest an. Lediglich die Verdauung ist einigen Schwankungen unterworfen, indem Obstipation und Diarrhoe in leichten Formen abwechseln. Dieses geschieht unabhängig von dem verabreichten Futter. Der Appetit ist immer gut bis gierig, manchmal wird nach ca. 1 Stunde ein Teil desselben erbrochen, ohne das Wohlbefinden – abgesehen von dem ständigen Juckreiz – zu beeinträchtigen.

Lycopodium hat ein anders gelagertes Krankheitsbild: Vor allen Dingen zeigen die Freßgewohnheiten ein merkwürdiges Symptom: Die Tiere gehen mit scheinbar großem Heißhunger an ihren Futternapf, um sich dann geich angewidert abzuwenden. Die Verdauung, die spärlichen Kotabsatz aufweist, ist zu fest, allerdings kommt manchmal zum Schluß der Defäkation eine geringe Menge gelbwäßriger Flüssigkeit nach. Das Haarkleid ist im ganzen matt und struppig. Der ewige Juckreiz scheint das Tier auch seelisch erheblich zu belasten. Es macht im Gegensatz zu dem Tier, das Nux vomica benötigt, einen trägen und verstörten Eindruck. Unter Lycopodium D_6 bessert sich der Zustand zwar langsam, aber stetig. Die wundgebissenen und -gekratzten Stellen trocknen aus und es bildet sich ein Epithel, dem bald die normale Hautbeschaffenheit folgt. Es kann vorkommen, daß die Haarfarbe sich verändert. Manchmal werden diese Stellen dunkler, manchmal aber auch heller. Ebenso ist ein deutliches Zeichen auch bei anderen chronischen Erkrankungen für den Einsatz von Lycopodium, wenn das Fell nach irgendwelchen Erosionen solche entfärbten Flecken aufweist.

Die Dosierung der beiden Mittel richtet sich nach der Größe und dem Alter der Tiere. Ältere Tiere sollten öfters perorale Gaben bekommen, mindestens dreimal am Tage, jüngere Tiere dagegen wegen der noch aktiveren Reaktionsmöglichkeit seltenere Gaben, etwa zweimal pro Tag. Je nach Größe gibt man pro Dosis 1–3 Tabletten. In jedem Fall aber sollte, wie gesagt, eine Injektion von 1–5 ml sc. die Therapie einleiten.

Nach dieser einleitenden Besprechung der homöopathischen Behandlung des Juckreizes als einen Prototyp der chronischen Erkrankungen, sollen im Anschluß einige Mittel aus der Materia medica homöopathica einzeln einer Betrachtung im Zusammenhang mit ihrer Wirksamkeit bei chronischen Erkrankungen untersucht werden. Und zwar soll eine gewisse Beschränkung von vornherein festgesetzt werden, um die Übersichtlichkeit nicht zu gefährden. Dabei fällt es auf, daß nur wenige oder gar keine Mittel aus dem Tierreich stammen, die bei einer Chronizität eingesetzt werden. Das Hauptgewicht liegt in der mineralischen Reihe und im Pflanzenreich. Erklärung zu suchen, ist sicherlich müßig, man sollte dieses Phänomen einfach als solches anerkennen. Auffallen wird, daß einige Mittel, die bei den akuten Erkrankungen erwähnt wurden, hier noch einmal besprochen werden, nun aber unter dem Aspekt der Chronizität.

Zunächst sollen einige Mineralien betrachtet werden, die sich in der Therapie immer wieder in den Vordergrund schieben. Als erstes ist *Arsenicum album* zu nennen, das in der Homöopathie eine große Rolle spielt. Die Tiere, die auf Arsenicum album besonders intensiv ansprechen, machen immer den Eindruck, als ob sie eine schwere Krankheit durchgemacht haben. Dieses „Als ob" ist oft das Charakteristikum der Chronizität eines Krankheitszustandes, weil die Symptome, die zum Einsatz eines Simile führen können, meistens sehr verdeckt auftreten und nicht, wie bei den akuten Krankheiten klar in die Augen springen. Die homöopathische Diagnosestellung gestaltet sich also schwieriger und langwieriger als im akuten Fall. Da stellt sich die Frage: Welches sind die Symptome, die das Stadium charakterisieren, in dem Arsenicum album eingesetzt werden kann? Man findet da die Mattigkeit, die wohl ein ständiges Symptom einer überstandenen Erkrankung ist. Dazu kommt dann die Abmagerung und der große Durst, der aber merkwürdigerweise immer nur in kleinen hastigen Schlucken gestillt wird. D.h. eigentlich wird er gar nicht gestillt, sondern ist ein ständiger Begleiter aller Tiere, die As_2O_3 benötigen. Wichtig erscheint dabei, das Tier nicht sofort zu „untersuchen", sondern gelassen zunächst das ganze Verhalten des Tieres zu betrachten. Dabei wird die Unruhe auffallen, die aus einer gewissen Ängstlichkeit heraus entsteht. Pferde gehen ständig auf der Weide oder in einem Laufstall umher, meistens mit einem Blick nach hinten. Ebenso fallen die Kühe oder Rinder auf, wenn sie sich allein überlassen bleiben. Die Hunde und Katzen wechseln ständig den Liegeplatz oft unter Maunzen oder Fiepen. Auffällig ist auch die große Schreckhaftigkeit, die sich schon bei den geringsten Anlässen zeigt. Alle diese Besonderheiten zeigen äußerlich ein struppiges Fell, das glanzlos und, wo möglich, verschwitzt ist. Ein plötzliches Zusammenzucken läßt auf einen plötzlich auftretenden Herzschmerz schließen. Der gesamte

Organismus mit seinen verschiedenen Organen ist in dieses Krankheitsbild eingebettet. So ist Arsenicum album kein Mittel, das auf ein bestimmtes Organleiden ausgerichtet ist, sondern den ganzen Organismus in seiner Totalität erfaßt. Die äußeren Erkrankungsformen wie Ekzeme, Erosionen, Furunkel, Exantheme sind alle nässend und zwingen das Tier sich an einen festen Gegenstand zu drücken, aber nicht zu reiben, was eine Parallele zum menschlichen Krankheitsbild zu sein scheint, bei dem das Gefühl des Brennens das Arsen-Bild beherrscht. Innerhalb dieses Krankheitsbildes kommt es immer wieder zu Ruhezeiten, in denen sich der Patient wohler fühlt. Nach einer gewissen Zeit allerdings treten dann alle Beschwerden wieder auf, die nach der Ruhezeit als besonders schwer empfunden werden. In dieser Phase sind besonders die Hunde mit großer Vorsicht zu behandeln, da sie u.U. hemmungslos um sich beißen. Pferde und Rinder machen heftige Abwehrbewegungen, die zur Vorsicht zwingen. Diese Abwehrbewegungen sind auf heftige Neuritiden zurückzuführen, die jede Berührung als unangenehm bis schmerzhaft empfinden lassen. Zu beachten ist dann noch die Verschlimmerung aller Beschwerden um Mitternacht und in der Ruhe. Daher die ständige Unruhe, die das Tier als Selbsthilfe einsetzt. Wärme bessert alle Beschwerden.

Man kann erkennen, daß für den Einsatz von Arsenicum album keine eindeutige klinische Diagnose gestellt werden kann, weil sich der Zustand stets im Gesamtorganismus widerspiegelt. Es ist also völlig legitim, hier von einem Arsenicum album-Fall zu sprechen.

Ein weiteres Mittel, das sich bei chronischen Krankheiten maßgeblich in einen Krankheitsprozeß einschalten kann, ist *Graphites,* das Reißblei, das in der Natur in natürlicher Form vorkommt. Im Laufe des Textes ist verschiedentlich auf Graphites bei bestimmten Erkrankungen hingewiesen worden, trotzdem soll an dieser Stelle noch einmal die Charakteristik dieses Mittels beschrieben werden, da es in der Behandlung der chronischen Erkrankungen eine bedeutende Rolle spielt. Bei diesem Mittel ist es notwendig, sich den Konstitutionstyp vorzustellen, der mit Graphites erfaßt werden soll. Es sind massige Typen, phlegmatisch bis zur Indolenz. Im Gegensatz zu Arsen sind alle Hauterkrankungen trocken, die Ekzeme rissig. In dieses Krankheitsbild paßt auch der immer wieder beobachtete Haarbruch, der sich bald nach Graphites-Gaben bessert, wenn in Begleitung dazu ein Meteorismus vorliegt, der den Appetit wegen des Völlegefühls weitgehend negativ beeinflußt. Obwohl die flächigen Hauterkrankungen im Graphites-Bild im allgemeinen trokken sind, findet man in diesem Rahmen eine Neigung zu Lidrandentzündungen, Furunkeln und anderen abszedierenden lokal begrenzten Entzündungen. Außerdem treten Fissuren und Rhagaden im Analbereich auf, die den Kotabsatz erheblich erschweren. Interessant für Luxuspferdebesitzer ist die Beobachtung, daß bei längerem Eingeben der tiefen Verdünnungsstufen Narben und Verdickungen nach Verletzungen weich werden und dann sogar in vielen Fällen wieder einen Haarwuchs zeigen. Im ganzen macht der Graphites-Patient einen fast deprimierten Eindruck, der an allen Ecken und Winkeln seines Körpers irgendeine Beschwerde aufzuweisen hat. Bei diesem Mittel sollte nicht unbedingt die Hochpotenz gegeben werden, obwohl die internen Ursachen wohl das Krankheitsbild bestimmen, sondern wegen des ständig notwendigen Anreizes der Arzneiwirkung tiefere bis mittlere Verdünnungen (D_4 bis D_{12}).

Ein sehr wichtiges Mittel bei der Behandlung der chronischen Erkrankungen ist *Sulfur*, der Schwefel; dazu auch Schwefelleber, *Hepar sulfuris*, eine Verarbeitung, die *Hahnemann* selbst initiiert hat, aus der inneren Schicht der Austernschale und der Schwefelblüte. Diese beiden Sulfur-Formen werden von *Hahnemann* oft alternierend im Verlauf von chronischen Erkrankungen eingesetzt, immer dort, wo sich die Therapie festgelaufen hat und wo die erwartete Reaktionsweise des Organismus nicht mehr vorliegt. Von *Hahnemann* ist die Psora (Krätze) innerlich und äußerlich in allen Fällen chronischer Erkrankungen als Ursache verantwortlich gemacht worden. Auch in der modernen Dermatologie ist bekannt, daß „verdrängte" Ekzeme etc. sich oft in internen Erkrankungen ausleben, deren Behandlung vielfach auf größte Schwierigkeiten stößt. Diesen Krankheitskomplex umfaßt die Homöopathie mit den sog. antipsorischen Mitteln. Wenn auch der Grundgedanke *Hahnemann*s absolut richtig ist und seine Beobachtung sich in der modernen Medizin voll bestätigt, muß doch bedacht werden, daß der absolute Zusammenhang zwischen externer „Psora" und interner Erkrankung nicht immer nachzuvollziehen ist. Aus diesem Denken heraus ist gerade mit Sulfur und Hepar sulfuris unhomöopathisch umgegangen worden, weil bei jeder chronischen Erkrankung, besonders bei solchen der Haut, Sulfur in irgendeiner Hochpotenz gegeben wird. Wenn kein Erfolg verzeichnet werden kann, hat dann die Homöopathie Schuld. Die Verleitung für den Einsatz von Sulfur ist sehr groß, denn praktisch können alle Irritationen von „Kopf bis Fuß" von Sulfur erfaßt und gebessert werden, wenn – und das ist das Geheimnis des Erfolges mit Sulfur – die für Sulfur typischen Reaktionsformen und Symptome vorliegen. Viele Mißerfolge aber kommen aus der immer wieder gehörten Ansicht heraus, daß der Sulfur-Patient unbedingt einen unangenehmen Geruch ausströmen muß – das ist *ein* Hinweis –, wichtiger aber ist das ganze Benehmen des Tieres, das im Temperament schwierig bis unleidlich sich fast jeder Forderung, die an dieses Tier gestellt wird, widersetzen will. Dabei zeigt sich ein unschöner Ausdruck des Gesamthabitus mit struppigem Fell, langsamen matten Bewegungen und einer frühmorgendlichen Unruhe, die in der Umschaltphase des Organismus deutlich in Erscheinung tritt. Für Hunde ist ein ganz typisches Zeichen eine ausgesprochene Wasserscheu, die sich darin zeigt, daß Hunde, die sonst gern in das Wasser gingen, auch im Winter, dieses plötzlich meiden. Auffällig bei Jagdhunden, die für die Entenjagd benutzt werden. Da ist dann das schlechte Fell besonders auffallend, bei dem man nicht entscheiden kann, ob sich die Fellqualität von der Wasserscheu verschlechterte oder ob sie von dem mangelnden „Baden" der Hunde herrührt. Bei Pferden ist diese Sulfur-Wasserscheu in vielen Fällen der Grund für das Verweigern des Sprunges über den Wassergraben.

Ein wichtiger Hinweis für den Einsatz von Sulfur ist der auftretende Wechsel der Futteraufnahme. Während sonst bestimmte Futtermittel gern gefressen wurden, werden diese plötzlich abgelehnt. Auch morgendliche Durchfälle sind ein Hinweis auf Sulfur vornehmlich dann, wenn diese einen leichten Geruch haben, der an faule Eier erinnert.

Alle Beschwerden verschlimmern sich abends bis nach Mitternacht hin verstärkt durch die Stall- und Lagerstattwärme. Ebenso wirken verschlimmernd Nässe und Kälte. Dieses ist wegen der mangelhaften Verfassung des Felles verständlich. Der Gegensatz zwischen Wärme nachts und Kälte am Tage, die beide verschlimmern, ist ein Charakteristikum von Sulfur.

Die vielen aufgezählten Symptome sind niemals als einzelne für den Einsatz von Sulfur verwendbar, erfolgreich wird die Behandlung mit Schwefel nur dann, wenn das Gesamtarzneimittel vorliegt. Dazu gehören alle entzündlichen Erkrankungen, wenn sie aus dem akuten Stadium herausgetreten sind und chronischen Charakter angenommen haben. Da ist es unwichtig, ob es sich um Lungenerkrankungen oder um Schädigungen im Magen-Darm-Kanal handelt oder ob der Nieren- und Blasenapparat befallen ist. Auch Muskeln und Gelenke, Knochen und Knochenhaut fallen unter diese Indikationen. Unbedingt wichtig ist aber dabei, daß aus einer akuten Erkrankung das chronische Stadium hervorgegangen ist und sich dabei dann die typische Sulfur-Symptomatik zeigt.

Die gängigste Verdünnung ist die D_{12}, wenn auch immer wieder die Hochpotenzen als besonders wirksam angegeben werden. Es muß dazu gesagt werden, daß kein Krankheitsbild die Sulfur-Symptomatik so eindeutig darbietet, daß man mit einer Hochpotenz (D_{30} bis D_{200} oder höher) den Krankheitsprozeß erfassen kann. Zu bevorzugen ist hier die mittlere Potenz, die eine breitere Angriffsfläche verlangt. Sulfur sollte nicht zu lange gegeben werden. Nach ca. 10–15 Tagen, in denen man nicht täglich den Schwefel eingeben darf, muß mit der Medikation aufgehört werden, um nicht auch in dieser Verdünnungsstufe das Sulfur-Bild zu intensivieren.

In diesem Zusammenhang ist noch auf *Hepar sulfuris* hinzuweisen, in dem ein hochwirksames Mittel zur Verfügung steht. Im großen und ganzen ist das reine Sulfur-Bild auch bei Hepar sulfuris wiederzufinden. Jedoch spielt die darin verarbeitete Austernschale eine therapeutische Rolle mit, insofern sie als Trägerin einer Verbindung von $CaCO_3$ mit verschiedenen Spurenstoffen energisch in den Calcium-Stoffwechsel des Organismus eingreift. Der Einsatz der Tiefpotenzen ist daher bei diesem Mittel verständlich. An Hepar sulfuris kann auch deutlich der Wirkungswechsel bei dem Einsatz unterschiedlicher Verdünnungsstufen beobachtet werden. So tritt z.B. eine Verstärkung der Eiterung irgendeines eitrigen Prozesses auf, wenn Hepar sulfuris als D_3 gegeben wird; aber schon bei der D_6 kann eine übermäßige Eiterung auf ein Normalmaß reduziert werden. In einem solchen Fall ist es nicht notwendig, das Gesamtbild des Schwefels vor sich zu haben, sondern durch die Calcium carbonicum-Komponente ist auch ein Einsatz bei lokalen Erkrankungen erfolgversprechend, und zwar als Einzelmittel. Anders liegt der Fall, wenn die Schwefelleber im Rahmen einer chronischen Allgemeinerkrankung zur Aktivierung der Ansprechbarkeit des Organismus auf medikamentöse Reize wirken soll. Dann ist es von großem Vorteil, wenn das gesamte Sulfur-Bild sich im Krankheitsbild wiederfindet. Dabei ist aber der einzelne Krankheitskomplex präziser ausgebildet, die Eiterungen sind umschriebener, ebenso die Hauterkrankungen. Husten wird durch kalte Luft ausgelöst und ist hart mit kurzen Stößen. Die Berührungsempfindlichkeit ist noch ausgeprägter als bei Sulfur allein. Diese Eigenschaften machen Hepar sulfuris besonders geeignet als zusätzliches Mittel bei festtherapierten Krankheiten, wo auch durch Sulfur D_{12} keine Aktivierung zu erreichen ist. Deshalb sollte man *Hahnemanns* Beispiel folgen und Hepar sulfuris nach Sulfur folgen lassen, um sowohl die Sulfur- als auch die Austernschalenkomponente voll zur Wirkung kommen zu lassen.

Nach der Behandlung mit tieferen Verdünnungen sollte eine Hochpotenz folgen, die einmal in der Woche gegeben wird, aber nicht mehr als dreimal im ganzen. Der Einsatz von D_6 bis D_{12} ist nach etwa 5–8 Tagen zu beenden.

Als letztes nichtpflanzliches Mittel soll das Edelmetall *Aurum*, Aurum metallicum, metallisches Goldpulver, das bei den chronischen Erkrankungen eine Rolle spielen kann, besprochen werden. Es ist immer dann von nachhaltiger Wirkung, wenn sich aus einer länger zurückliegenden akuten Erkrankung eine chronische Form entwickelt hat. Die Wirkung zielt einmal auf die vordere Körperregion mit Augen, Kehlkopf und den drüsigen Organen des Kopfes, während der mittlere Teil des Organismus nur unter besonderen Umständen ansprechbar ist, dagegen sind die weiblichen Geschlechtsorgane intensiv empfänglich für eine Aurum-Therapie. Hierbei zeigt sich auch der Zusammenhang, der zwischen dem weiblichen Genitale und dem Zentralnervensystem besteht. Denn gerade bei den nymphomanen Erkrankungen der weiblichen Tiere bringt Aurum eine merkbare und nachhaltige Besserung zustande. Eine gewisse Bindung an einem bestimmten Reaktionstyp ist bei Aurum vonnöten. Es handelt sich um untersetzte Tiere, die ängstlich, melancholisch und unkonzentriert bei der Ausbildung jede Aktivität vermissen lassen. Wie schon erwähnt, sind auch Suizidversuche nicht auszuschließen. Man findet bei diesen Typen nach irgendwelchen akuten Krankheiten plötzlich eine der Somnolenz ähnliche Verhaltensweise, deren Ursache nicht zu erklären ist. Diese in den Bereich der psychischen Fehlhaltung gehörenden Zustände werden mit Aurum in geradezu klassischer Weise geändert. In den meisten Fällen findet man zystische Entartungen am Ovar in Begleitung von Zyklusstörungen, bei den männlichen unkastrierten Tieren sind Hodenschwellungen zu bemerken, die merkwürdigerweise innerhalb kurzer Zeit auftreten und wieder verschwinden. Bei diesem Zustand sind die Tiere, sonst freundlich und willig, nicht wiederzuerkennen: Sie sind depressiv und ängstlich, selbst ihren ständigen Pflegern gegenüber. Aurum ist kein Mittel für junge Tiere, sondern erst im vorgerückten Alter ist es voll wirksam, allerdings nicht als sog. Altersmittel anzusehen, wie z.B. Crataegus, sondern in den absteigenden Lebensjahren entfaltet Aurum seine volle therapeutische Wirksamkeit. Um einige Beispiele zu nennen: Bei Mammaverhärtungen nach Entzündungen bei Tieren, die schon öfter geboren haben; bei älteren kastrierten Tieren, wenn sich unerwartet hypersexuelles Benehmen zeigt, das die Tiere sehr unfolgsam werden läßt. Irgendwelche klinischen Veränderungen am Urogenitalapparat können nicht diagnostiziert werden; manchmal findet man Schwellungen um die Ohrspeicheldrüse und an den Mandibularlymphknoten, die nicht entzündlicher oder infektiöser Art sind. Nach Aurum gehen alle klinischen und psychischen Symptome in relativ kurzer Zeit zurück. Weiterhin findet man bei älteren Pferden, die im Turniersport schon erfolgreich gestartet sind, ein Nachlassen der Leistungsfähigkeit. Bei der Untersuchung wird man außer einer leichten Herzarrhythmie nur eine Verschiebung der Stärke der Herztöne finden bei völlig normalem Pulsschlag. Der erste Herzton ist zwar klar, aber sehr leise, der zweite ist dagegen überlaut. Dieses ist eigentlich nur in der Ruhe zu hören. Schon nach wenigen Trabschritten ist alles anscheinend ausgeglichen. Die nachlassende Leistung zeigt aber, daß eine Fehlleistung des Herzens vorliegt. Hier bringt Aurum die alte Leistungsfähigkeit bald wieder zurück. Wichtig ist aber, das Pferd nicht stehen zu lassen, sondern in leichter Arbeit zu bewegen. Diese Schwäche tritt mehr bei den Dressur-Pferden auf, als bei den Spring- und Vielseitigkeitspferden. Und zwar oft dann, wenn der Übergang von der Klasse L auf Klasse M und S gearbeitet wird. Diese Umstellung scheint für die Pferde eine sehr große Anstrengung zu sein und sollte vom Tierarzt den Reitern klar gemacht werden.

Diese kurzen Beispiele können zeigen, daß Aurum dann eingesetzt werden sollte, wenn die Tiere auf dem Höhepunkt ihrer Leistungsfähigkeit ankommen und nun erhöhte Ansprüche erfüllen sollen, aber aus einer gewissen Erschöpfung heraus, die nicht in einer Überbeanspruchung zu liegen braucht, die geforderten Leistungen nicht mehr erbringen können.

Als Dosis ist in der Veterinärmedizin in den meisten Fällen nicht die Hochpotenz die wirksamste, sondern es sollte die tiefe (D_6) bis mittlere (D_{15}) gegeben werden. Erfahrungsgemäß ist diese als perorale Gabe wirksamer als die Injektion einer höheren Stufe. Auch die D_8 als Injektion zeigt nicht die gleiche Wirkung wie die peroral gegebene D_8.

Zum Abschluß der Besprechung der Mittel, die bei den chronischen Krankheiten verabfolgt werden können, soll als pflanzliches Mittel *Thuja occidentalis,* der abendländische Lebensbaum, besprochen werden. Dieses in seiner Wirkungsbreite wohl einmalige homöopathische Mittel hat seinen Einfluß auf fast alle Erkrankungen des Organismus, wenn sie chronischer Natur sind und nicht als primäre Erkrankungen vorliegen, sondern sich nach dem Überstehen akuter infektiöser oder nichtinfektiöser Krankheiten entwickeln. Alle Schäden, die durch medikamentöse Dauerapplikation entstehen, auch Impfschäden, werden reguliert. Daraus ergibt sich, daß Thuja niemals als erstes Mittel eingesetzt werden darf, sondern immer erst dann, wenn sich die Folgeschäden sichtbar manifestiert haben. Dann kann Thuja alle chronischen Irritationen regulieren, wo auch immer sie auftreten. So ist auch die Wirksamkeit von Thuja bei allen proliferativen Prozessen verständlich, wie z.B. Warzen, Papillome, Epitheliome etc. An den Schleimhäuten werden Polypoide und Polypen erfaßt. Auch bei den equinen Sarkoiden ist Thuja neben Arsenicum album ein gutes Begleitmittel. Überhaupt sind alle Schäden, die auf der Haut durch die verschiedensten Ursachen entstehen, das Gebiet für den Einsatz von Thuja, das von den Neubildungen bis zu dem sekundären Haarausfall reicht. Die konstitutionelle Wirkungsweise dieses Mittels macht es innerhalb der homöopathischen Therapie fast unentbehrlich. Zwei Angriffsphasen sind bei Thuja zu unterscheiden: Einmal wirkt der Lebensbaum als primäres Mittel, wenn am Zentralnervensystem oder am vegetativen Nervensystem Krankheitszustände in das chronische Stadium übergegangen sind oder auf der Haut nach anfänglichen akuten Phasen sich chronische und proliferative Formen gebildet haben. Zum anderen hat es eine sekundär anzusehende Wirkungsweise bei allen chronischen Erkrankungen, die in Begleitung der vorher angeführten Störungen auftreten. Es kann vorkommen, daß nach der Behandlung eines Leidens der äußeren Haut, das nicht mit homöopathischen Mitteln zur Abheilung gebracht wurde, sich als Folge eine interne Erkrankung chronischer Art entwickelt, z.B. eine Lungenentzündung, die aufgrund eines Emphysems mit einer Atemnot verbunden ist. In einem solchen Fall ist Thuja ein Mittel, das sowohl eine solche Folgeerkrankung verhindern kann oder im Falle des Auftretens derselben sich heilend einschaltet.

Zur Verhinderung der Impfschäden, die aus der Kleintierpraxis genügend bekannt sind, ist Thuja mit sicherem Erfolg einzusetzen. Man findet diese Schwierigkeiten vielfach bei hochgezüchteten Rassetieren, worunter nicht unbedingt die zierlichen Rassen zu verstehen sind wie Windspiel, Barsoi oder ähnliche, sondern gerade die Tiere, die hoch im Blut stehend im Jagd- oder Schutzhunddienst eingesetzt werden. Die Schäden erstrecken sich von einfachen Leberschäden über schwere Pankreaserkrankungen bis zu manifesten Nierenschäden, bei denen der Zeitpunkt des Auftretens der Sekundärkrankheiten mit dem der Impfung oder Entwurmung zusammenfällt oder kurz danach bemerkt wird. Die oft gebrauchte Ausrede, daß dann das Tier bereits vor der Impfung oder Entwurmung krank gewesen sei, kann nicht anerkannt werden, da vor jeder Impfung der klinische Gesundheitszustand festgestellt werden muß. In diesem Zusammenhang sei auf die Unsitte der Züchter hingewiesen, die Welpen bis zum Alter von 8 Wochen zehnmal (!) zu entwurmen. In einer solchen Situation scheint Thuja Wunder zu wirken, denn nach wenigen Tagen normalisiert sich das klinische Bild, wohingegen sich die Laborwerte erst langsam bessern. Hierfür sind oft ein bis zwei Wochen notwendig, um Normalwerte zu erzielen. Man kann in diesem Phänomen eine typische homöopathische Eigenschaft sehen, daß die psychisch-physiologische Phase der Hauptangriffspunkt der Homöopathika ist, während der chemisch-physiologische Ablauf sich langsamer reguliert. Dies mag aber auch ein Hinweis darauf sein, daß bei der homöopathischen Behandlung der chronischen Erkrankungen die Medikation nicht zu früh abgebrochen werden darf. Man muß sich mit den homöopathischen Mitteln langsam aus dem Organismus ausschleichen. Das kann einmal durch Änderung der Verdünnungsstufe geschehen, indem man von den höheren Potenzen auf tiefere Stufen mit selteneren Gaben zurückgeht. Es kann auch der Abstand zwischen den einzelnen Gaben langsam vergrößert und so dem Organismus die Regulation der gestörten Reaktionsformen selbst überlassen werden.

Neben diesen Schäden findet man unter den Tieren auch solche, die auf Antibiotika allergisch reagieren und erhebliche innere oder äußere Erkrankungen aufweisen. Auch hier ist Thuja ein zuverlässiges Mittel, da es nicht als Primärmittel bei spezifischen Erkrankungen seine Wirkung entfaltet, sondern in der Sekundärphase breitflächig derartige Störungen beseitigt. Um diese Schwierigkeiten zu vermeiden, sollte Thuja bei länger notwendig werdender antibiotischer Behandlung als Zwischenmittel eingeschoben werden. Die Wirkung auf Muskeln und Gelenke sollte bei den Arthritiden und den rheumatischen Muskelerkrankungen ausgenutzt werden, obwohl durch Thuja zwar keine direkte Heilung erzielt werden kann, aber zur Unterstützung der spezifischen Therapie viele Vorteile bringt, denn die Reaktionsfähigkeit und -bereitschaft des Organismus wird erheblich gebessert und sich somit die eingesetzten Mittel – welcher Art sie auch seien – intensiver in den Heilungsprozeß einschalten können. Es muß die unterstützende Wirkung von Thuja beim Ascites erwähnt werden, da dieser vielfach sekundär auf Nieren-, Herz- oder Leberschäden zurückzuführen ist. Thuja zeigt hierbei eine überraschende Wirkung, indem der Bauchumfang deutlich von Woche zu Woche zurückgeht. Parallel dazu wird die Nierentätigkeit intensiviert und der Harnabsatz stark vergrößert. So ist auch die Wirkung bei Ödemen zu erklären, wenn sie aufgrund anderer Störungen als sekundäre Ödeme am Euter, am Unterbauch oder an den Gliedmaßen auftreten.

Beachten muß man bei der Thuja-Therapie, daß die Tiere vor Nässe und Kälte geschützt werden. Dies ist besonders wichtig, weil die Tiere bei der geringsten Anstrengung stark schwitzen und so einer Unterkühlung leicht ausgesetzt sind. Da Wärme alle Beschwerden bessert, müssen diese Tiere warm eingedeckt in einen warmen Raum gebracht werden.

Zur postoperativen Behandlung maligner Tumoren hat sich Thuja sowohl in der Human- als auch in der Veterinärmedizin bewährt. Wie aus der Erfahrung mit der Thuja-Behandlung der Warzen u.a. Neubildungen bekannt ist, hemmt Thuja das Wachstum dieser Neubildungen deutlich. Man hat mit diesem Mittel ein Therapeutikum in der Hand, das die Lebenserwartungen der tumorkranken Tiere verbessert. In diesem prekären Fall ist es ratsam, Thuja bereits einige Zeit vor der Operation zu geben, um sofort p.op. die volle Wirkung zur Verfügung zu haben.

Wie diese Ausführungen zeigen, hat Thuja ein unerhört breites Wirkungsspektrum, das den ganzen Organismus ergreift, wenn der Prozeß sekundär und in ein chronisches Stadium eingetreten ist.

Für die Anwendung von Thuja gelten keine festen Normen. Es sollte aber nach einer anfänglichen Injektion als D_8 (1–5 ml sc.) stets peroral weitergegeben werden, um die immer wieder notwendige Anregung auf den Gesamtorganismus zu haben.

Als Verdünnung hat sich die D_{12} dreimal am Tage 2–3 Tabletten als die beste Dosierung herausgestellt. Aber auch andere Verdünnungen können wirksam verwendet werden.

Erwähnt muß noch werden, daß Thuja äußerlich ebenfalls sehr gut wirkt. Als Urtinktur ($\theta = D_1$) wird es täglich ein- bis mehrmals auf den zu behandelnden Prozeß getupft. Nach einer variablen Zeit fallen Neubildungen narbenlos ab.

9 Mittel bei Infektionskrankheiten

Bei der Besprechung der Infektionskrankheiten ist nicht an die Behandlung seuchenhafter und damit dem Tierseuchengesetz unterliegender Krankheitszüge gedacht, obwohl von *Hahnemann* selber die Behandlung von Seuchen in bestimmter Weise empfohlen wurde. Er hat dabei allerdings nicht die wirklichen homöopathischen Verdünnungen eingesetzt, sondern echte Chemotherapie betrieben. Auch sind aus dem vorigen Jahrhundert Veröffentlichungen bekannt, die die erfolgreiche homöopathische Behandlung des Milzbrandes (s. vorne) beschreiben. Hier soll auf die grippalen Allgemeinerkrankungen hingewiesen werden und die lokalen infektiösen Prozesse, bei denen erfahrungsgemäß die Chemotherapie in vielen Fällen versagt. Besonders die letzteren Formen zeigen auf die homöopathische interne Therapie eine hohe Erfolgsquote. *Gonnermann* hat 1943 unter der Betreuung von *Hupka* in Hannover eine Dissertation durchgeführt, die die überlegene Wirkung homöopathischer Mittel bei infaust erscheinenden Erkrankungen deutlich werden läßt. Er bekam 14 Pferde, die als Schlachtpferde aussortiert waren, aus einem Pferdelazarett zur Verfügung für seine homöopathischen Heilversuche. Von den 14 Pferden wurden 3 nach drei Wochen geschlachtet, da die Heilung zu langsam voranging. Es handelte sich dabei um zwei Hufknorpelfisteln und eine Tendinitis. Neun weitere Pferde konnten der damaligen Truppe als geheilt wieder zur Verfügung gestellt werden. Es handelte sich in diesen Fällen um fünf Hufknorpelfisteln, drei Tedinitiden und eine Podotrochlitis. Zwei Pferde sind noch nach Abschluß der Arbeit der Truppe zurückgegeben worden. Die in allen Fällen verwendeten Mittel Sympthytum und Rhus toxicodendron neben Lachesis haben einen ausgesprochen aktivierenden Charakter in ihrem Arzneimittelbild. So konnten auch die schwer infizierten Prozesse ohne lokale Therapie außer einer regelmäßigen einfachen Säuberung zur Ausheilung gebracht werden.

Durch diese Arbeit wird klar, daß die interne homöopathische Therapie sich über den Gesamtorganismus in den Heilungsprozeß einer infizierten örtlichen Erkrankung einschaltet. Die „Spezifität" eines Mittels ist nicht immer ausschlaggebend für den Erfolg, oft stören die örtlich gegebenen Spezifika den Heilungsvorgang erheblich, weil durch diese Mittel die Selbstheilungstendenz gestört werden kann und immer wieder andere Wege der Regenerierung angeregt werden, die aber in das Konzept des erkrankten Organismus nicht passen.

Es ist bekannt, daß gerade infizierte Verletzungen an den distalen Enden der Gliedmaßen oft therapeutische Probleme aufwerfen, die mit der einfachen kausalen Denkungsweise nicht zu lösen sind, weil die anatomischen Verhältnisse eine örtliche Behandlung nicht zulassen. Die immer wieder auftretenden Versackungen eitriger Absonderungen bedürfen nach den in der Homöopathie gemachten Erfahrungen mehr der Aktivität des Organismus als der lokalen antibakteriellen Therapie. Der Organismus muß durch die Behandlung angeregt werden, die schädlichen Absonderungen durch diese Anregung des umgebenden Gewebes auszustoßen und einen unüberwindlichen Schutzwall gegenüber weiteren nachfolgenden Schädlichkeiten aufzubauen. Die regelmäßige einfache Säuberung der eliminierten Stoffe ist wichtig, wichtiger aber ist die Aktivierung der Abwehrkräfte. In der Homöopathie stehen wirksame Mittel zur Verfügung, die bei diesen Prozessen je nach dem vorliegenden Krankheitsbild eingesetzt werden sollten.

Die Betrachtung einer verletzten Gliedmaße von außen ist das Naheliegende für den Beginn der Therapie. Zeigt der Rand der Wunde einen schmutzig-bläulichen unregelmäßigen Rand mit einer schmierigen Absonderung und ist von außerordentlicher Schmerzhaftigkeit, so daß das erkrankte Bein beim Gehen nicht aufgesetzt wird, und ist der Allgemeinzustand prekär mit Fieber und erhöhtem Pulsschlag, so erlebt man mit *Tarantula cubensis* einen überraschend schnellen Erfolg. Der Allgemeinzustand bessert sich in wenigen Tagen, die Futteraufnahme ist bald wieder normal, vor allen Dingen die manchmal bei diesen Prozessen bestehende Durstlosigkeit. Lokal kann man schon nach 24–36 Stunden eine bessere Durchblutung des erkrankten Gewebes feststellen, der dann die Säuberung des ganzen Komplexes per se folgen wird. Man gibt Tarantula cubensis zu Beginn als subkutane Injektion in der D_8, um dann an den nächsten Tagen peroral 3–4mal je nach Tierart 10–20 Tropfen folgen zu lassen. Diese Therapie ist nicht auf Erkrankungen der Gliedmaßen beschränkt, sondern ist ebenso bei allen sich ähnlich zeigenden Schädigungen in gleichem Maße wirksam. In manchen Fällen macht sie bei Hündinnen sogar eine Mammaamputation bei perforierten Knoten unnötig, weil die Austrocknung so schnell vor sich geht, daß die Notoperation nicht mehr notwendig ist, und man den Gesundheitszustand des Tieres für die Operation in Ruhe abwarten kann. Bei der Beurteilung eines solchen Prozesses muß immer in Betracht gezogen werden, daß dieser sich in einem Organismus abspielt, dessen besondere Art der Reaktion in diesem Falle zusammengebrochen ist und der in seiner Gesamtheit eine Hilfe benötigt. Daher sind die Homöopathika wirksamer als z.B. ein Chemotherapeutikum, das sich lediglich in den Stoffwechsel etwa vorliegender Infektionserreger einschaltet, aber die Heilungstendenz des Organismus außer Acht läßt. Es muß stets vor Augen stehen, daß nicht eine lose im Raum stehende Brustdrüse oder eine Gliedmaße erkrankt ist, sondern daß diese Körperteile im Zusammenhang stehen mit einem ganzen Organismus, der abhängig ist von dem Intaktsein seiner Organe oder äußeren Körperteile. Im Hinblick darauf genügt oft schon bei einem sich chronisch hinquälenden infizierten Hautprozeß die tägliche vorsichtige Säuberung und die innerliche Gabe eines Mittels, das lediglich die körpereigenen Regulationskräfte anregt und von dort aus den schon lange bestehenden Prozeß zur Abheilung bringt. Hierfür hat sich *Echinacea* als Homöopathikum bewährt, das bei der täglichen Anwendung der peroralen oder parenteralen Form einen solchen Zustand reguliert. Hierbei sollte allerdings das Allgemeinbefinden nicht wesentlich gestört sein, sondern die physiologischen Vorgänge sich in fast normalen Grenzen halten.

Bei solchen Zuständen hat man auch in *Thuja* ein bewährtes Mittel, das die organische Regulation unterstützt. Wie in vorhergehenden Ausführungen bereits erwähnt, kann Thuja sich bei allen gestörten Organsystemen entscheidend einschalten. Es muß allerdings, das sei nochmals erwähnt, stets ein anderes für den betreffenden Prozeß spezifisches Mittel zusätzlich eingesetzt werden, da Thuja breitgefächert die Reaktionsbereitschaft aktiviert, aber nicht gezielt auf Erkrankungen im Einzelfall einwirkt. Allerdings zeigt es bei Neubildungen der Haut infektiöser Art, wie Warzen etc., eine gute Wirkung. Diese örtlich begrenzten Erkrankungsprozesse infektiöser Natur spielen oft in der Praxis eine bedeutende Rolle, werden aber meistens in das Gebiet der Chirurgie gelegt. Sie werden deswegen in dem entsprechenden Kapitel ausfuhrlicher besprochen. Eine wesentlich größere Rolle spielen in der Praxis die infektiösen Allgemeinerkrankungen. Da die homöopathischen Mittel sich nicht an den Erreger wenden, der das betreffende Krankheitsgeschehen charakterisiert, sondern den Organismus in seiner Totalität ansprechen, erscheint es durchaus logisch, daß bei diesen Krankheiten die Homöopathie eine nicht zu unterschätzende Rolle spielt. Im großen und ganzen beginnen diese den ganzen Körper durchlaufenden Infektionen ziemlich übereinstimmend: Eine große Mattigkeit läßt den Appetik sinken, alle physiologischen Reaktionen sind sehr verlangsamt und die Temperatur bewegt sich zwischen 40,9 ° und 41,5 °C. Diese Höhe bleibt aber nur für kurze Zeit bestehen, dann sinkt sie ab auf 39,5 ° bis 40,1 °C und zwar innerhalb von 2–3 Tagen; wonach sich dann die Manifestation der eigentlichen Erkrankung zeigt. Vor diesem Zeitpunkt ist aber schon ein homöopathisch wertvolles Krankheitsbild zu erkennen, das mit den entsprechenden Mitteln angegangen werden kann. Dieses klinische Bild ist für die Allopathie noch nicht spezifisch, kann also noch nicht folgerichtig angegangen werden. Für die Homöopathie sind die Verhaltensweisen der Tiere von Bedeutung, denn charakteristisch ist die bei diesem hohen Temperaturanstieg bestehende Schreckhaftigkeit mit einem Herzrasen. Die Tiere lassen sich ungern am Kopf anfassen. Man kann annehmen, daß sie den beim Menschen beobachteten fast unerträglichen Kopfschmerz haben. Selbst in der Ruhe schwitzen die Tiere und setzen viel Urin in krampfhaften Stößen ab. Diese Symptome dauern nie länger als 24 Stunden. Als Tierarzt muß man also die genaue Anamnese über diesen vorhergehenden Zustand beim Besitzer einholen. Findet man diesen Verdacht bestätigt, so wird mit *Coffea tosta* als D_3 sc. eine schnelle und oft dauernde Besserung erzielt. Der gesamte Abwehrmechanismus wird aktiviert und es kommt in vielen Fällen zu keiner weiteren Erkrankungsphase. Die Wirkung von Coffea tosta ist schnell einsetzend, aber nicht allzulange andauernd. Auch eignet sich die gebrannte Kaffeebohne nicht für eine oft wiederholte Nachbehandlung, was aus menschlicher Sicht mit einem zu hohen und intensiven Kaffeegenuß vergleichbar ist: Schweißausbruch, Herzklopfen, Schreckhaftigkeit und flatterigen Bewegungen. Das Vasomotorenzentrum ist also in höchstem Maße irritiert und hat seine Auswirkungen auf Herz und Nieren.

Ist die Krankheit aus dem Coffea tosta-Stadium herausgewachsen, so hat man festzustellen, welches Krankheitsbild sich nun entwickelt hat. Danach ist dann der weitere Simile-Einsatz zu entscheiden. Die allgemeine Belastung wird sich dann in verschiedenen Organen manifestieren: sei es der Atmungsapparat oder der Verdauungstrakt oder der Harn- und Geschlechtsapparat. Jeder Komplex zeigt in der infektiösen Erkrankung seine spezifische Reaktionsweise, die für die Findung des Simile wichtig ist. Die allgemeinen pathognomonischen Symptome sind bei allen infektiösen fieberhaften Erkrankungen ähnlich durch die Temperaturerhöhung. Mattigkeit und Appetitlosigkeit. Es sind die Symptome, die das Virusstadium einleiten, sich aber bald den organischen Irritationen anpassen.

In dieser Situation muß dann die notwendige Umstellung der Therapie vorgenommen und dazu geklärt werden, ob die allgemeine Behandlung weitergeführt oder die spezifische organgerichtete Therapie vorgezogen werden muß. Über die letztere Möglichkeit ist in den vorhergehenden Abschnitten ausführlich berichtet worden, so daß diese Frage hier nicht mehr erörtert zu werden braucht. Eine Untersuchung ist allerdings notwendig für die weitere Therapie der infektiösen Allgemeinerkrankungen. Hier sind die konstitutionell wirkenden Mittel unbedingt in die Überlegung einzubeziehen, denn oft ist bei der konstitutionellen Irritation ein Indolentwerden der Reaktionsmöglichkeit festzustellen. Durch die konstitutionell wirkenden Mittel ist die Therapie erheblich zu unterstützen.

Es besteht die Frage, wie nach dem Initialstadium einer Virusinfektion dem Organismus weitere Hilfe ermöglicht werden kann. Immer ist es wichtig, die eigene Abwehrmöglichkeit des Körpers so weit zu mobilisieren, daß durch Sekundärinfektionen der durch die Coffea-tosta-Therapie abgefangene Viruseinbruch nicht ad absurdum geführt wird. Wie schon vorher gesagt wurde, wirken die Homöopathika nicht spezifisch auf einen Fremderreger, der durch dieses Mittel inaktiviert und eventuell abgetötet wird, sondern man kann nur die körpereigene Abwehrkraft in eine spezifische Richtung bringen, wodurch dann die Ausbreitung einer Sekundärinfektion erschwert oder sogar verhindert wird. In diesem Fall sind die homöopathischen Arzneimittelbilder die zuverlässigen Hinweise für die Wirkungsrichtung der einzelnen Mittel. Zwei derselben spielen in dieser Phase eine vornehmliche Rolle. Es sind *Lachensis* und *Pyrogenium*. Für das erstere liegt eine ausführliche Arzneiprüfung vor, deren Ergebnis sich leicht am Kranken wiederfinden läßt. Für Pyrogenium ist die erfahrungsgemäße Anwendung in den verschiedenen Krankheitszuständen der Hinweis für den Einsatz. Bei Lachesis, das im Falle eines Schlangenbisses die Zersetzung des Blutes verursacht, ist charakteristisch, daß die anfänglich nicht allzu problematisch erscheinenden Krankheitsfälle sich ständig verschlechtern und in ein septisches, nekrotisches oder gangränöses Stadium übergehen. Diese Wirkungsrichtung von Lachesis zeigt sich überaus vorteilhaft bei den Sekundärinfektionen nach einer Virusinfektion. So kann mit Lachesis eine Wirkung bei den entsprechenden Fällen erzielt werden, die den Heilungsvorgang wesentlich abkürzt. Das Krankheitsbild bildet in sich eine sogenannte Harmonie, d.h., daß alle Symptome zueinander passen, das eine sich aus dem anderen erklären läßt: Hohe Temperatur – schneller Puls- und Herzschlag; kleine Prozesse – wenig Beschwerden; große Prozesse – starke Hinfälligkeit.

Als D_8 bei ausgewachsenen Tieren, als D_{12} bei jüngeren Tieren hat man bald eine Normalisierung des Gesamtbefindens, einschließlich der etwa gemessenen Parameter.

Pyrogenium hat entsprechend seiner Herkunft als Extrakt aus autolysiertem Fleisch ein völlig anderes Krankheitsbild. Wie eine Fleischvergiftung heftig und plötzlich den ganzen Organismus ergreifend auftritt, so ist Pyrogenium das Mittel der heftigen mit Schüttelfrost einhergehenden Infektionen. Alles im Krankheitsbild dieses Mittels ist unharmonisch: hohe Temperatur – langsamer Puls- und Herzschlag; kleine infektiöse Prozesse – lösen heftige Schmerzäußerungen aus; trotz schwerer Allgemeinschwäche – ständiger Bewegungsdrang; Schüttelfrost und Wärmebedürfnis trotz überhitzter Räume. Progenium ist ein Mittel, das keine vorbeugende Wirkung hat, obwohl damit heftige Krankheitsanfälle gelindert werden können; es ist ein Mittel der heftigen akuten Krankheit und zeigt in dieser Phase oft eine überraschend schnelle Besserung des Gesamtzustandes und des Gesamtbefindens, trotz noch bestehender hoher Temperatur. Es sollte daher bei Befindensbesserung nicht mehr weiter gegeben werden, sondern von dem Folgemittel *Echinacea* abgelöst werden. Dieses aus der schmalblättrigen Kegelblume gewonnene Mittel hat bei den Infektionskrankheiten einen abschließend regulierenden Charakter. Als D_3 oder D_4 wird es injiziert, da die perorale Gabe – hier eine Ausnahme der Wirksamkeit einer homöopathischen Verdünnung – eine verzögerte Wirkung aufweist. Diese ist intensiver, wenn es mit einem anderen Mittel zusammen gegeben werden kann, das sich zielgerichtet auf die Krankheitsphase einstellt. So kann es ohne weiteres schon mit Pyrogenium oder Lachesis zusammen eingesetzt werden. Für Pyrogenium ist als Verdünnung die D_{15} bei den Allgemeinerkrankungen als Injektion die affine Potenz, bei den lokalen Fällen ist es als D_8, ebenfalls als Injektion, am schnellsten wirksam.

Bei allen Infektionserkrankungen ist die schnelle Erholung wichtig für die Überwindung der schweren Schädigung. Es kann hier noch einmal betont werden, daß in der Homöopathie eigentlich keine Rekonvalenszenzphase bekannt ist, weil durch die verabreichten Mittel keine Belastung des Organismus provoziert wird, sondern sich ein biologischer Heilungsvorgang vollzieht. Vor allen Dingen sind keine Rückstände irgendwelcher Art vorhanden, die vom Tier nach der schwächenden Krankheit eliminiert werden müssen. Bei der homöopathischen Behandlung ist der Organismus sofort wieder in seiner biologisch verwertbaren Reaktionsphase und somit nicht rekonvaleszenzbedürftig. Sollte vor der homöopathischen Behandlung schon eine länger dauernde anderweitige erfolglose Therapie versucht worden sein, so ist der Patient stark geschwächt. Er muß dann nach Überwinden der eigentlichen Erkrankung neu wieder aufgebaut werden. Für die Regulierung des lähmenden Schwächezustandes hat sich *Avena sativa* D_1 bis D_4 sehr bewährt. Es sollte per os über eine Zeit von ca. 14 Tagen gegeben werden. Ist es während der infektiösen Erkrankung zu hohen Flüssigkeitsverlusten gekommen wie Blutverlust, Polyurie, langdauernde Diarrhoe u.a., so kann *China* D_3 bis D_6 je nach Größe der Tierart schnell regenerierend wirken. Ein besonderer Hinweis für den Einsatz von China findet sich darin, daß trotz eines gewissen Wohlbefindens immer wieder kleinere Fieberschübe auftreten, die die eigentliche Erholung in Frage stellen. China ist besonders geeignet für die Hundepraxis, weil diese Tiere dem Arzneimittelbild von China schon natürlicherweise entgegenkommen: Der Mageninhalt bleibt im Krankheitsfall bei den anderen Tieren besonders lange liegen, ohne angedaut zu werden. Dieses Symptom zeigen die Hunde mit der physiologisch langen Verweildauer des Futters im Magen. So besteht schon von da aus eine gewisse Affinität bei dieser Tierart zu China. Deswegen ist die Verdünnungsstufe etwas höher zu wählen als sonst: D_6 bis D_{15} sind hier am wirksamsten.

Als ein besonders heikles therapeutisches Problem tritt die sogenannte „Schnüffelkrankheit", die infektiöse Rhinitis atrophicans, in den Ferkelerzeugerbetrieben immer wieder auf. Die Erkrankung fordert nach wie vor erhebliche Verluste und Einbußen bei der Rentabilität, so daß nach Methoden gesucht wird, diese Erkrankung aus den Ställen zu eliminieren. In der Praxis hat sich eine Kombination mit den vorne beschriebenen Mitteln *Coffea tosta* mit Bufo und Echinacea bewährt, die unter dem Namen *„Viruvetsan"*®* erhältlich sind. Diese Kombination hat sich sowohl als Prophylaktikum als auch als Therapeutikum gut bewährt. In den Problemställen werden die Ferkel am 2. Lebenstag mit 1 ml Viruvetsan® sc. behandelt und nach 11 Tagen ein zweites Mal mit der gleichen Menge. Im allgemeinen genügt diese Form der Behandlung, um die Krankheit zunächst in erheblich milderer Form auftreten zu lassen. Vor allen Dingen wird immer wieder positiv bewertet, daß die degenerativen Prozesse nur sehr gering oder gar nicht auftreten. Um diese Stabilität zu fördern oder mindestens zu erhalten, ist eine zusätzliche Behandlung nach 11–14 Tagen mit *Calcium phosphoricum* D_4 in Tablettenform täglich zweimal zu geben oder im Abstand von 3–4 Tagen eine Injektion von 2 ml *Acidum phosphoricum* D_4. Auch Phosphorus D_8 hat eine ausgezeichnete Wirkung als sc. Injektion. Der Phosphor ist für die Schweine mit ihrem lebhaften Temperament, aber ihrer schnellen Ermüdbarkeit das Simile in einem solchen prekären Krankheitsfall. Ein weiteres Charakteristikum dafür bei den Schweinen ist die schnelle, wieder aktive Beweglichkeit nach kurzer Ruhepause. Wichtig bei der Phosphor-Therapie ist nur, daß die Kalkversorgung voll gesichert sein muß, um die therapeutische Möglichkeit vom Phosphor voll ausnutzen zu können. Da ist es die Frage, ob der allgemein gegebene „Futterkalk" ausreichend ist für diese Aufgabe. Es ist eben von außerordentlicher Wichtigkeit, daß der aufgenommene Kalk auch in den Organismus eingebaut werden kann und nicht nur als Passage durchläuft. Da hat sich eine Mischung aus homöopathisch aufgeschlossenen Mitteln sehr positiv bewährt. Diese besteht aus Calcium phosphoricum und Ferrum phosphoricum in homöopathischer Aufbereitung jeweils als D_4. Diese Mischung wird den Muttertieren über etwa drei Wochen täglich 5 g in das Futter gegeben und später, wenn die Ferkel selber Futter zu sich nehmen, täglich für 10 Ferkel 20 g in das Futter gemischt. Mit dieser prophylaktischen Behandlung kann man die Rhinitis atrophicans nach 2–3 Ferkelwürfen aus dem Stall weitgehend eliminieren.

Die Therapie der schon bestehenden Schnüffelkrankheit geht nach den gleichen Prinzipien vor sich. Es wird sofort eine Injektion von 3–5 ml Viruvetsan® sc. je nach Größe des Ferkels gemacht und dazu am gleichen Tage eine Injektion von Formidium D_6 (Acidum formicicum e formica rufa) eingesetzt, um die Aktivität des Organismus zur Abwehr der schweren infektiösen Krankheit zu erhöhen. Auch in diesem Fall ist die zusätzliche Gabe von einer Phosphorverbindung notwendig in der gleichen Form wie bei der Prophylaxe angegeben. Dazu ist die Kalkversorgung eine vorrangige Angelegenheit. Um den Krankheitsherd zu begrenzen ist die Stalldesinfektion von besonderer Wichtigkeit. Es sollte ein Desinfiziens verwendet wer-

* Hersteller: Dr. Wielmar Schwabe, 76227 Karlsruhe

den, bei dem die Tiere im Stall verbleiben können. Wie bei allen anderen Viruserkrankungen hat sich auch hier „Geme®“* grundsätzlich bewährt. Die Stalldesinfektion sollte bei einem Erkrankungsfall zunächst an jedem Tag einmal durchgeführt werden. Bei Abklingen der Symptome kann die Desinfektion etwas seltener vorgenommen werden. In den Problemställen ist aber eine Stallreinigung mit Desinfetion mindestens einmal in der Woche notwendig, um die aus den infizierten Buchten immer wieder stattfindende Reinfektion zu verhindern.

Die Infektionskrankheiten haben neben den rein therapeutischen Problemen Schwierigkeiten durch Ursachen, die in der betreffenden Therapie begründet sind: Für die Chemotherapeutika steht die Resistenzfrage im Vordergrund, für die Homöopathika hat vielfach der ständig wiederholte Einsatz die Reaktionsfähigkeit des Organismus scheinbar erlahmen lassen, weil die Krankheitssymptomatik sich verändert hat; es muß bei weiterer homöopathischer Behandlung dann ein neues Simile gefunden werden. Es gilt vor allen Dingen, die Reaktionsbereitschaft zu intensivieren. Die Mittel hierzu sind unter den Konstitutionsmitteln zu suchen, die sich sehr energisch einschalten können. Es genügt oft eine kurze Zwischengabe des betreffenden Mittels, um dann nach einer kleinen Arzneipause mit dem neu gefundenen Simile fortfahren zu können.

Eine Wirkung in dieser Richtung ist immer wieder mit Sulfur oder Thuja zu beobachten, die beide nach Typ des Tieres gegeben werden. Für *Sulfur* ist der schwierige, zänkische Typ mit völlig darniederliegendem Stoffwechsel richtungweisend. In vielen Fällen ist auch ein typischer Geruch festzustellen, der etwas an faule Eier erinnert. Sulfur sollte 2–3 Tage einmal am Tag als D_{12} gegeben werden oder als Injektion einmal am Tag. Hierfür ist u.U. die D_{30} mit Erfolg einzusetzen. *Thuja* hat die beste Wirkung bei stark belastenden Infektionskrankheiten, bei denen das vegetative Nervensystem besonders in Mitleidenschaft gezogen worden ist. Ein deutlicher Hinweis für Thuja ist in einer Hautschädigung zu sehen, die schuppig und rissig wird, als ob eine Exsiccose droht. Diese kann durch lange bestehende Durchfälle, lange bestehenden Nasenausfluß oder ständiges Schwitzen bei der geringsten Bewegung immer auftreten. In diesem Zusammenhang faßt Thuja sekundär alle in Mitleidenschaft gezogenen inneren und äußeren Organe an und reguliert die hier irritierten Stoffwechselvorgänge. Die D_{12} sollte wie bei Sulfur etwa 3–4 Tage zweimal am Tage gegeben werden als perorale Gabe. Bei Bevorzugung einer Injektion ist es ratsam, nicht über die D_{15} hinwegzugehen, um nicht eine bei diesem stark wirkenden Arzneimittel mögliche AMP zu provozieren. Beide Mittel sollten nicht als Dauermittel bei den Infektionen gegeben werden; die homöopathischen Arzneien haben eine gewisse Individualität, die beachtet werden sollte, wenn man mit ihnen einen reibungslosen Heilungsverlauf haben will. Obwohl die infektiösen Erkrankungen stets als Komplexe auftreten, sollte mit der Individualtherapie der Homöopathie doch sehr differenziert vorgegangen werden, denn die pathogenen Erreger beeinflussen wohl den Krankheitsvorgang, aber der Organismus bestimmt mit seiner spezifischen Reaktionsform den Verlauf weitge-

* Hersteller: Asid

hend selber. Die Souveränität der organismischen Reaktion wird eben auch bei einer Infektionskrankheit nicht beeinträchtigt. Die individuelle Problematik liegt allein bei der Tierart und deren Haltungsform. So sind die Massenställe nicht geeignet für eine Einzeltherapie, wohl aber für eine Injektionsbehandlung, die abteilungsweise vorgenommen werden kann, da erfahrungsgemäß die einzelnen Buchten oder Stallabteilungen eine weitgehend ähnliche Reaktionsform zeigen, die mit einem einzigen Medikament beeinflußt werden kann. So ist auch die anfängliche Behandlung mit „Viruvetsan®" keine eigentliche homöopathische Behandlung, sondern eher als eine biologische anzusehen. Der weitere Verlauf ist dann aber nach echt homöopathischen Voraussetzungen durchzuführen, ob es sich um eine Behandlung in verschiedenen Buchten oder Abteilungen handelt oder um Einzeltiere. Diese Therapieform ist bei den Reit- und Zuchtbetrieben oder auch im Trainingslager ohne weiteres durchzuführen. Bei den Pferden ist die Folgeerkrankung nach einer durchlaufenden Infektion mit großem Erfolg zu erfassen. Die Similefindung ist in einem solchen Fall lege artis zu erledigen, weil nun das Einzeltier zur Behandlung ansteht. Probleme in den größeren Pferdeställen sind die ständig durchgeführten Impfungen und Entwurmungen. Wie aus vielen Erfahrungen gesagt werden kann, wird durch diese Maßnahme die Widerstandskraft der Tiere weitgehend geschwächt. Entwurmungen sollten nur dann empfohlen werden, wenn durch die Kotuntersuchung festgestellt worden ist, daß ein Wurmbefall vorliegt, und vor allen Dingen mit welchen Parasiten. Dann kann die spezifische Entwurmung durchgeführt werden, aber nur bei den wurmpositiven Tieren. Für die negativen Tiere und auch für die positiven nach der Entwurmung hat sich die etwa 3 Wochen lange Zugabe von *Abrotanum* D_1 über das Futter sehr stabilisierend gegen eine neue Wurminfektion erwiesen. Für jedes Pferd sollte pro Tag 5 g dieses Mittels gegeben werden. Wird diese Kur zweimal im Jahr durchgeführt, ist der Pferdebestand bald völlig wurmfrei, auch dann, wenn – wie in den Ponyhöfen – die Tiere im Sommer und Winter gemeinsam auf die Weide gehen. Die durch Abrotanum D_1 erzeugte Milieusanierung ist nachhaltig. Nicht unterbleiben sollte jedoch eine jährliche Kotuntersuchung, um jeder Neuinfektion sofort begegnen zu können. Auch ist die spätherbstliche Behandlung gegen die Gastrus-Larven notwendig, wenn die Pferde in einem Gastruslarven-Gebiet gehalten werden.

Für die Nachbehandlung des Infektionsganges der Atemwege in den Pferdeställen ist auf die Ausführungen im Teil III., 4., hinzuweisen, in dem die Behandlung nach den homöopathisch wichtigen Symptomen für die Atemwegserkrankungen hingewiesen wurde.

Schwieriger ist das Problem der Schutzimpfung in den Reitställen gegen die verschiedenen Virusinfektionen zu beurteilen. In langjähriger Beobachtung hat sich immer deutlicher gezeigt, daß die durchgeführte Schutzimpfung keinen vollen Erfolg ergeben hat, weil die Variabilität der viralen Erreger nicht in einem Impfstoff erfaßt werden kann, trotz diesbezüglicher Reklame. Es kommen nicht nur Durchbrüche vor, sondern auch einfach kein Impfschutz, weil eine ganz andere Ursache die Infektion auslöst. Bekannt ist, daß die dann auftretenden Hustenanfälle weitaus hartnäckiger sind als ohne Impfung. So können homöopathisch versorgte Ställe in den meisten Fällen auf diese Impfung verzichten und beginnende Erkrankungen mit homöopathischen Mitteln im Anfang abfangen. Vor allen Dingen ist zu erwähnen, daß bei nicht geimpften, aber homöopathisch behandelten Pferden das Risiko der Dämpfigkeit fast nicht besteht, wenn eine Hustenperiode einsetzt. Es ist auch die Frage zu stellen, ob durch die Impfungen nicht auf den Turnieren latent Infektionsmöglichkeiten geschaffen werden, die sich später für die einzelnen Tiere dann nachhaltig auswirken können. Die immer wieder in vielen Jahren gemachten Erfahrungen, bei denen ca. 4–8 Wochen nach einem Turnierbesuch eine infektiöse Viruserkrankung auftrat, die dann u.U. die im gleichen Stall befindlichen Pferde massiv, weil stallfremde Erreger vorliegen, infiziert. Aus diesem Grunde sollte jedem Turnierpferdebesitzer angeraten werden, nach einem Turnierbesuch sofort die Tiere mit „Viruvetsan“ behandeln zu lassen und zusätzlich Thuja D_{12} für einige Tage zu geben. Für Pferde ist die intravenöse oder perorale Applikation von „Viruvetsan“ anzuraten, weil der unbedingt notwendige Äthanolgehalt an der Injektionsstelle unangenehme Schwellungen verursachen kann. Diese völlig unkonventionell anmutenden Vorschläge haben sich in vielfältiger Weise in der Praxis bewährt und sollten deswegen auch in einem Kompendium erwähnt werden. Denn in einem solchen Fall ist eine vielseitige therapeutische Möglichkeit von großem Wert.

Das Gebiet der Infektionserkrankungen wäre nicht vollkommen abgehandelt, wenn nicht die Nachkrankheiten mit betrachtet würden. Da sind besonders die Spätfolgen nach infektiösen Erkrankungen der Atmungsorgane der Pferde zu untersuchen. In vielen Fällen von unterdrückten Erkrankungen wie Husten, Bronchitiden u.ä. steht oft am Ende die Dämpfigkeit infolge einer chronischen Bronchitis, die das Pferd unbrauchbar zu machen scheint. Mit den Mitteln der Homöopathie ist auch hier in den meisten Fällen noch eine Änderung zu erreichen. Gelingt es auch nicht immer, die reine organische Heilung zu erzielen, so hat man doch oft eine deutliche klinische Heilung erreichen können, so daß das Tier weiterhin in seinem vollen Einsatz benutzt werden kann. Diagnostisch muß geklärt werden, daß es sich um eine chronische Bronchitis handelt und nicht um eine Schädigung des Herzens, weil dabei eine anders geartete Therapie eingesetzt werden muß. Für den Erfolg bei der Dämpfigkeit mit homöopathischen Mitteln ist es wichtig, die Reaktionsmöglichkeit des Tieres festzustellen. Zu diesem Zweck sucht man den neuraltherapeutischen Punkt für die Lungen auf, der sich etwa ein bis zwei handbreit unter der oberen Linie des Widerristes befindet, und ebenfalls etwa eine handbreit hinter dem kaudalen Winkel des Cartilago scapulae. Dieser ist bei älteren Pferden, wo es oft zur Verknöcherung kommt, leicht auffindbar. Aber auch bei jüngeren Tieren mit der voll elastischen Haut und weichen Unterhaut ist das Auffinden nicht schwer. Solange dieser Punkt schmerzhaft ist, besteht Aussicht auf völlige klinische Heilung. In diesen Punkt wird einmal 1 ml *Formidium* D_6 sc. gespritzt. Es kann danach vorkommen, daß eine so heftige, aber gefahrlose Reaktion einsetzt, daß unvorbereitete Betrachter glauben können, es komme zum Exitus. Diese Therapie ist, wie gesagt, nur dann erfolgreich, wenn der Neuralpunkt schmerzhaft ist. Besteht eine Indolenz, dann sollte man die neuraltherapeutische Behandlung nicht durchführen, womit es gelingt, eine weitgehende Besserung zu erreichen. In dem Band 1 von *Wolter* (Hrsg.) „Homöopathie für Tierärzte“ ist auf Seite 125 ff diese Behandlungsform genau beschrieben worden. Immer wieder hat sich in der Praxis gezeigt, daß auch dämpfige Pferde nicht unbedingt „ausrangiert“ werden müssen, sondern mit einer gezielten Therapie erhalten werden können.

Bei den Schweinen und vor allen Dingen bei den Ferkeln stellt sich nach Überwinden einer Infektionskrankheit oft eine Entartung des Skeletts heraus, die hinderlich bei der heute üblichen Schnellmast oder bei der Verwendung als Zuchttier ist. Die üblichen Vitamingaben haben in vielen Fällen die gegenteilige Wirkung, indem sie die Knochen nicht festigen, sondern einen gewissen weichen Großwuchs auslösen. Die homöopathisch aufbereitete Austernschale, die als *Calcium carbonicum Hahnemanni* (Calcarea carbonica H.) zu erhalten ist und als D_8 den Tieren injiziert werden kann, hat eine stabilisierende Wirkung auf die Skelettknochen. Diese Injektion sollte nach etwa einer Woche wiederholt werden. Die Dosis ist je nach Alter und Größe zu variieren: 1–5 ml sc. Der automatisch verabreichte handelsübliche Futterkalk wird durch diese Injektion voll in den Kalkstoffwechsel des Organismus eingebaut.

Bei den Kühen und Rindern hat man hin und wieder eine Schädigung am Euter oder am weiblichen Geschlechtsapparat, wodurch die weitere Verwendung dann in Frage gestellt werden kann. Die im Abschnitt „Organotrop wirkende Mittel“ angeführten Homöopathika sind nach dem vorliegenden Symptomenbild dann mit Erfolg einzusetzen.

So stellen die Infektionskrankheiten in ihrem akuten, chronischen und auch in ihren Folgekrankheiten Probleme dar, die bei Klärung der Symptomatik der Krankheitserscheinungen ein dankbares Gebiet für die homöopathische Therapie in der Veterinärmedizin sind.

10 Mittel bei Ernährungsschäden

Für diese Bezeichnung ist zunächst zu klären, was darunter verstanden werden soll. Es werden nicht die durch Futter gesetzten Schäden, die sich als akute Vergiftungen von außen zeigen, untersucht, sondern vor allem die Schäden, die dadurch entstehen, daß der Organismus nicht die Möglichkeit aufweist, die angebotenen Nahrungsstoffe über längere Zeit in den Stoffwechsel einzubauen. Dadurch werden schwerwiegende Schäden gesetzt, die dem Tier in vielfacher Hinsicht Nachteile bringen und in eine chronische Krankheit auslaufen können. Dieses Unvermögen, das entweder durch äußere Faktoren erworben wurde oder als angeborene Schwäche die ganze Entwicklung des Tieres beeinträchtigt, ist nur dadurch zu ändern, daß der Organismus angeregt wird, die Schwachpunkte in seinem Stoffwechsel zu eliminieren oder durch andere Möglichkeiten auszugleichen. Ein weiterer Schaden wird durch das ständige Zufüttern von Leckerbissen außerhalb der Fütterungszeit gesetzt. Schwere Stoffwechselprobleme sind oft die Folgen hiervon.

Diese Ernährungsschäden müssen aufgeteilt werden in akute und chronische Formen, die jeweils eine unterschiedliche Behandlung erfordern. Für die akuten Schäden, die u.a. auf schädliches Futter hin auftreten, sei auf den Abschnitt „Mittel bei Erkrankungen der Verdauungsorgane“ (III, 5) hingewiesen, in dem die akute Form der über den Verdauungstrakt gehenden Störungen abgehandelt worden ist.

Die chronischen Ernährungsschäden, die sich fest in den Stoffwechsel eingebaut haben und von dort aus die Aktivität des Tieres, sei es Pferd, Kuh oder Kleintier stark untergraben, bedürfen einer möglichst weit zurückreichenden Symptomendifferenzierung, um das Simile zu finden. Bei der Behandlung dieser Erkrankungen ist es ganz besonders wichtig, sich zunächst über den allgemeinen Eindruck, den das Tier beim ersten Vorstellen macht, klar zu werden. Die vielfach erschütternd mageren Tiere müssen neben der exaktesten klinischen Diagnose auf den Beginn der Erkrankung und der möglichen Ursache hin untersucht werden. Da ist es notwendig, die Offenheit in der Aussage des Besitzers zu fordern, um eine echte Anamnese herauszubekommen. Dieses ist wichtig, weil oft Fehler, die von diesem gemacht werden, nicht gern zugegeben werden. Meistens sind die notwendigen Labor- und Kotuntersuchungen schon gemacht worden und durch anderweitige Behandlung etwaiger Ergebnisse schon behoben, oder bei negativem Ergebnis entweder unbehandelt belassen oder nur mit Vitaminen etc. angegangen. Es ist also notwendig, die sich wie ein roter Faden durch die ganze homöopathische Therapie ziehende Erfassung der sonderlichen Symptome, die den Besitzer immer wieder in Erstaunen versetzt haben, aufzufinden und danach dann die Similewahl zu treffen. Es sollte daher jeder homöopathisch arbeitende Tierarzt sich ein ungefähres Schema des Untersuchungsganges erarbeiten, das zwar frei von jeder Enge, aber doch eine bestimmte Linie beinhaltet, nach der sich das Ergebnis finden läßt.

Für die meisten Ernährungsschäden gilt die alte homöopathische Regel, daß die feststellbaren Symptome ihrer Wertigkeit nach geordnet werden und die für diese Erkrankung besonders auffälligen Symptome die Mittelwahl bestimmen. Wie bereits erwähnt, sind die Symptome bei den akuten Erkrankungen meistens klar und in die Augen springend, so daß hiernach dann die Arzneimittelwahl getroffen werden kann. Bei den chronischen Krankheiten ist die Mittelfindung schwieriger, weil oft Symptome, die für den Einsatz eines Simile verwendet werden können, verdeckt durch unwichtigere schwierig zu finden sind. So ist auch die homöopathische Diagnosestellung bei den chronischen Ernährungsschäden besonders genau durchzuführen.

Vielfach ist als äußerlich sichtbarer Schaden eine ausgesprochene Fettsucht zu sehen, die den gesamten Organismus schwer belastet. Diese Patienten bekommt man oft in der Kleintierpraxis zu Gesicht. Es sind die kleinen verwöhnten Hunde, die von ihren Besitzern wegen ihres lieben Wesens hemmungslos überfüttert werden mit ständig kleinen süßen Häppchen, die zusätzlich zum Futter gegeben werden. Wenn es sich um eine solche reine Überfütterung handelt, dann ist es in vielen Fällen möglich, den Besitzer durch ein offenes Gespräch davon zu überzeugen, daß durch diese Art der Verwöhnung der Tod des Tieres vorgezogen werden kann. Eine entsprechende Diät ist anzuraten, bei der schon oft die dreimalige Fütterung mit stark reduzierter Menge eine Verringerung des Fettansatzes bewirken kann. Für die medizinische Versorgung steht das Herz an erster Stelle, da es leicht zu einer Verfettung desselben kommen kann. Die O_2-Versorgung des Herzmuskels ist deswegen von großer Bedeutung und notwendig beim Abbau der Fettpolster. *Crataegus* D_1 hat hierbei die besten Wirkungen gezeigt, wenn die ständige Atemnot zur Unruhe treibt. Bei langsamer Umstellung digitalisierter Hunde im vorgerückten Alter kann mit Crataegus eine erhebliche Einsparung der Glykoside erreicht werden; in den meisten Fällen sogar in Verbindung mit Laurocerasus ein vollkommenes Absetzen dieser Mittel. Auffällig dabei ist, daß sich die Hunde subjektiv besser zu fühlen scheinen, weil sie fast alle in die alte Aktivität zurückfinden. Die normalisierende Wirkung von Crataegus bei Hypotonus ist objektiv meßbar und sollte in jedem Fall ausgenutzt werden. Bei einer totalen Insuffizienz wird durch Crataegus die Ansprechbarkeit auf die Herzglykoside erhöht und es kann als Intervallbehandlung auch bei schweren Fällen zum Vorteil des Patienten eingesetzt werden.

Bei diesen chronischen Ernährungsschäden ist fast immer die Leber in Mitleidenschaft gezogen infolge sekundärer Schädigung. Auch an dieser Stelle ist eine homöopathische Begleitbehandlung von Nutzen. Die typischen Lebermittel sind bereits weiter vorne besprochen. Es sei aber ein Hinweis gegeben für den spezifischen Einsatz eines homöopathischen Simile. Bei der allgemeinen Verfettung des Organismus ist auch die Gefahr der Leberverfettung sehr groß. Da durch die Herzaffektion die Unruhe bereits vorhanden ist, hat man mit *Flor de Piedra* D_3 eine sichere Wirkung für diesen Zustand. Flor de Piedra D_3 ist allerdings nicht für eine Langzeittherapie geeignet, sondern nach etwa 5–8 Tagen oder 1–2 Injektionen geht man auf die D_4 entweder als Injektion zweimal in der Woche über oder als perorale Gabe zweimal am Tage je 3–8–10 Tropfen und zwar für etwa 3 Wochen. Flor de Piedra sollte allerdings nicht abrupt abgesetzt werden, sondern innerhalb von 5–6 Tagen muß man sich mit diesem Mittel „ausschleichen". Es wird jeden, der den Hund gekannt hat und vor allen Dingen den Besitzer verwundern, mit welcher

Schnelligkeit diese Abmagerung vor sich geht, wenn nicht wieder die Unsitte des dauernden Nebenbeifütterns einsetzt.

Neben diesen Überfütterungsschäden sind in der neuesten Zeit ausgesprochene Mangelernährungen kaum noch festzustellen; die meisten Tiere werden mit dem standardisierten Futtermittel, das aufgrund der wissenschaftlichen Forschung zusammengestellt wird, gefüttert. Daß trotzdem immer wieder in der Praxis Stoffwechselstörungen zur Behandlung vorgestellt werden, die auf die unterschiedlichsten Ursachen in der Fütterung zurückzuführen sind, mag daran liegen, daß es zwar ein einheitlich zusammengestelltes Futter gibt, aber die Tiere nicht alle übereinstimmend auf die aufgenommenen Nahrungsmittel reagieren, und der Einbau in den Stoffwechselvorgang recht unterschiedlich vor sich geht. So kann es zu Mangelerscheinungen kommen, die eigentlich nicht im angebotenen Futter ihre Ursache haben, sondern in einer Störung im Organismus, durch die die Auswertung der Futtermittel nur unvollkommen gewährleistet ist. Das Problem für die Therapie ist allerdings, zu finden, welche Stoffe nicht eingebaut werden und so typische Symptome aufzeigen. Vielfach hat es z.B. den Anschein, als ob die angebotenen Mineralstoffe nicht oder nur unvollkommen verarbeitet werden und dadurch dann der Mangelzustand vorgetäuscht wird. Sollte in einem solchen Unvermögen eine Ursache gefunden werden, so ist mit den homöopathischen, ähnlich wirkenden Mitteln eine baldige Besserung zu erreichen.

Vor allen Dingen sind die Calcium-Verbindungen in homöopathischer Aufbereitung aktivierend bei den vorgetäuschten Mangelerscheinungen einzusetzen. Als erstes ist *Calcium carbonicum Hahnemanni* zu nennen, das als Calcarea carbonica Hahnemanni in der Homöopathie ebenfalls bekannt ist. Für dessen Einsatz sind wichtige Hinweise darin zu sehen, daß diese Tiere ständig mit irgendwelchen Lymphdrüsenerkrankungen zu tun haben und auch in vielen Fällen eine Hypothyreoidose aufweisen, wo eben alles zu langsam vor sich geht. Aber auch das Gegenteil, tetanische Anfälle, können besonders bei den jüngeren Tieren vorkommen. Diese Anfälle sind in Verbindung mit Frubiase-Calcium forte® zu beherrschen. Außerdem kann man bei diesen Tieren auch einen unnatürlichen Hunger nach Dingen feststellen, die normalerweise von ihnen abgelehnt werden. Immer liegt eine mangelhafte Ausnutzung der angebotenen Fütterung vor. Als D_{12} oder D_{15}, eventuell auch D_{30}, wird schnell eine Änderung dieser Zustände erreicht.

Ein weiteres Mittel aus dieser Gruppe liegt im *Calcium phosphoricum* vor, das sich bei Wachstumsstörungen trotz richtigen Ca:P-Verhältnisses zeigt. Diese appetitlosen Nervöslinge können mit Calcium phosphoricum gut in einen normalen körperlichen Zustand gebracht werden. Dieser Typus leidet auch oft an profusen Durchfällen, die nach jedem Futter auftreten können. Kälte und Nässe vertragen sie nicht. Auffallendes Symptom ist, daß sie stets an Gegenständen lecken, die salzig sind. So nagen sie auch an den Holzteilen im Stall, wenn diese mit Salzlauge imprägniert wurden. Auch bei diesen mageren Typen sind die verschiedenen Lymphdrüsen geschwollen und schmerzhaft. Als D_4 in Tablettenform peroral 2–3mal wird es am Tage gegeben mit einer guten Wirkung. Auch als Injektion D_8 oder D_{12} ist es optimal einzusetzen, jedoch sollten hierbei mindestens einmal am Tage Calcium phosphoricum-Tabletten hinzugegeben werden.

Als letztes Mittel dieser Gruppe soll auf *Calcium fluoratum* hingewiesen werden. Dieses hauptsächlich für jüngere Tiere geeignete Mittel zeigt seine Wirksamkeit bei der schlaffen Konstitution, die sich durch Bänderschwäche an allen Körperstellen erkennen läßt. Auch dieses ist eine Folge von mangelnden Umsatz der angebotenen Futterstoffe. Man sollte sie aber doch in die Reihe der Ernährungsschäden einordnen. Denn oft sind es die im Futter enthaltenen synthetischen Mittel, die nicht verarbeitet werden. Die jüngeren Tiere reagieren dann indolent auf diese chemisch zwar gleichen Stoffe, die aber nicht in einer stoffwechselaffinen Form dem Organismus angeboten werden. Bei den Calcium fluoratum-Tieren ist das Charakteristikum, daß auch kleinste Stöße und Prellungen eine Periostitis auslösen können und dann unschöne Exostosen entstehen lassen, die den Wert eines Tieres oft maßgeblich beeinträchtigen.

Es mag noch einmal darauf hingewiesen werden, daß niemals ein Organ allein – wie auch immer seine Schädigung zustande gekommen ist – isoliert erkrankt. Immer ist der gesamte Körper erheblich an diesem Geschehen beteiligt. Daher muß auch bei den Ernährungsschäden, bei denen das angebotene Futter nicht voll ausgewertet wird, über den Organismus in seiner Totalität eine Änderung erreicht werden, die von bleibendem Wert ist. In diesem Zusammenhang mag noch einmal darauf hingewiesen werden, daß hier nicht Schäden durch Nahrungsmittel besprochen werden, sondern in der körpereigenen Ernährungsphysiologie ein Fehler liegt, der durch die homöopathischen Mittel behoben werden kann. Deshalb sind die verabreichten homöopathisch aufbereiteten Mineralien nicht als Substitutionsmittel anzusehen, sondern als solche, die sich in den Stoffwechsel aktiv einschalten und so den Ernährungsvorgang als solchen regulieren. Neben den Störungen im Skelettsystem finden sich immer wieder solche, die auch die Muskulatur erfassen und die Tiere in einer erschreckenden Weise abmagern lassen. Die hier vorliegende funktionelle Schwäche des Magen-Darm-Traktes reagiert auf alle noch so kleinen Schädigungen mit einer temporären völligen Appetitlosigkeit, die sich insofern anders zeigt als die von Lycopodium, bei der das Tier mit scheinbarem Heißhunger an das Futter herangeht und sich dann angewidert abwendet. Die hier zur Debatte stehende Appetitlosigkeit ist zu gewissen Zeiten so total, daß die Tiere nicht einmal an das Futter herangehen. Nach einiger Zeit ist eine Besserung festzustellen, die sich aber bald nach der ersten Futteraufnahme wieder verschlimmert. Dieses ist ein wichtiges Symptom für *Colchicum* (C. autumnale, die Herbstzeitlose). Bei diesem Mittel ist die Funktionsschwäche eine zentralnervös gesteuerte Störung der Kapillaren, die ein normales Stoffwechselgeschehen durch eine spastische Verengung verhindern. So ist auch die bei diesen Tieren meistens auftretende Trockenheit der Schleimhäute verständlich, deren Ursache in dieser Kapillarinsuffizienz liegt. Wegen der innerhalb dieses Krankheitsbildes auftretenden rheumatoiden Muskel- und Gelenkschmerzen ist die Berührungsangst voll verständlich. Bei den Pferden ist auffällig, daß sie oft dann eine Kolik bekommen, wenn die Futterzeit da ist und Futter in die Krippen geschüttet wird. Allein der Geruch soll, wie vom Menschen her bekannt ist, diese Spasmen im Darmkanal auslösen. Es ist immer schwer dieses Symptomenbild in seiner Totalität zu erfahren, weil sich die Erkrankung langsam hinzieht und erst die sichtbar werdende Abmagerung dann der Anlaß ist, einen

Tierarzt zu Rate zu ziehen. Durch die Vergiftungsfälle, die manchmal bei Kühen und Rindern vorkommen, wenn auf den Weiden die üppigen Pflanzen im Frühjahr aufgenommen werden, ist bekannt, daß schwere Herzschädigungen damit einhergehen. Vielfach ist auch bei einer Colchicum-Indikation eine gewisse Herzirritation vorhanden, die sich im schweren Fall als eine Pericarditis oder sogar eine Endocarditis zeigen kann. Bei Colchicum sollte besonders genau auf die Modalitäten geachtet werden, da darin typische Hinweise für die Arzneimittelwahl liegen. So z.B. die kolikartigen Schmerzen bei Futtergeruch (Pferde bekommen Kolik, Rinder blähen auf, Kleintiere krümmen sich und wimmern u.U.); jeder Berührung wird ausgewichen; Kälte und Bewegung verschlimmern; eine scheinbar grundlose Verschlimmerung tritt nachts vom frühen Abend bis in den späten Morgen hinein auf.

Die Dosierung: Als Injektion, die im aufflackernden akuten Stadium am schnellsten wirkt, D_4. Diese Injektion kann nach ca. 8–10 Stunden wiederholt werden. Auf jeden Fall ist aber eine Medikation peroral erforderlich, um einen tatsächlichen Umschwung in dieser Situation zu bekommen. Nach der Injektion ist die D_{10} die affine Verdünnung, die aber etwa 2–3 Wochen gegeben werden sollte. Auch mit diesem Mittel muß man sich langsam ausschleichen.

Manganum aceticum ist ein in der Veterinärmedizin bisher wenig eingesetztes Mittel, obwohl es bei verschiedenen Anaemien zuverlässig wirkt. Die Versuche mit Mangan als Zusatz zu Mineralstoffmischungen, um die Anaemien einzudämmen, sind gescheitert, da es in dieser substantiellen Form nicht in den Organismus eingebaut wird. Als homöopathische Verreibung oder ab D_4 als Verdünnung zeigt es gerade bei den Kälbern und Jungrindern eine deutliche Wirkung. Das in Spuren vorhandene Manganum ist bei einer Störung im Ernährungsvorgang nicht in den Stoffwechsel einzubauen. Es bedarf dazu einer Vorverarbeitung, deren Vorgang in unterschiedlicher Form in der Natur vor sich geht. Die starke kräftigende Wirkung des Luzerneheus kann auf den hohen Mangan-Gehalt zurückgeführt werden. Die Wiederkäuer sind auf Mangan besonders ansprechbar; so sind bei dem Mangel dieses Elementes schwere anaemische Zustände festgestellt worden, die mit Spuren von Mangan oder manganhaltigem Futter behoben werden konnten (*Mezger*). Die durch Manganum beeinflußbaren Anaemien sind nicht durch Eisen oder Phosphor zu beheben. Sie haben ein besonders eindrucksvolles Bild: neben der Abmagerung zeigen diese Tiere, vornehmlich die Wiederkäuer einen einknickenden Gang mit einem Unvermögen auch nur den kleinsten Schritt rückwärts zu machen. Dazu ist eine deutliche Stimmveränderung zu beobachten, die beim Menschen dem Stimmbruch der jungen Männer zu vergleichen ist. Der Appetit ist in den meisten Fällen nicht gestört, aber auch nicht sonderlich erhöht. Der oft bei dem Marasmus festgestellte volle Leib ist bei den Mangan-Tieren nicht vorhanden. Das Merkwürdige für Mangan ist, daß zwar der Mangan-Mangel eine Anaemie erzeugen kann, die mit kleinsten Gaben von Mangan behoben werden kann, daß aber das beschriebene Arzneibild nicht auf Mangan-Mangel beruht, sondern eine Form der Ernährungsschäden ist, die meistens in der Wachstumsperiode liegen. Der Simlie-Satz findet in der Mangan-Therapie mit homöopathisch aufbereiteten Präparaten seine Bestätigung. Interessant ist auch der Zusammenhang mit Ferrum sowohl in der Medizin als auch in der Technik. Die beschriebenen Symptome werden wohl mit Mangan schnell geheilt, aber sind gegenüber Ferrum refraktär. Es sind also zwei therapeutische Antipoden, was sich in der Glastechnik noch deutlicher zeigt. Mangan entfärbt das eisenhaltige Glas vollkommen vom grünlichen Schimmer zur berühmten Glasklarheit.

Erwachsene Tiere haben selten ein auf Mangan ansprechendes Symptomenbild. Es sollte aber immer bei anaemischen Zuständen, die auf irgendeine Eisentherapie sich nicht bessern, an Mangan gedacht werden, das als Alleinmittel oder zusätzlich als Begleitmittel gegeben werden kann.

Als niedrigste Verdünnungsstufe hat sich die D_4 bewährt. Bei guter Ansprechbarkeit des Organismus sollte aber bald auf die D_{12} übergewechselt werden, die dann einmal am Tage eingegeben wird. Manganum aceticum ist, wie einige andere auch, als peroral zu gebendes Mittel am wirksamsten.

Das öfter verwendete Manganum sulfuricum hat keine intensivere Wirkung als das Manganum aceticum. In jedem Fall wird die Wirkung von Mangan bestimmt und nicht von den Mangan-Salzen, die sich kaum merklich in den therapeutischen Gang einschalten.

Das als Kochsalz täglich mit der Nahrung aufgenommene und als Homöopathikum verordnete *Natrium chloratum* oder wie es früher bezeichnet wurde – Natrium muriaticum – hat zur Lächerlichmachung der Homöopathie beigetragen, weil in der täglichen Nahrung das Kochsalz in kleinen Mengen vorhanden und es angeblich eine Art „ut aliquid fiat-Therapie“ in homöopathischer Verdünnung sei, aber keine therapeutische Wirkung habe. In den fast 200 Jahren aber hat es sich als homöopathische Zubereitung so bewährt, daß es auch in der Veterinärmedizin einen Platz erobert hat. Nun wird den Tieren nicht in dem Maße wie dem Menschen täglich eine bestimmte Menge Kochsalz zugeführt, doch sind die Kochsalzzugaben zum Futter und die natürlich in ihm vorhandenen Natrimmengen ein bestimmender Bestandteil der täglichen Nahrung. Die auf Natrium chloratum ansprechenden Symptomenkomplexe zeichnen sich durch einen reduzierten Ernährungszustand aus, der von einer gewissen Schwäche begleitet ist. Schon geringe Anstrengungen erzeugen einen heftigen Schweißausbruch, der auch noch anhält, wenn die Tiere, besonders Pferde, nach dem Reiten schon in der Ruhe im Stall sind. Diese Symptome treten nicht als akute Krankheitsfälle auf, sondern entwickeln sich erst im Laufe längerer Zeit. Auch hier liegt in der mangelnden Resorptionsintensität die Ursache für diesen in seinem endgültigen Wesen schweren Krankheitsprozeß. An dieser Störung ist auch stets der gesamte Organismus beteiligt und zeigt dieses durch immer wieder auftretende Entzündungen, meistens trockener Art, z.B. an den Augen, am After oder an den Lippen. Der damit verbundene Geruch ist unangenehm. Die auftretenden Ekzeme und Exantheme haben ebenfalls den typischen Geruch nach faulender Salzlake. Ein merkwürdiges Bild bietet die Futteraufnahme, die mit Heißhunger vor sich geht, um dann schnell zu Völleerscheinungen zu führen, die u.U. ein Erbrechen verursachen. Die Leber ist stark in Mitleidenschaft gezogen, eine Obstipation kompliziert das ganze Krankheitbild. Vielfach kann auch das Wasser nicht gehalten werden und der Urin läuft unkontrolliert ab. Bei kastrierten Hündinnen hat man dieses Symptom hin und wieder. Die dabei eingesetzte Hormontherapie bringt nur vorübergehend Besserung. Hier ist Natrium chloratum in Verbindung mit Chamomilla von weitaus nachhaltigerer Wirkung.

Hier liegt ein Versagen des gesamten vegetativen Nervensystems vor, das in seiner Schwere oft erst spät erkannt wird. Daher ist es in einem solchen Fall besonders wichtig, sich stets das ganze Symptomenbild vor Augen zu stellen und den Zusammenhang aller Störungen unter einem Gesichtspunkt zu erkennen. Wie das völlige Fehlen von Kochsalz bei Mensch und Tier schwere Schäden auslöst, so wird mit dem homöopathisch aufbereiteten Kochsalz ein umfassender Krankheitskomplex reguliert und in den Normalzustand zurückgebracht. Bei länger bestehender Erkrankung ist mit einer tieferen Verdünnungsstufe die Therapie zu beginnen. D_4 bereitet den Boden für die unbedingt einzusetzenden höheren Stufen vor. Es sollte ca. 5–8 Tage gegeben werden. Danach ist auf die D_{12} peroral oder die D_{30} als Injektion überzugehen. Der Wechsel innerhalb der Verdünnungen richtet sich nach dem Reaktionsvermögen des Tieres, für das genaue Beobachtungen erforderlich sind. Mit Natrium chloratum sollte nicht aufgehört werden, wenn der normale Stoffwechsel scheinbar in Ordnung ist, sondern gerade bei diesem Symptomenkomplex sind Rezidive immer einzukalkulieren. Um diesen vorzubeugen, muß eine längere Behandlung mit diesem Mittel als D_{200} einmal im Monat durchgeführt werden. Die gesundheitliche Stabilität wird hiermit in gewisser Weise garantiert.

Ernährungsschäden, die sich durch Versagen des Stoffwechsels stark schädigend in den Organismus einbauen, bedürfen immer einer genauen homöopathischen Anamnese und Diagnose, um das allein wirksame Simile zu finden. Denn nur mit diesem ist eine erforderliche Therapie durchzuführen. Aus diesem Grunde ist in dem vorliegenden Kapitel versucht worden, eine Differenzierung der unterschiedlichen Krankheitsbilder zu geben und die Therapie, die sich in einem solchen Fall am besten mit einem Einzelmittel durchführen läßt, erfolgreich werden zu lassen. Da stets ein gesamter Syptomenkomplex von einem einzelnen Mittel umfaßt wird, ist dieser Komplex in seiner Gesamtheit differentialdiagnostisch auszuwerten. Die breit gefächerten Erfahrungen haben die Richtigkeit dieses Vorgehens immer wieder bestätigt.

11 Mittel bei chirurgischen Erkrankungen

Auf dem Gebiet der chirurgischen Erkrankungen gibt es für die homöopathische Behandlung viele Möglichkeiten. Wie aus den Untersuchungsergebnissen von *Gonnermann* an den bereits erwähnten Truppenpferden festgestellt werden konnte, sind auch bei lokalen Erkrankungen, selbst infektiöser Art, mit den innerlich gegebenen Mitteln der Homöopathie überraschende Ergebnisse zu erhalten. Hierdurch wird das immer wieder erwähnte Merkmal der Homöopathie bestätigt, daß niemals nur ein Organ oder eine Gliedmaße allein erkrankt, sondern immer der Gesamtorganismus daran beteiligt ist. Aus diesem Grunde hat sich auch bei Operationen die vorherige oder begleitende homöopathische Therapie bewährt, die den operativen Eingriff besser überwinden läßt. Die Wunde zeigt später kaum eine Narbe und diese ist weich und verschiebbar. Verwachsungen und Verklebungen werden fast nicht beobachtet, so daß die physiologische Funktion innerer Organe schon schnell nach der Operation wieder einsetzen kann. Zwei Mittel der Homöopathie haben sich in diesem Zusammenhang besonders bewährt: Lachesis und Arnica. Für die beiden Mittel gibt es entsprechend ihrem Arzneimittelbild unterschiedliche Indikationen. *Lachesis*, das bei septischen Prozessen neben seinen anderen Anwendungsgebieten vornehmlich eingesetzt wird, zeigt gute Dienste bei den Fällen, bei denen die Gefahr einer postoperativen Infektion besteht. So bei Kaiserschnitten mit abgestorbener Frucht und eventuell bereits entzündeter Gebärmutter. Da diese Operationen immer Notfälle sind, sollte man bei verzögerter Geburt, zu der ein Tierarzt zu spät gerufen wurde, sofort Lachesis D_8 injizieren. In langjähriger Praxis hat sich herausgestellt, daß unter dem Schutz von Lachesis eine lokale Versorgung mit Antibiotika nicht nötig ist, weder in der Schweinepraxis noch in der Rinderpraxis. Bei Pferden ist die Situation, unter der operiert wird, zu klären. In den meisten Fällen ist auch hier eine antibiotische Versorgung p.o. nicht erforderlich. Aus forensischen Gründen ist der Besitzer auf diese besondere Art der Wundversorgung aufmerksam zu machen. Es kann immer wieder beobachtet werden, daß die Wundheilung komplikationsloser vor sich geht als unter konventionellen Versorgungspraktiken. Diese Methode hat sich in der Pferdepraxis bei Kryptorchiden-Operation bewährt. Dabei ist es unwichtig, nach welcher Methode die Kastration vorgenommen wird. In jedem Fall wird der Organismus angeregt mit einer Leukozytose zu reagieren und so eine Abwehrschranke zu bilden, die für Infektionen fast unüberwindlich ist. Da die homöopathischen Mittel über den Gesamtorganismus wirken, ist es notwendig, die Lachesis-Therapie weiter bei dem Heilungsvorgang begleitend einzusetzen, um immer wieder neuen Anstoß für die Stabilisierung der Abwehrschranke zu geben. Auffällig für die Wirksamkeit von Lachesis ist, daß die Tiere ein ausgesprochenes Wohlbefinden haben und sich durch die oft große Operationswunde nicht beeinträchtigt fühlen, wie dieses bei Mutterschweinen zu sehen ist, die es sich nach einem Kaiserschnitt völlig ungerührt gefallen lassen, daß die kleinen Ferkel unbekümmert auf der Operationswunde herumklettern. Die Heilung geht so schnell vor sich, daß schon nach wenigen Tagen die Fäden gezogen werden können, ohne befürchten zu müssen, daß die Wunde aufplatzt. Der normale schnelle Heilungsvorgang ist somit durch Lachesis gesichert. Die einzusetzende Verdünnung ist wie bei der therapeutischen Anwendung die D_8, sowohl vor der Operation als auch zwei bis drei Tage nachher. Dann sollte eine einmalige Gabe als D_{15} gegeben werden. Falls eine Injektion vorgezogen wird, gibt man eventuell einen Tag vor der Operation oder am Tage derselben 5–10 ml sc. und nach der Operation jeden zweiten Tag eine entsprechende Dosis D_{15}, im ganzen 2–3 mal, besonders bei selten auftretenden Komplikationen, die entstehen können, wenn beispielsweise durch eine Bronchitis mit heftigem Husten die Wundnähte platzen, und die Heilung per primam nicht mehr gewährleistet ist. In einem solchen Fall ist das gesamte Krankheitsbild zu erfassen und danach dann die zu Lachesis eventuell notwendige Zusatzbehandlung zu suchen. Um die in einem solchen Fall mögliche Fistelbildung zu unterbinden, ist auf jeden Fall Silicea D_{12} oder D_{30} als Injektion einzusetzen. Es genügen während des Heilungsverlaufes zwei bis drei Injektionen, die je nach Tierart 3–5 ml sc. betragen mit einigen Tagen Zwischenraum. Bei einer eventuellen Eiterbildung, die in jedem Fall mit einem unangenehmen Geruch verbunden ist, tut eine Sulfur-Verbindung gute Dienste. Bewährt hat sich in jedem Fall Hepar sulfuris D_{30} als Injektion, das nach drei bis vier Tagen wiederholt werden sollte. Mit dieser Kombination hat man eine relativ schnelle Heilung ohne große Narbenbildung und kann eine Nachoperation vermeiden.

Der präoperative Einsatz von *Arnica* D_3 oder D_{30} sollte von etwas anders gelagerten Voraussetzungen ausgehen. Oft ist eine Notoperation durchzuführen, die in einen schmerzhaften Prozeß eingreifen muß, um eventuell tiefliegende Schädigungen zu regulieren. Es ist nicht so sehr die Gefahr der septischen Komplikation vorhanden, sondern die einer erheblichen Blutung vor allen Dingen dann, wenn es sich um eine Flächenblutung handeln sollte, deren Stillung schwierig sein kann und eventuell nur mit Kauteristion zu beherrschen ist. Bei diesen schmerzhaften Prozessen kommt es nach Arnica-Einsatz zu einem deutlichen Rückgang der Schmerzhaftigkeit und einem gewissen Rückgang der Blutungsneigung. Die vielfach bei traumatischen Störungen auftretende Zerschlagenheit des Tieres wird durch Arnica weitgehend vor der Operation behoben, so daß Narkose oder lokale Anästhesie besser vertragen werden und eventuell sogar eine Einsparung der Narkotika oder Analgetika vorgenommen werden kann. Diese Operationen sind notwendig, und in den meisten Fällen die Folge von vorhergehenden Schädigungen, so daß oft keine Zeit für den vorherigen Einsatz von Arnica einzuplanen ist, um die Vorteile dieses Mittels voll ausnützen zu können. Auf jeden Fall sollte aber z.B. bei der Reposition von Frakturen vor Beginn der Operation Arnica verabfolgt werden, da sich die Tiere „gelassener“ den Manipulationen fügen.

Bei Hunden und Katzen, die nach einem Unfall mit einer Commotio in die Praxis kommen, wirkt Arnika in Verbindung mit *Veratrum album* D_3 oft wie ein Wunder. Die Tiere erholen sich sehr schnell und sind fast nicht gestört in ihrem Verhalten. Etwaige blutende Wunden sind dann problemloser zu behandeln als ohne diese medikamentöse Versorgung. In einer langjährigen chirurgischen Praxis mit Groß-

und Kleintieren hat sich dieses Vorgehen immer bewährt und ließ auch schwierige Fälle ohne größere Komplikationen zur Abheilung kommen.

Sollten dennoch Komplikationen auftreten – wir behandeln ja keine Maschinen – dann ist wiederum das homöopathisch relevante Krankheitsbild festzustellen und danach dann die weitere Arzneimittelwahl zu treffen. Diese im einzelnen hier aufzuzählen, erscheint nicht notwendig, da die Mittel im vorhergehenden Teil besprochen worden sind. Als ein Hinweis sei allerdings gesagt, daß die Wirksamkeit von Arnica in einigen Tagen p.o. abgeklungen ist; es sollte daher dann abgesetzt und durch andere eventuell nötige Mittel der Materia homöopathica ersetzt werden. So kann Lachesis notwendig werden oder Hepar sulfuris oder auch Tarantula cubensis, in jedem Fall ist das Krankheitsbild mit seinen typischen Symptomen zu finden und danach weiter zu verfahren.

Ein weiteres dankbares Gebet der Behandlung chirurgischer Komplexe sind die Frakturen. Dort, wo eine Fixierung des Bruches durch Nagelung oder Gipsverband möglich ist, sollte stets zur Unterstützung der Kallusbildung Symphytum gegeben werden. Diese seit dem Altertum benutzte Heilpflanze *Symphytum offizinale*, Beinwell, Wallwurz usw., beschleunigt die Heilung einer Fraktur in sichtbarer Weise. Die Kallusbildung wird wesentlich intensiviert, ohne daß eine Überproduktion an Knochengewebe auftritt. Kein Kalkpräparat hat hierbei auch nur annähernd eine so intensive Wirkung. Wegen der Schnelligkeit der Festigkeit einer Fraktur ist auch bei Jungtieren der Versuch erfolgversprechend, wenn die Fraktur so liegt, daß keine Fixierung möglich ist oder aus wirtschaftlichen Gründen nicht durchgeführt werden soll. Oft handelt es sich um eine Fraktur des Humerus oder des Tarsus; beide sind schwer ruhig zu stellen. Mit Sympthytum in der D_3 gelingt es zu einem großen Prozentsatz, diese Brüche zum Abheilen zu bringen. Voraussetzung ist allerdings, daß die Bruchenden miteinander Kontakt haben; ideal wenn diese plan oder axial zueinander stehen, ist aber nicht unbedingt notwendig. Ebenso sind Frakturen des Huf- und Klauenbeines mit Symphytum innerhalb weniger Wochen vollkommen zu heilen. Bevor also eine Verwertung des Tieres in Betracht gezogen wird, sollte der Versuch mit Symphytum gewagt werden. Im Sommer sollte man die Tiere allein auf eine kleine übersehbare Weide bringen, um eine geringe Bewegung zu gewährleisten, damit nicht am gesunden Bein eine Belastungsrehe auftritt. So kann auch beobachtet werden, wie schnell und vorsichtig die entsprechende Gliedmaße aufgesetzt wird. Im Winter sind diese Tiere in einem weichgestreuten Stall anzubinden, aber schon nach 2–3 Tagen wieder frei laufen zu lassen, um eben die Belastungsrehe auszuschließen.

Als Dosis kommt in den ersten Tagen Symphytum D_2 oder D_3 zur Anwendung, danach ist für eine längere Zeit Symphytum D_{15} weiter zu geben. Es kann dann entweder die Injektionsform oder die perorale Gabe angewendet werden.

Interessant für die Anwendung von Symphytum ist, daß ein Prozeß, der auf einer intensiven Kalkversorgung beruht, von einer Pflanze bewerkstelligt wird, die auf einem Boden wächst, der allem Anschein nach keinerlei Kalk aufzuweisen hat. Da aber diese Pflanze ein Tiefwurzler ist mit langen dünnen Wurzeln, findet sie immer in der Tiefe des Standortes, wenn auch oft geringe Kalkablagerungen, deren Wirkung die Pflanze wohl auf den kranken Organismus zu übertragen in der Lage ist.

Die durch Schlag oder andere Ursachen entstehenden Periostitiden, die in einer Verdickung dann am Knochen zu sehen sind und in manchen Fällen eine Beeinträchtigung der Leistung bewirken können, sind ebenfalls ein Gebiet für den Einsatz von Symphytum. Neben der innerlichen Gabe von D_{12}, als Injektion oder peroral, ist die äußerliche vorsichtige Einreibung mit einer Symphytum-Salbe immer erfolgversprechend. Eine besonders gute Wirksamkeit kann man bei jüngeren Tieren feststellen, wo die Exostosen langsam schrumpfen und so eine Restitutio ad integrum aufzeigen können.

Bei diesem Prozeß muß ein weiteres Mittel hinzugegeben werden, das den Rückbildungsprozeß wesentlich beschleunigt. Es ist *Hekla Lava*, ein Mittel, das aus der Lava des Hekla-Vulkans auf Island hergestellt wird. Es wird auf rein empirischer Basis eingesetzt, weil beobachtet worden ist, daß Rinder und Schafe, die auf den Hekla-Weiden grasen, an verschiedenen Körperstellen Exostosen bekommen, die nach Weideabtrieb wieder verschwinden. In der humanen und vor allen Dingen in der tierärztlichen Praxis hat sich diese empirische Beobachtung voll bestatigt: Bei Exostosen der unterschiedlichsten Ursachen wie Schlag, Trauma, Aktinomykose, etc.; überall dort, wo am Knochen Veränderungen auftreten, seien sie proliferativer oder degenerativer Art, immer schaltet sich Hekla Lava regulierend in den Krankheitsprozeß ein, ohne an nicht erkrankten Körperpartien irgendeine Veränderung am Skelett zu erzeugen. So ist Hekla Lava in Verbindung mit Symphytum bei Schale und Spat mit überzeugendem Erfolg einzusetzen. Bei der vielfältigen Behandlung der verschiedensten Knochenerkrankungen hat sich gezeigt, daß solche, die auf traumatische Ursachen hin entstehen, nicht so deutlich reagieren wie die durch Stoffwechselvorgänge entstandenen Veränderungen; auch die durch Infektion auftretenden Knochenerkrankungen sind ein breites Anwendungsgebiet für dieses Mittel. Die Wirkung bei der Aktinomykose des Jungrindes mit den Knochenveränderungen der Mandibularen ist immer wieder beobachtet worden. Auffällig ist, daß keine Infektionsgefahr für andere Herdenmitglieder besteht. Es hat sich aber weiterhin herausgestellt, daß die tiefen Verdünnungsstufen wie D_8 als perorale Gaben eine bessere Wirkung zeigen als höhere Verdünnungen als Injektion. Das kann als Nachteil ausgelegt werden, wird aber durch den stets zu beobachtenden Erfolg bei weitem aufgehoben.

Die Dosierung wurde schon kurz erwähnt; D_4 bis D_8 nach Intensität des Krankheitsprozesses. Es wird als Tabletten am einfachsten gegeben, je nach Tierart 3mal täglich 1–3 Tabletten. Stellt man einen Rückgang der Exostose fest oder zeigt sich bei degenerativen Prozessen eine Regeneration, kann die Eingabe auf zweimal und danach auf einmal am Tage reduziert werden. Da es sich aber immer um schon lange bestehende Prozesse handelt, muß Hekla Lava über einen längeren Zeitraum gegeben werden, mindestens über drei Monate.

Für die erwähnte Aktinomykose bedarf es zu Hekla Lava noch eines zweiten Mittels, das zusammen mit Hekla Lava eingegeben werden kann: *Kalium jodatum* D_3. Dieses Mittel zeigt bei allen festsitzenden Prozessen, besonders der Knochen und der Schleimhäute der oberen Luftwege eine gute Wirkung. Vornehmlich sind die eitrigen Prozesse im Kopfbereich für Kalium jodatum ansprechbar. In dieser idealen Kombination von Jodum und Kalium chloratum hat man zwei sich ergänzende und parallel wirkende Einzelmittel. Allerdings bestimmt das Jodum hierbei voll die Wirkungsrichtung. Breitgefächert greift es in alle refraktären Prozesse ein. Als Kalium jodatum kann es im ganzen Organismus seine therapeutische Wirkung entfalten, zwar weniger einzusetzen bei chirurgischen Prozessen als bei entzündlichen Weichteilerkrankungen, die unter einer Sekret- oder Eiter-Verhaltung leiden. Der Einsatz bei der Aktinomykose ist eigentlich aus einer Arzneimittelnot entstanden, als es während des Krieges 1939–1945 kein Kalium jodatum in ausreichender Menge zur massiven Behandlung der damals gehäuft auftretenden Aktinomykose der Kälber und Jungrinder gab, wurde der kleine Bestand an Kalium jodatum potenziert und als D_3 bei dieser Erkrankung mit überzeugendem Erfolg eingesetzt. In unzähligen Fällen wurde diese als unheilbar angesehene Krankheit vollkommen geheilt. Der Einsatz hat über die Maulhöhle zu gehen und ist zu Beginn der Therapie dreimal täglich mit jeweils 15–20 Tropfen durchzuführen. Nach ca. 2–3 Wochen kann auf zweimal und danach auf einmal täglich übergegangen werden. Die Mühe lohnt sich in jedem Fall.

Mit dieser Auswahl der homöopathischen Mittel steht eine voll einsatzfähige Therapie zur Verfügung, die eigentlich in keiner tierärztlichen Apotheke fehlen sollte.

In der Praxis werden oft Verletzungen vorgestellt, frischer und vielfach auch verschleppter und vernachlässigter Art, die mit homöopathischen Mitteln gut zu behandeln sind. Für die letzteren kann dadurch in vielen Fällen eine Nachoperation vermieden und eine schnellere Heilung erzielt werden. Immer ist die Art der Verletzung und ihre Ausdehnung zu beachten, um das Mittel, das hier das Simile ist, zu finden. Bei diesen Situationen ist zu klären, wie der Heilungsvorgang verlaufen soll. Frische Wunden haben eine andere therapeutische Ausrichtung als alte vernachlässigte. Für die frischen Wunden gelten die Regeln der allgemeinen Wundbehandlung, wobei zu überlegen ist, ob eine Versorgung chirurgischer Art durch Naht etc. notwendig ist oder eine interne Versorgung mit Mitteln, die eine schnelle Epithelisierung bewirken können. Wie bereits erwähnt wurde, sollten kleinere blutende Gefäße nicht abgebunden oder kauterisiert werden, sondern der anfallende Blutanteil für die schnelle Heilung ausgenutzt werden. Innerlich sind bekannte Mittel zu geben: *Lachesis* D_8 bis D_{15}, um eine eventuelle Infektion der Wunde zu vermeiden, und *Arnica* D_3, um die Schmerzhaftigkeit zu lindern und eine gute Epithelisierung zu erreichen. Eine besondere Wirkung bei den Verletzungen zeigt aber auch *Aristolochia*, das in jedem Fall eine schnelle Sprossung der Wundränder bewirkt und so die Heilung erheblich abkürzt. Ob eine äußere Abdeckung mit Salbe oder Puder notwendig ist, entscheidet die Situation, in der sich die Wunde befindet. Hier sind die homöopathischen Mittel gute Adjuvantien, die die Schmerzen lindern und die Heilungsaussichten verbessern. Problematischer sind die alten, eiternden Wunden, bei denen keine Epithelisierung und keine deutliche Wundreinigung vor sich geht. Dieses kann verbessert werden durch die innerlichen Gaben von *Hepar sulfuris* in der tiefen D_3. Die Eiterung wird stark intensiviert und die Wunde von Grund auf „ausgespült“. Nach deutlicher Reinigung ist als Folgemittel *Silicea* D_{12} einzusetzen, das auch noch verbleibende Reste von Eiterungsursachen eliminieren kann. Da hierbei die Tiefe der Verletzung neu aufgebaut wird, ist eine längere Dauer der

Behandlung erforderlich. Falls sich bei diesen alten Prozessen nekrotisches Gewebe gebildet hat, ist zu Silicea D_{12} an Aristolochia D_{15} zu denken, wodurch die Reinigung und der Rückgang der Nekrose deutlich beschleunigt wird. Auch durch *Calendula*, innerlich als D_3 und äußerlich als Tinktur, bekommt man eine gute Heilung, wobei allerdings die frische Wunde besser angegriffen wird als die alte.

Vielfach komplizieren später nach Verletzungen auftretende Lähmungen den ganzen Heilungsvorgang, besonders dann, wenn das Gliedmaßensystem im Bereich des Schadens liegt. Diese Lähmungen, die durch Verletzung, Quetschung oder Zerrung der motorischen Nerven entstehen können, sind nicht bei der frischen Wunde zu bemerken, sondern entwickeln sich erst später. Hierbei ist *Hypericum* D_2 bis D_4 das Mittel der Wahl. Diese Pflanze hat eine spezifische Wirkung auf traumatische Nervenschädigungen. Es wird deswegen auch „Arnica der Nerven" genannt. Einsatz bei Quetschungen der Beckennerven der Kühe nach gewaltsamer Extraktion der Frucht durch Laienhelfer oder Geburtshilfeapparate. In diesem Fall ist Hypericum als D_1 zu geben für ca. 5 Tage, danach ist auf D_3 oder D_{12} umzustellen. Hypericum ist auch bei Sportpferden, die sich beim Springen am Schultergelenk schwer stoßen, sehr nützlich. Hypericum D_3 sollte sofort nach Beendigung des Parcours eingegeben werden, um prophylaktisch eine Lähmung zu verhindern.

Häufig kommen auch traumatische Einwirkungen am und um das Auge vor, die stets die Gefahr in sich tragen, daß das Auge blind wird. Hier ist die Pflanze Augentrost, *Euphrasia*, am Platze. Nicht nur die an den Lidern oder an der Konjunktiva auftretenden entzündlichen Ödeme oder Wunden werden therapeutisch erfaßt, sondern auch Beschädigungen der Cornea mit Trübung derselben. Auch Schäden am Sehnerv, die durch schwere Stürze und Schädelfrakturen entstehen können, beeinflußt Euphrasia günstig. Hier ist dann allerdings als Hauptmittel Hypericum dazu zu geben. Euphrasia wirkt in allen Verdünnungsstufen zuverlässig. Jedoch hat sich als Anfangsgabe die D_2 bewährt, die nach 4–6 Tagen dann mit einer höheren Verdünnung ausgetauscht werden kann. Die äußerlich anzuwendende Form als „Euphrasia extern"* unterstützt die Heilung erheblich. Um die sowieso schmerzhafte Schädigung des Auges nicht noch schmerzhafter zu machen, muß „Euphrasia extern" körperwarm angewendet werden.

Nicht nur die auf äußere Einwirkung hin entstandenen Schädigungen sprechen auf homöopathische Therapie an, sondern gerade die auf interner Basis beruhenden Erkrankungen. Sehr anfällig sind die großen drüsigen Organe, wobei vor allen Dingen die Milchdrüse bei allen Tierarten unter den gleichen Voraussetzungen stehend wegen ihrer diffizilen Funktion leicht erkranken kann.

Auch hier ist von Fall zu Fall zu differenzieren, welches Mittel das Simile ist. Bei den Mutterschweinen und den älteren Hündinnen treten oft Gesäugeknoten auf, die auf die unterschiedlichste Ursache zurückzuführen sind. Im allgemeinen ist unter drei Mitteln zu wählen, die sich bei diesen Prozessen einschalten. Die drei zu differenzierenden Mittel sind Hepar sulfuris, Mercurius solubilis Hahnemanni und Tarantula cubensis. Jedes der drei Mittel hat seine eigene Spezifität, die beachtet werden muß.

---

* Hersteller: DHU, Karlsruhe

Für den Einsatz von *Hepar sulfuris* ist eine erhebliche Schmerzhaftigkeit typisch, die auf leichteste Berührung hin das Tier entweder sich wehren läßt (Hund) oder ein deutliches Ausweichen verursacht, das in fluchtartiges Weglaufen ausarten kann (Schwein). Die Tiere liegen vielfach apathisch da und schrecken erst hoch, wenn man sich ihnen nähert oder sie berührt. Manchmal findet man auch bei den älteren Tieren trockene Ekzeme, deren Berührung unangenehm ist. Wenn die Tiere mit anderen Artgenossen in einem Stall sind, sind sie diesen gegenüber unleidlich, weil jede Berührung schmerzt, besonders ist die Bauchgegend gegen Druck empfindlich. Daher beißen sowohl Hündin als auch Muttersau ihre Jungen frühzeitig ab, wenn sie an perforierten Abszeßknoten leiden. Eine künstliche Ernährung der Jungtiere ist unter der Hepar sulfuris-Medikation meistens nicht notwendig, weil diese Empfindlichkeit schnell verschwindet. Da meistens nicht das ganze Gesäuge von den eitrigen Prozessen erfaßt ist, meiden die Ferkel oder Welpen sehr schnell die erkrankten Partien und arrangieren sich mit den Wurfgeschwistern. Die tägliche Säuberung der perforierten Knoten ist notwendig. Auffällig in diesem Krankheitsbild ist, daß gerade die Tiere, die sonst eine unerhörte Gleichmütigkeit zur Schau tragen, besonders heftig auf Berührung reagieren.

Bei dieser Behandlung ist auf die Eigenart von Hepar sulfuris zu achten, die in einer tiefen Verdünnung (D_3) eine Eiterung intensiviert und in einer mittleren bis hohen Verdünnung (D_6, D_{12}, D_{30}) eine Eiterung einschränkt. Es ist also in jedem Fall zu entscheiden, welcher Wirkungsmodus von Hepar sulfuris erwartet wird. Die Applikation ist sehr einfach, da die Tabletten süß sind und sowohl vom Hund wie auch vom Schwein gern genommen werden. Wie schon erwähnt, ist die perorale Gabe dieses Mittels am wirksamsten.

Ein weiteres Mittel steht in *Mercurius solubilis Hahnemanni* zur Verfügung, das andere Modalitäten aufweist. Aber auch seine Wirkung zielt deutlich auf drüsiges Gewebe. Daher ist auch der Erfolg bei den Gesäugeknoten außerordentlich nachhaltig. Wenn diese Knoten perforiert sind, tritt stark ätzendes Sekret aus, das die Umgebung des Prozesses stark schädigt. Bei der Indikation von Mercurius findet sich auch oft eine Entzündung mit Schwellung und eitriger Absonderung des Zahnfleisches, auch sind vielfach Erosionen am After oder der Scheide vorhanden. Immer sind die Absonderungen ätzend und die Umgebung schädigend. Durch Mercurius kommt es am Gesäuge schneller zur Heilung als an den anderen Körperstellen. Ein Phänomen, das durch seine Affinität zu den drüsigen Organen zu erklären ist. So ist es auch verständlich, daß auch nicht perforierte Entzündungen am Gesäuge durch Mercurius zurückgebildet werden. Dieses ist besonders auffällig bei den Schweinen, die in ihrem Temperament dem Quecksilber am nächsten zu kommen scheinen, was nicht generell der Fall ist, sondern die Einzeltiere zeigen ihre Affinität zu Mercurius durch ihr Verhalten. Es sind die Tiere, die beim Betreten des Stalles sofort in eine gewisse Aktivität geraten und sich grunzend bewegen, hierdurch eine gewissen Unmut ausdrückend. Eine immer wieder in der Praxis bestätigte Erfahrung ist, daß die mit Mercurius behandelten Gesäuge meistens wieder funktionsfähig werden. Bei der eventuell späteren Fleischuntersuchung stellt man dann abgekapselte bindegewebige Knötchen fest, die keinerlei eitrigen Inhalt mehr haben.

Bei den Hündinnen sind es meistens die lebhaften, aber gutmütigen Tiere, die auf Mercurius ansprechen, dadurch auch die Affinität zu Quecksilber zeigend. Hier wird oft fälschlicherweise Pulsatilla eingesetzt, das aber keine Wirkung zeigt.

Die Dosierung sollte bei den beiden Tierarten unterschiedlich vorgenommen werden. Bei den Schweinen ist D_6 die beste Verdünnung. Diese kann auch ohne Gefahr für 2–3 Wochen hinweg gegeben werden. Ist in dieser Zeit der Krankheitsprozeß nicht voll abgeheilt, so kann mit einer einmaligen Gabe von D_{30}, die nach 8 Tagen wiederholt wird, die Behandlung abgeschlossen werden. Hündinnen sollten mit D_8 und nach 10 Tagen etwa mit D_{12} behandelt werden. Im allgemeinen ist bei diesen Tieren der Prozeß dann abgeheilt. Aber auch hier kann u.U. eine Injektion von D_{30} notwendig sein.

Als drittes Mittel bei diesen Gesäugetumoren hat sich *Tarantula cubensis* bei den Hündinnen dann besonders eindrucksvoll bewährt, wenn es sich um karzinöse Prozesse handelt, die perforiert sind und eine schmutzig sezernierende Wundöffnung zeigen, die von einem schmutzig-bläulichen Wundrand umgeben ist. Für alte Hündinnen, bei denen eine Operation lebensbedrohend sein kann, tut Tarantula cubensis gute Dienste. In einigen Tagen trocknet die Wunde aus und schließt sich dann. Diese Therapie ist zu empfehlen, wenn die Tumoren nicht so groß sind, daß sie die Tiere beim Laufen behelligen, wie dieses bei den Dackeln vorkommen kann, wo dann der Tumor auf der Erde schleift. Ist der Allgemeinzustand so schlecht, sollte an eine Euthanasie gedacht werden. In allen anderen Situationen sollte aber die Tarantula cubensis eingesetzt werden, weil damit überzeugende Besserung erzielt werden kann. Eine Heilung ist allerdings damit nicht möglich. Bei als bösartig verdächtigen Gesäugetumoren der Hündinnen kann, wenn sie noch nicht perforiert sind, mit Benzochinonpotenzen eine langdauernde Ruhigstellung des Tumors erreicht werden. In jedem Fall ist die unverletzte Haut bei Tumoren, ob gut- oder bösartig, die beste. Durch jede operative Maßnahme kann der Prozeß außer Kontrolle geraten.

Als Dosierung sollte zu Beginn eine Injektion von Tarantula cubensis D_6 gemacht werden (1–5 ml sc.); danach über eine längere Zeit das gleiche Mittel zwei- bis dreimal am Tage 5–10 Tropfen.

Die in der homöopathischen Behandlung übliche Therapie der Abszesse geht über die interne Förderung der Abszedierung. Es gibt mehrere Mittel, die den Reifungsprozeß fördern und eine schnelle Eröffnung bewirken. Als das „homöopathische Messer" wird die in Brasilien wachsende Pflanze *Myristica sebifera* bezeichnet, deren Saft, der aus der verletzten Baumrinde rot herausläuft, zur Herstellung der Arznei verwendet wird. Dieses Mittel hat eine ähnliche Wirkung wie Lachesis und Echinacea, deren entzündungshemmende Potenz in der Homöopathie zur Anwendung kommt. Bei ähnlichen Arzneimittelbildern kann Myristica sebifera mit einen oder anderen der beiden zusammengegeben werden. Erfolgreich kann dieses Mittel bei Druse der Pferde, bei allen akuten oder subakuten Eiterungen, wie den Zwischenzehenpyodermien der Hunde, bei Furunkeln und allen anderen eitrigen Prozessen eingesetzt werden. Das Panaritium der Rinder wird günstig beeinflußt. Hierbei ist die Verbindung mit Lachesis besonders eindrucksvoll. Bei der Anwendung von Myristica sollte allerdings bedacht werden, daß die allgemeine

Sepsis nicht davon erfaßt wird, das ist das Gebiet von Lachesis und anderer Homöopathika. Es kann aber durch den frühzeitigen Einsatz dieses Mittels in den meisten Fällen eine Sepsis verhütet werden. Seine Wirkung ist mehr auf die lokalen Eiterungen verschiedenster Art ausgerichtet, hier aber ein zuverlässig wirkendes Arzneimittel.

Entsprechend dieser Kenntnis ist die tiefere Verdünnungsstufe einzusetzen. Es sollte nicht über die D_3 hinausgegangen werden; in ganz akuten Fällen, wo eine schnelle Abszedierung erreicht werden soll, ist sogar die D_2 vorteilhaft. Die Verabreichung ist erfahrungsgemäß peroral am wirksamsten.

In diesem Zusammenhang soll noch einmal auf *Hepar sulfuris* hingewiesen werden, das die Eiterungsprozesse in vieler Hinsicht beeinflussen kann. Der Unterschied zu Myristica liegt darin, daß Hepar sulfuris sich in den allgemeinen septischen Zustand des Organismus einschalten kann und so eine breitere Wirkungsbasis hat. Auf den unterschiedlichen Einfluß auf die Eiterungen ist bereits hingewiesen, bei der die tiefen Verdünnungen die Eiterung fördern und die höheren eindämmen.

In der chirurgischen Praxis sind viele Mittel aus dem Arzneischatz der Homöopathie einzusetzen. Die Differenzierung der einzelnen Mittel geschieht auch hier nach dem Symptomenbild, das sich im Rahmen der Erkrankungen dieses Gebietes zeigt. Hier wie sonst gelten die homöopathischen Grundregeln der Ähnlichkeit, die im Simile-Satz charakterisiert sind.

IV Arzneimittelbilder

52 Arzneimittelbilder für die Veterinärhomöopathie mit Strichzeichnungen aus der „Sammlung kurzgefaßte Arzneimittelbilder für die Veterinärhomöopathie." Zusammengestellt von dem *Ottersberger Arbeitskreis für Homöopathie in der Veterinärmedizin* (Leitung Dr. *Hans Wolter*, Ottersberg).

Als Erweiterung der Anwendungsmöglichkeit des „Kompendiums" wurde vom Verlag der Wunsch geäußert, eine Zusammenstellung der Arzneimittel, die auf breiter Basis in der Veterinärmedizin eingesetzt werden, anzufügen. Diesem Wunsche wurde gern nachgekommen, denn einerseits wurde besonders in der letzten Zeit eine Verwirrung über die homöopathischen Arzneimittel durch Veröffentlichungen angerichtet, in denen die in der Homöopathie gültige Simile-Regel nicht als Grundlage hervorgehoben wurde. Andererseits hat in der Homöopathie die Zuordnung der verschiedenen Symptome zu den einzelnen Arzneimitteln eine große Bedeutung, denn diese Zuordnungen ergeben die Arzneimittelbilder. Wiederholungen zu dem speziellen Teil des Buches ließen sich nicht immer vermeiden; sie wurden bewußt in Kauf genommen, da so der Leser die Möglichkeit hat, sich der Homöopathie von zwei Seiten zu nähern. Während der spezielle Teil primär nach den Symptomen geordnet ist, bilden hier die Arzneimittel die Bezugsgröße.

Um ein Bild der reinen Homöopathie zu zeichnen, wurden in dieser Zusammenstellung der Arzneimittel keinerlei pharmakologische oder toxikologische Daten angegeben. Es kam darauf an, die einzelnen Mittel an ihren Charakteristika zu erkennen und die Symptome, die die therapeutische Richtung angeben, herauszustellen. Es ist sicher, daß dieses als ein Manko angesehen werden kann, für den homöopathisch arbeitenden Tierarzt aber sollten hiermit Hilfen in die Hand gegeben werden, die den Einsatz der Mittel in den einzelnen Fällen einfacher und sicherer machen. Es wird hier dem Spruch von *Romano Guardini* gefolgt, der die Wissenschaft dorthin verlegt, wo sie dem Wesen des wissenschaftlich zu erklärenden Bereiches gerecht wird. Diese Beschreibung ist deshalb in manchen Fällen kurz, in einigen Fällen aber länger ausgefallen; sie ist immer bemüht, das für die Homöopathie Wesentliche des Mittels in den Vordergrund zu stellen.

Wie es nicht anders zu erwarten ist, finden sich bei unterschiedlichen Mitteln öfter gleiche Symptome. Das ist deswegen verständlich, weil Krankheitsbilder sich in einzelnen Symptomen gleichen; denn ein Organismus hat nur begrenzte Möglichkeiten, sich zu äußern, und kann die Abwehr eines Schadens nicht mit anderen Reaktionen angehen, als in dem Organismus verankert sind. In dieser Hinsicht ist dem Organismus eine Grenze gesetzt, die nicht überschritten werden kann. Man erkennt daraus, daß die Homöopathie keine symptomatische Therapie ist, sondern eine Ganzheitstherapie, denn nur die zusammenspielende Summe der Symptome identifiziert das Arzneimittelbild. So ist auch die Bezeichnung *Simile*-Regel zu verstehen, da die Symptome immer nur ähnlich sind. In dieser Zusammenstellung wurde die Summe der Symptome beschrieben, die das Arzneimittelbild wiederspiegelt, das wohl einem anderen ähneln kann, wie wir es in dem Vergleich mit den Krankheitsbildern erleben, niemals aber in gleichermaßen kongruenter Weise. Die Simile-Regel müßte sonst als Iso-Regel bezeichnet werden. Und gerade diese Fehlinterpretation findet sich in den neuesten Gegenstimmen zur Homöopathie. (U.a. von *Prof. Habermann*, Gießen).

Wichtig erschien, die botanische Seite einer Pflanze aufzuzeigen, da jede Pflanzenfamilie unter einem bestimmten Wirkungsmodus steht, der sich in irgendeiner Form in den einzelnen Mitgliedern dieser Familie wiederfindet. Jedes Familienmitglied hat aber stets ein oder zwei charakteristische Eigensymptome, die sich nur in diesem Zusammenhang in der Pflanzenwelt finden. Und daraus erklärt sich dann das ganze Symptomenbild der Pflanze in der für sie einmaligen Form, die es eben in dieser Gesamtheit nur bei dieser einen Pflanze gibt. Und diese Charakteristika sind an den Boden gebunden, auf dem die betreffende Pflanze wächst, an das Klima, in dem sich die Pflanze wohlfühlt, an die Pflanzengemeinschaft, die mit ihr eine Gegend bewohnt. Selten sind Heilpflanzen Einzelgänger – Ausnahmen gibt es natürlich, z.B. Flor de Piedra – in den meisten Fällen leben sie aber gesellig zusammen, und dadurch dokumentieren sie ihre breit ausgedehnten Heilungsmöglichkeiten mit einer Klarheit, die sich so immer und in jedem Fall „offen“ nach allen Seiten zeigt, sodaß andere Stoffe aus der Homöopathie Anschluß finden können, und daß sich auch hierin die Geselligkeit wiederfindet: In der Geselligkeit der therapeutischen Wirkung. Das macht vielleicht die gute therapeutische Möglichkeit verständlich, die sich in den zusammengesetzten homöopathischen Mitteln findet, die zwar keine Homöopathie in reinen Sinn darstellen, aber als Therapeutikum doch ihre volle Berechtigung haben, vorausgesetzt ihre Symptomatik geht harmonisch zusammen.

Was bedeutet nun diese „Offenheit“ für die Therapie? Man kann daraus ablesen, daß auf jedes Mittel, dessen Wirkungszeit abgelaufen ist, ein anderes folgen und den begonnenen Weg der Heilung beenden kann. Die Symptome sind aus diesem Grunde klar herauszustellen, damit die Logik der begonnenen Therapie zu Ende geführt werden kann. Die umfassende Möglichkeit der homöopathischen Mittel, sich in einem Krankheitsprozeß positiv einzuschalten, kann in dieser Eigenschaft gesehen werden.

In den Arzneimittelprüfungen sind alle durch das Mittel ausgelösten Reaktionen dokumentiert, so daß unangenehme Überraschungen nicht zu erwarten sind. Bis in den psychischen Prozeß hinein erstreckt sich die Reaktionen auslösende Bereitschaft des Mittels und schützt vor Fehlinterpretationen, die die Homöopathie in einem falschen Licht erscheinen lassen könnten. Es sollte für jeden homöopathisch arbeitetenden Arzt oder Tierarzt eine Pflicht sein, sich mit diesen Gegebenheiten zu befassen, sich ein Gesamtbild des Mittels immer vor Augen zu halten und nicht in Repertorien Einzelsymptome zu suchen, die aus dem Zusammenhang des Mittels herausgenommen wurden und so die Homöopathie tatsächlich zu einer symptomatischen Therapie herabwürdigen. Aus all diesem kann gefolgert werden, daß es nicht wichtig ist, alle Krankheiten homöopathisch zu behandeln, denn es gibt ja viele Therapien, die eingesetzt werden können. Wichtiger ist, daß man die eingesetzten Mittel stets in ihrer Gesamtheit vor Augen hat und eine umfassende Therapie betreibt. Nach meinen Erfahrungen ist es besser, 50 Mittel in- und auswendig zu wissen, als von 100 Mitteln durch das Repertorium einzelne Symptome ausmerzen zu können. Aus diesem Grunde ist es in der Praxis auch notwendig, sich stets das ganze kranke Tier vor Augen zu halten und nicht nur das erkrankte Organ oder die erkrankte Gliedmaße. Man muß klar sehen, daß auch ein Fliegenstich immer den ganzen Körper betrifft. Man erkennt dieses, wenn man die Tiere bei ihrer Reaktion darauf beobachtet. So gestaltet sich der Untersuchungsgang in homöopathischer Hinsicht anders als der schulmedizinische. Bei letzterem wird als Diagnose ein *Status* erhoben, der an vielen Organen festgestellt werden kann, aber den inneren Zusammenhang oft fehlen läßt, weil es sich immer nur um einen Status handelt, als etwas Feststehendes, das einen momentanen Zustand charakterisiert. In der Homöopathie hingegen wird ein *Geschehen* erhoben, das in sich und innerhalb der Erkrankung ständiger Veränderung unterworfen ist. das Wort: „Alles fließt" läßt die Homöopathie als die lebendigste Therapie der heutigen Zeit in Erscheinung treten.

1 Acidum phosphoricum

Wie alle Säuren fügt sich auch H_3PO_4 aufbauend in den geschwächten Organismus ein. Es erfaßt die Rekonvaleszenz in der Erschöpfungsphase nach schweren Krankheiten und – ähnlich wie **China** (s. dort) – nach tiefgreifendem Säfteverlust. Neben der organotropen Wirkung auf das gesamte Knochen- und Muskelsystem des Organismus ist die Beeinflussung des vegetativen Nervensystems interessant.

Die Modalitäten beziehen sich hinsichtlich der Verschlimmerung auf Kälteeinwirkung, besonders auf Zugluft, weiter auf die Belästigung durch Lärm und grelles Licht, auch nächtliche Störungen. Besserung wird durch Wärme erreicht.

Als auffällige Krankheitssymptome treten Tagesmüdigkeit mit Tiefschlaf hervor mit sofortiger völliger Wachheim beim Wecken.

Dazu gehört auch Atemnot mit gequältem Husten und schleimiger Absonderung; trotz trockener Mundhöhle hat das Großtier keinen übermäßigen Durst, während das Kleintier nach einem häufig auftretenden sauren Erbrechen hastig trinkt.

Ein deutlich schmerzhafter Harndrang ist typisch. Ein starker Geschlechtstrieb zeichnet das männliche Tier aus, es hat aber wegen der Schwäche nur eine schwache Erektion, die sich bis zur Impotenz steigern kann.

Infolge der organotropen Wirkung auf die Bewegungsabläufe wird die schmerzhafte Bewegung gebessert.

Zum Unterschied zu der erwähnten **China** hat sich das Tier nach kurzer Pause wieder voll erholt.

Dosierung: Perlingual ist die schnellste Wirkung zu erzielen. D_4, D_{12}, D_{30}.

2 Aconitum

Die Toxizität der isolierten Inhaltsstoffe ist bekannt. Trotzdem wird Aconitum in der Homöopathie als eines der wirkungsvollsten Mittel oft eingesetzt. Der Blick der Pharmakologie, der auf die isolierten Inhaltsstoffe gerichtet ist, verliert seine Bedeutung, wenn die Vorschrift des HAB betrachtet wird, worin die Verwendung der *ganzen* Pflanze gefordert wird, die zu Beginn der Blüte geerntet wurde. In dieser Forderung ist der erste Hinweis auf die Wirksamkeit von Aconitum bei einer Erkrankung zu sehen. Es ist der frühe Beginn einer Erkrankung, in dem die Ängste vor der Erkrankung manifestiert werden, dann gefolgt von Herzrasen, Erregung, aber ohne Schweißausbruch; so können alle Prüfungssymptome bei Beginn einer schweren Erkrankung von der potenzierten Gesamtpflanze erfaßt werden. Die Anfangssymptome von vielen akuten Krankheiten haben den geschilderten Charakter in den einzelnen Symptomen. In diesen Fällen ist Aconitum oft unwirksam; wie nur die Gesamtpflanze in homöopathischer Potenz die Krankheit verhindern kann, so kann auch nur die Gesamtheit der Symptome auf Aconitum ansprechen: Angst ist das große Leitmotiv, aus dem sich die typischen Symptome ergeben.

Alles verschlimmert sich bei kaltem, trockenem Wetter, um Mitternacht zeigen sich die Beschwerden am deutlichsten (Angst!).

Schweißausbruch löst die Beschwerden auf, besonders in frischer Luft.

Aus der Angst heraus erklärt sich die Berührungsempfindlichkeit am ganzen Körper.

Die Individualität der homöopathischen Behandlung zeigt sich bei Aconitum besonders deutlich, da nicht jeder hochfieberhafte Anfang einer Erkrankung auf dieses Mittel anspricht, sondern nur dann, wenn die erwähnten causalen Zusammenhänge vorliegen. Dann aber wirkt Aconitum so prompt, daß die Schwere der Erkrankung völlig übersehen werden kann.

Dosierung: p.o. und sc. oder i.v.: D_4, kann als D_{12} nach 2–3 Tagen wiederholt werden.

Aconitum napellus L.

Blauer Eisenhut, echter Sturmhut, Venuswagen

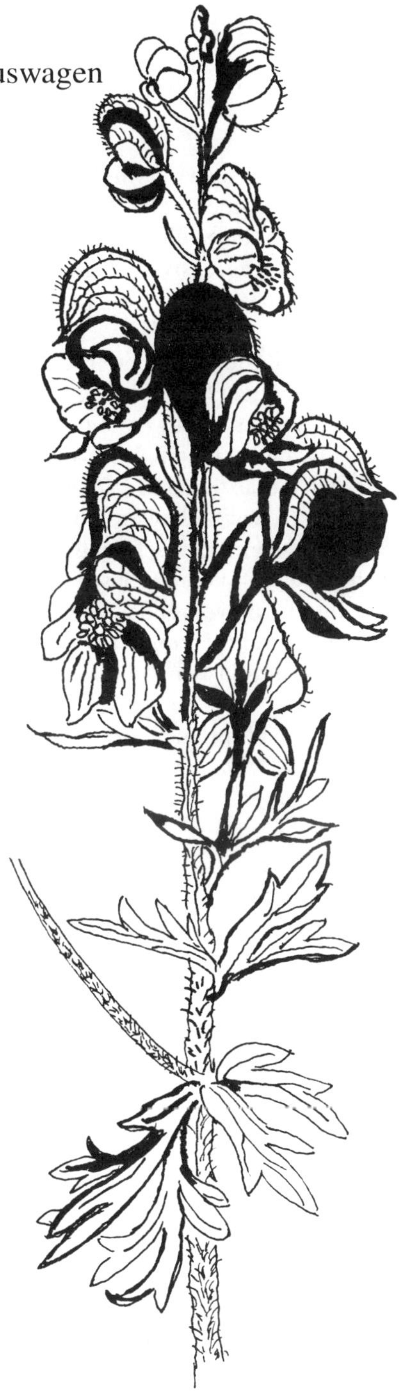

Botanik: Familie der Ranunculaceae (Hahnenfußgewächse). Ausdauernde, krautige ca. 50–150 cm hohe Pflanze. Blätter handförmig, 5–7 fach geteilt, Früchte mehrsamige Balgkapseln. Blütezeit: Juni bis August.

Herkunft: Europa, in höheren Mittelgebirgslagen und in den Alpen und Karpaten.

Standort: Bruchwälder, feuchte Weiden etc.; selten. Als Zierpflanze in Gärten.

Verwendete Teile: Ganze frische Pflanze zur Zeit der beginnenden Blüte.

3 Apis mellifica

Apis mellifica, die Honigbiene hat ein typisches homöopathisches Arzneimittelbild. Die schmerzhafte Heftigkeit des Bienenstiches ist charakteristisch für das akute Krankheitsbild. Hinzu kommt zur deutlicheren Charakterisierung, daß die Biene das aggressivste Mitglied der Wespenarten ist. So sind auch die akuten Krankheitssymptome aggressiv-brennend, juckend. Die auftretende, schnelle Ödembildung ist ein Hinweis für den Einsatz von Apis, besonders an den Augenlidern und in der Umgebung der Augen. Alle Beschwerden können in irgendeiner Weise auf eine Ödembildung zurückgeführt werden, wie die Atemnot, die Schleimhautschwellungen in der Mundhöhle, die schleimigen Durchfälle. Alle Beschwerden sind bis zu einem gewissen Grade schmerzhaft. Damit ist die Berührungsempfindlichkeit an den betroffenen Körperstellen zu erklären: in der Ovarialgegend, am Hoden, an den Gelenken. Die sich an der äußeren Haut manifestierenden Erkrankungen, wie Erysipel, Exantheme, oder die ödematösen brennenden und juckenden Schwellungen können das im allgemeinen ruhigste Tier zu einem unruhigen, jede Berührung abwehrendes Wesen machen, denn jede noch so leichte Berührung scheint zu schmerzen. Charakteristisch ist das Frösteln und Frieren zu Beginn der Erkrankung, das im weiteren Verlauf in Schwitzen übergeht. Es löst aber keinen Durst aus.

Immer ist für den Einsatz von Apis zu klären, ob Ödeme in irgendeiner Form das auslösende Moment sind, wobei stets eine Schmerzhaftigkeit vorhanden sein sollte.

Dosierung: D_3, D_{30}p.o. oder sc. und i.v.

Apis mellifica

Honigbiene

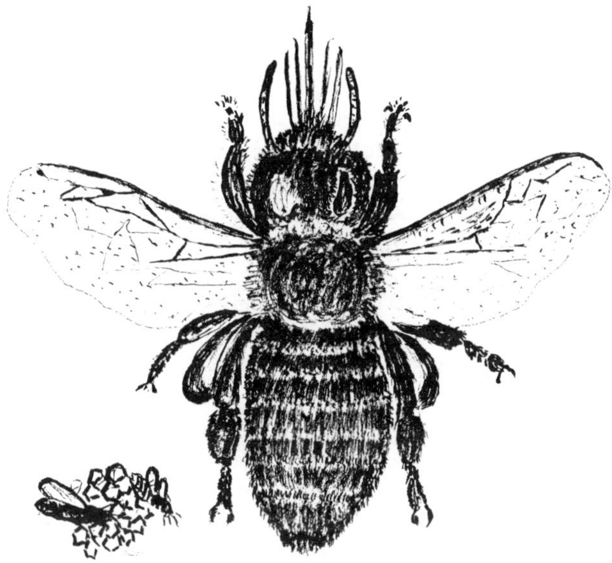

Geschichte: Anlaß zur homöopathischen Anwendung haben die Indianer gegeben, die seit langem getrocknete und gepulverte Honigbienen bei Wassersucht mit Erfolg anwenden. Die Bienengifttherapie wurde systematisch vor über 100 Jahren von Hering eingeführt, seitdem gehört Apis zu den wichtigsten Polychresten.

Zoologie: Familie der Hymenopterae.

Herkunft: Europa, Asien, Nord- und Mittelamerika

Verwendete Teile: Nur die Arbeitsbienen, da die Dronen giftfrei sind. Das Tier wird nach der Tötung mit 60 % Weingeist nach HAB verwendet. Die Verreibung des Bienengiftes selbst heißt *Apisinum*.

4 Aristolochia

Diese durch völlig abwegige pharmakologische Versuche mit der isolierten Aristolochiasäure *(Madaus)* in Verruf geratene Heilpflanze hat nicht nur in der Homöopathie eine seit über 100 Jahren erwiesene Heilwirkung, so daß die vom BGA ausgesprochene Einschränkung als völlig absurd anzusehen ist. So etwas ist nur möglich, wenn in den entsprechenden Gremien Unkenntnis über den wahren Sachverhalt vorliegt. Schon die Herstellung des Homöopathikums zeigt das Unsinnige dieser Verfügung auf: Die Aristolochia-Säuren befinden sich im Wurzelstock, während die homöopathische Potenz aus dem frischen Kraut der blühenden Pflanze zu Beginn der Blüte hergestellt wird.

Sowohl innerlich wie äußerlich ist die heilende Wirkung der Aristolochia ein bewährtes Mittel. Es besteht eine negative Affinität zu den Pferden, wo toxische Reaktionen auftreten können. Dies kann als eine Art AMP verstanden werden. Beim Menschen sind Vergiftungsfälle nicht bekannt.

Das oft schwierige Temperament junger Tiere, besonders der Pferde, hat seinen Ursprung in der nicht harmonisierten hormonellen Versorgung. Diese Imbalance läßt die Brunst verzögert und in sehr schwacher Intensität auftreten. Bei Vorliegen einer Metritis zeigt sich der bestehende Ausfluß nicht ständig, sondern nur beim Aufstehen oder beim Urinieren. Die Tiere sind sehr frostempfindlich. Interessant ist die Verschlimmerung der Beschwerden nachts zwischen 2 und 4 Uhr, wo ein Stoffwechselumschwung stattfindet, hierdurch die Problematik der physiologischen Abläufe dokumentierend, wie erschwerte oder unregelmäßige Brunst.

Dosierung: Wichtig zu wissen ist, daß normalerweise Aristolochia beim Menschen erst ab der D_{11}, beim Tier ab D_4 angewendet werden darf, mit dem Warnhinweis, daß Krebsgefahr bestünde. Dieses obwohl in den 100 Jahren der Anwendung niemals ein Fall von einem Karzinom aufgetreten ist.

Aristolochia clematitis L.

Osterluzei, Bruchwurz, Fieberwurzel, Wolfskraut

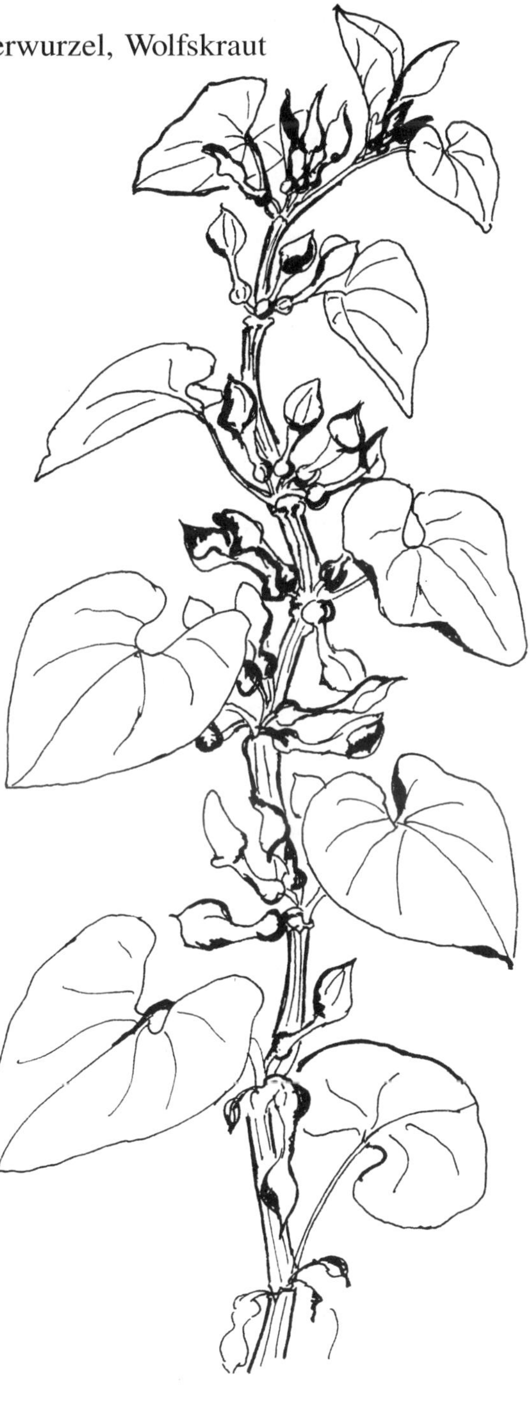

Botanik: Familie der Aristolochiaceae (Osterluzeigewächse). Wurzelstock lang, dünn, ausdauernd (Rhizome). Stengel bis 1 m hoch, unverzweigt, hin- und hergebogen. Blätter wechelständig, ei- bis herzförmig, hellgrün, tief ausgebuchteter Grund. Blüten schwefelgelb, 2–8 aus der Blattachse wachsend, sie locken durch den fauligen Geruch Fliegen an und schließen diese für kurze Zeit ein, wodurch es zur intensiven Bestäubung kommt.

Herkunft: Südliches Europa, auch Süddeutschland.

Standort: Sonnige Hänge (gilt als typisches Unkraut der Weingärten) auch Gebüschsäume und feuchte Wälder.

Verwendete Teile: Im Frühjahr werden die Blüten gesammelt, außerdem das frische Kraut zu Beginn der Blüte.

5 Arnika

Scherzhafterweise kann Arnika als „Hans-Dampf in allen Gassen“ bezeichnet werden, da sie bei Traumen jeglicher Art ihre heilende Wirkung einsetzt, auch bei Folgeerscheinungen der Traumen wie Schmerzen, Blutergüssen, Blutandrang zum Kopf und dem daraus folgenden Bewegungsdrang, der aber alle Beschwerden verschlimmert. Vor allen Dingen ist dabei Ruhe notwendig, die dann auch die Beschwerden bessert. Einen Arnika-Patienten darf man die erste Zeit nach dem Trauma nicht allein lassen, da er sich durch die Bewegung, die fast zwangsläufig auftritt, in eine schwere Verschlimmerung bringen kann. Alle Folgen nach den verschiedenen Traumen sind verständlich: die Angst vor Berührung, die nächtliche Unruhe, der taumelige Gang, die gequälte Atmung, der erregte Kreislauf mit hohem Blutdruck usw. Es kann auch zu Verdauungsschwierigkeiten kommen mit Durchfall und evtl. unwillkürlichem Kotabsatz als Schockfolge. Aus all diesen Nachwirkungen eines Traumas kann erkannt werden, wie heftig, plötzlich und schwer dasselbe gewesen sein muß. Mit Arnika können alle diese Beschwerden verschwinden, wenn sie auf Grund eines Traumas entstanden sind. Ohne dieses kann Arnika nicht helfen.

Dosierung: Da mit der θ bei tragenden Tieren in den ersten Trächtigkeitswochen ein Abort auftreten kann, sollte diese Potenz nicht eingesetzt werden, zumal ab der D_4 die überzeugende Wirkung immer erreicht wird. Es ist dabei ein auffälliger Zusammenhang festzustellen zwischen der Heilungstendenz von Arnika und der toxischen Potenz: Arnika bessert nicht nur Traumen mit ihren Folgeerscheinungen, sie kann auch selbst Trauma sein! Therapeutisch ist wichtig, zu wissen, daß mit Hilfe von Arnika tragenden Tieren, die schwer verunglückt sind, der Abort erspart werden kann (D_3).

Diese Bergpflanze wirkt in Gebirgsgegenden besonders gut, während in feuchten Niederungen, Fluß- und Feuchtgebieten **Symphytum** an ihre Stelle tritt. Außerdem ist zu beachten, daß Arnika schwere Traumen benötigt, um seine heilende Kraft einsetzen zu können, während Symphytum die leichteren Traumen, allerdings auch die Frakturen, mit ihren Folgen reguliert.

Arnika montana L.

Bergwohlverleih

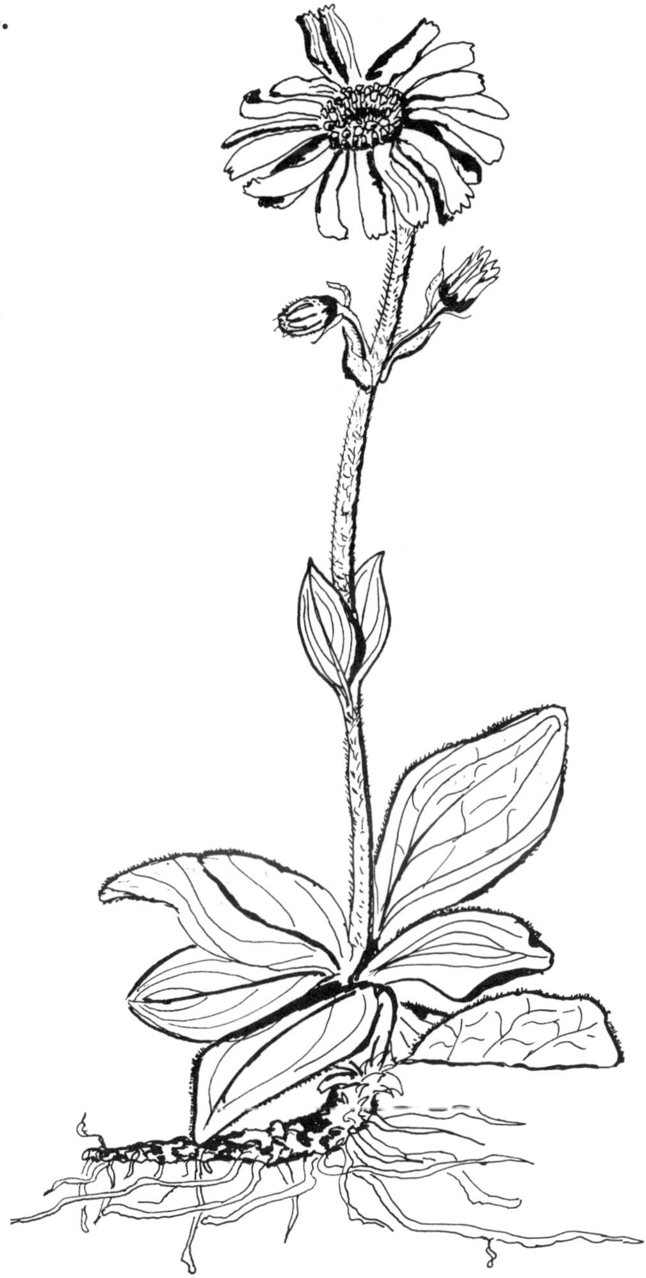

Botanik: Familie der Asteraceae (Korbblütengewächse). 30–60 cm hoch, gelbe Blüten.

Herkunft: Europäische Hoch- und Mittelgebirge.

Standort: Weiden, magere Wiesen; tritt meist in Gruppen auf. Vom Aussterben bedroht.

Verwendete Teile: Getrockneter und gepulverter Wurzelstock nebst Wurzeln.

6 Arsenicum album

Arsenicum album (As_2O_3) ist in der Homöopathie ein vielseitig einzusetzendes Mittel, wenn die Erkrankung chronisch ist oder in die Chronizität überzugehen droht. Die dadurch auftretenden organismischen Folgen wie Abmagerung, Schwäche und Kräfteverlust werden durch dieses Mittel souverän gebessert. Zwei wichtige Hinweise für den Einsatz von Arsenicum album sind neben der Chronizität zu beachten: Einmal die ungewöhnliche Verhaltensänderung vom liebenswürdigen Tier zu einem nervösen, u.U. bösartigen Tier. So ist oft der „Angstbeißer" unter den Hunden zu erklären. Zum anderen ist der große Durst auffällig, der aber in kleinen, hektischen Schlucken gestillt wird. Erklärbar ist dieses Verhalten aus der Unruhe heraus, die sich im Verlauf des langen Krankseins oder der bestehenden lokalen Unannehmlichkeiten entwickelt hat. Bei rapide abnehmender Kräfte nach auch leichter erscheinenden Erkrankungen sollte immer an Arsenicum album gedacht werden.

Weiterhin sind die schweren Erkrankungen der Haut und der Schleimhaut, sofern sie chronischer Natur sind, ein breites Feld für As_2O_3. Die für Arsenicum album typische Empfindlichkeit gegenüber äußeren Schädigungen könnte vielleicht als eine Ursache für das Auftreten derselben angesehen werden, z.B. des equinen Sarkoids, das auf Arsenicum album gut reagiert.

Auch die Nieren sind ein therapeutischer Angriffspunkt für dieses Mittel und aus der allgemeinen Schwäche erklärbar. Von den Nieren aus ist auch die Toxizität bei den chronischen Erkrankungen zu verstehen, da sie innerhalb dieses Krankheitskomplexes ihre entgiftende Funktion verloren haben.

In dieser breiten therapeutischen Funktion von Arsenicum album können einzelne diagnostische Krankheitsformen nicht – isoliert betrachtet – mit diesem Mittel behandelt werden, so daß man nicht von Enteritis oder Dermatitis sprechen sollte, sondern bei diesem unfassenden Krankheitsbild von einem Arsenicum album-Fall.

Dosierung: As_2O_3 hat die optimale Wirkung in der D_4. Mit dieser Potenz sollte jede Arsenicum-Therapie begonnen werden, die mittleren Potenzen sind erst nach einer längeren Krankheitsdauer wirksam. (D_{12}, D_{15}). Die hohen Potenzen sollten erst dann gegeben werden, wenn eine Besserung durch die tiefen und mittleren Potenzen feststellbar ist, aber eine Stagnation in der Heilung bemerkbar ist. Anwendung am besten peroral.

7 Asarum

Diese bis zum 16. Jahrhundert als Brechmittel benutzte Pflanze spielt in der Homöopathie eine untergeordnete Rolle, da der Anwendungsbereich sehr schmal ist. Sie setzt eine heftige und belastende Erkrankung voraus, die merkwürdigerweise bei schwerfälligen, leicht stupiden Tieren auftreten sollte; sie setzt also eine Reaktion voraus, die eigentlich nicht erwartet werden kann. Wegen des stumpfen Verhaltens der Tiere lassen diese sich leicht irritieren, besonders bei einem Wetterwechsel. Oft zeigen sie dabei trotz warmer Luft ein zittriges Frösteln mit einem scheinbar unbegründetem heftigen Husten. Da sich dieser auf die oberen Atemwege beschränkt, kann auch eine psychische Irritation vermutet werden. Ein dabei auftretender Schwindel kann durch diese heftigen Hustenstöße ausgelöst oder vorgetäuscht sein. So scheint auch das häufige Erbrechen trotz der allgemeinen Schwäche in diesem speziellen Fall nicht zentral bedingt zu sein, sondern wie bei Pertussis allein durch den Hustenreiz ausgelöst zu werden.

Die internen Erkrankungen haben im allgemeinen die Tendenz, sich von caudal (Nieren, Leber) nach cranial zu entwickeln. Zunächst tritt ein Durchfall auf, dann die übermäßigen Verdauungsgeräusche, Appetitlosigkeit und dann erst das Erbrechen; dieses Erbrechen gehört zum Krankheitsbild von Asarum wie das Trauma zu dem von Arnika!

Alle auftretenden Symptome haben interne Ursachen: Die Bewegungsschwierigkeit durch die ausstrahlenden Nierenschmerzen, der taumelnde Gang nach oder bei Erbrechen. Alle als zentral angesehene Beschwerden sind Folgen der internen Erkrankungen.

Dosierung: In der Regel bei dem akuten Stadium für 2–3 Tage D_3; dann auf die D_8 oder D_{12} übergehen.

Asarum europaeum L.

Haselwurz

Geschichte: Vor der Entdeckung der Brechwurz im 16. Jahrhundert einziges zuverlässiges Brechmittel.

Botanik: Familie der Aristolochiaceae (Osterluzeigewächse). Ausdauerndes, ca. 15 cm hohes Kraut mit kriechendem, braunem Rhizom. Blätter behaart, Oberseite dunkelbraun, Unterseite gelblichgrün. Versteckte Einzelblüten nicken an kurzen Stielen mit außen bräunlich-grüner, innen purpurner Farbe. Pflanze hat kampferartigen Geruch.

Herkunft: Zentral- und Südeuropa, Westasien.

Standort: Unter Hekken und Gebüsch humusreicher Laubwälder (besonders Birken- und Eichenwälder), liebt Kalkböden.

Verwendete Teile: Frischer Wurzelstock.

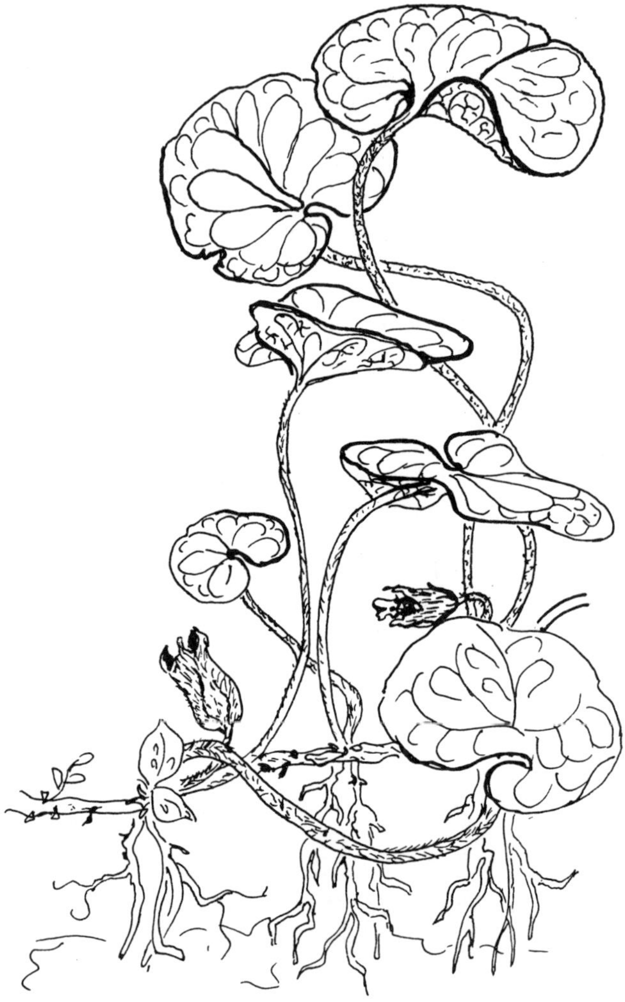

8 Belladonna

Die Tollkirsche ist als Giftpflanze bekannt. Bei Verzehr der rohen Früchte kann sogar der Tod eintreten.

Die Symptome, die zu dem homöopathischen Einsatz führen, sind heftig und haben oft ein bedrohliches Aussehen. Um so erstaunlicher ist es, wie schon tiefe Potenzen (D_4) in kurzer Zeit zur Besserung führen. Unter den Tieren haben die sensiblen, temperamentvollen Tierarten und -rassen eine besondere Affinität zu Belladonna. Sie wirkt am eindrucksvollsten beim Einsatz auf dem Höhepunkt der Erkrankung, sozusagen in der Krisis, wenn das Aconitum-Stadium überschritten ist, also die Temperatur noch im Steigen ist, die Trockenheit der Schleimhäute in der Maulhöhle fast das Schlucken unmöglich macht, trotz des Blutandrangs zum Kopf (!). Der im allgemeinen während einer Erkrankung Erleichterung bringende Schweißausbruch bleibt belastend. Der kalte Schweißausbruch bei dem Rindvieh ist kein Belladonna-Fall, sondern muß mit Veratrum album D_3 angegangen werden! Ein schneller, aber voller Puls begleitet das Krankheitsgeschehen. Das ganze Krankheitsbild zeigt eine Rastlosigkeit bis zur Überregung.

Wegen der am ganzen Körper auftretenden Schmerzen hört man das typische Zähneknirschen, das oft die einzige Schmerzäußerung der Tiere ist. Die heftige arterielle Pulsation ist an allen fühlbaren Arterien zu erkennen. Die damit verbundenen Angstzustände lassen die Pupillen sich weit öffnen.

An allen Organen und Körperstellen können pathologische Symptome auftreten: Nase ist trocken und reizt zum Niesen; der Husten ist bellend; Schluckbeschwerden wegen der Trockenheit der Schleimhäute, wodurch auch die auftretenden Darmspasmen zu erklären sind; Der Harn wird unter Stöhnen abgesetzt; Uteruskrämpfe sind oft die Ursache für Bewegungsstörungen, deshalb gehören in solchen Fällen auch die ataktischen Bewegungsabläufe in das Belladonna-Bild. Oft sind auch Gelenkentzündungen für diese Beschwerden verantwortlich, die dann eine Schwellung der Gelenke nach sich ziehen. Störungen zeigen sich auch an der Wirbelsäule, die zum Durchbiegen zwingen. Bei allen diesen erwähnten Beschwerden muß für den Belladonna-Einsatz ein hohes Fieber vorliegen, ebenso die beschriebenen Herzanomalitäten.

Ursachen für diese heftigen Beschwerden können Infektionen sein, aber auch Intoxikationen, wie z.B. bei der Hufrehe der Pferde, ebenso bei der Klauenrehe der Paarhufer. Erkältungen durch kalten Regen bei heftigem Wind; eigentlich alle Schädigungen, die einen Organismus plötzlich überraschen, gehören dazu.

Dosierung: Da meistens äußere Einwirkungen diese schweren Krankheitsbilder verursachen, sollten in diesen akuten Stadien tiefere Potenzen eingesetzt werden (D_4 bis D_{12}). Bei Belladonna besteht keine Konstitutionsbindung, sie wirkt also bei allen Tieren. Aber die Individualität des zu behandelnden Einzeltieres ist zu bewerten und danach die Potenzhöhe zu wählen: Bei hochsensiblen Tieren D_8 bis D_{12}, bei schwerfälligen Tieren D_4 bis D_6. In jedem Fall sollte beachtet werden, daß Belladonna kein Mittel für den Beginn einer Erkrankung ist, sondern erst auf der Höhe der Erkrankung im Krisenstadium ihre volle Wirkung entfaltet (Vgl. Aconitum).

Atropa bella-donna L.

Tollkirsche

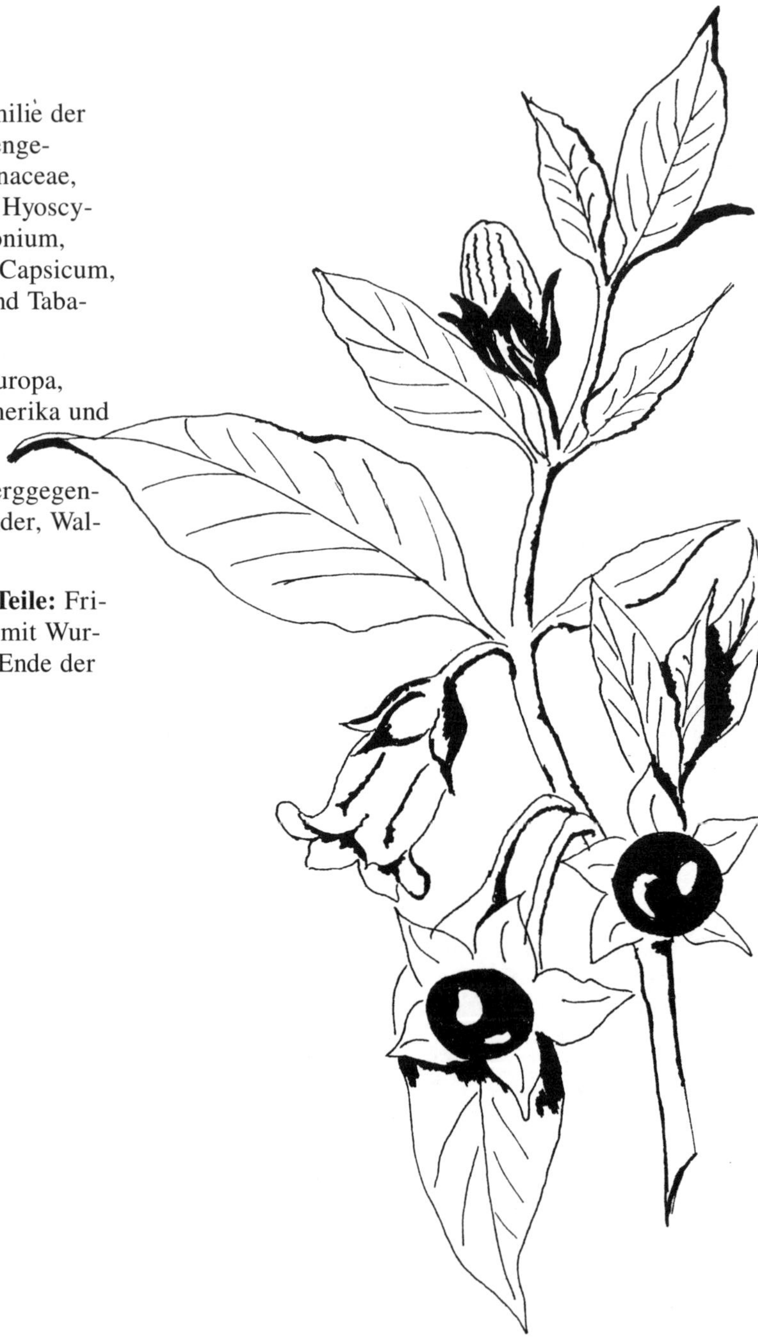

Botanik: Familie der (Nachtschattengewächse) Solanaceae, verwandt mit Hyoscyamus, Stramonium, Mandragora, Capsicum, Dulcamara und Tabacum.

Herkunft: Europa, Asien, Südamerika und Nordafrika.

Standort: Berggegenden, Laubwälder, Waldränder.

Verwendete Teile: Frische Pflanze mit Wurzelstock, am Ende der Blütezeit.

9 Bryonia

Die feste Berührung der Früchte oder gar das Verschlucken der roten reifen Beeren können zu organischen Störungen führen. Das durch AMP gefundene Arzneimittelbild gibt diese als Symptome wieder, sie sind für das Verständnis des Krankheitsbildes außerordentlich wichtig. Es sind dies die für eine Vergiftung typischen Symptome an fast allen Körperorganen. Die Causa ist immer von außen wirksam. Es besteht eine gewisse Affinität zu solchen Tieren, die auf eine Ablehnung der geforderten Leistungen eingestellt sind, wie z.B. Vollblutpferde, die im Training stehen und sich überfordert fühlen, oder auch Hunde in der Schutzhundeprüfung, wenn diese Hunde keine Schutzhunde sein wollen.

Beachtenswert ist der große Durst, der im Gegensatz zu Arsenicum album in langen Zügen gelöscht wird. Obwohl im allgemeinen Kälte alle Beschwerden verschlimmert, tritt nach Trinken vom erheblichen Mengen kalten Wassers eine Besserung der Beschwerden ein. Schmerzen bringen die Tiere in eine heftige Abwehrhaltung, in der sie mit Vorsicht zu behandeln sind. Das Krankheitsbild wird durch die auffällige Trockenheit charakterisiert, die bei allen inneren und äußeren Erkrankungsformen deutlich wird. Niemals tritt in den Bryonia-Fällen ein isolierter Krankheitsprozeß auf, immer sind korrespondierende Partien mit beteiligt. Alle Beschwerden treten heftig auf und verschlimmern sich noch gegen Abend. Wegen der Trockenheit ist der Befall der serösen Häute besonders problematisch und schwerwiegend. So sind immer die serösen Häute bei der heftigen Abwehr der Tiere wegen der großen Schmerzen in dem Krankheitsprozeß zu beachten: Bauch- und Brustfell, Schleimbeutel etc.

Dieses zuverlässige Mittel sollte bei solchen Symptomen immer im Gedächtnis bleiben, denn durch den frühzeitigen Einsatz von Bryonia können oft chronische Leiden verhindert werden. So sollte neben den anderen notwendigen Mitteln bei einer schmerzhaften Mastitis stets Bryonia hinzugegeben werden. Die Bursitiden werden durch dieses Mittel zur Ruhe gebracht, vor allen Dingen die Schleimbeutel an den Gelenken, durch deren Schädigung oft Arthrosen entstehen. So führt die Bursa podotrochlearis, wenn sie geschädigt ist, vielfach zu einer Podotrochlose. Hierbei ist das intermittierende Lahmen der Pferde oft der erste Hinweis auf den Beginn einer Podotrochlitis, die mit Bryonia hätte reguliert und verhindert werden können.

Dosierung: Da alle Ursachen in diesen Fällen äußerer Natur sind, so sind die tiefen Potenzen einzusetzen. Die D_4 bis D_6 sind die affinen Potenzen für diese Fälle.

Bryonia dioica Jacq. (Bryonia cretica L.)

Rotbeerige Zaunrübe, Teufelsrübe

Botanik: Familie der Cucurbitaceae (Kürbisgewächse). Krautige, 2-häusige, bis 3 m lange ausdauernde Kletterpflanze mit rübenförmiger Wurzel. Blätter lappig und rauh. Blüten 5-spaltig, klein, blattachselständig, gelblichweiß. Beeren erbsengroß und zuletzt scharlachrot. Pflanze führt scharfen Milchsaft. Blütezeit Juni–Juli, Früchte reifen im August–September.

Herkunft: Südeuropa, Mitteleuropa besonders im Nordosten; Amerika.

Standort: Wegränder, Gebüsche, Hecken, Zäune.

Verwendung: Vor der Blüte gesammelte Wurzel.

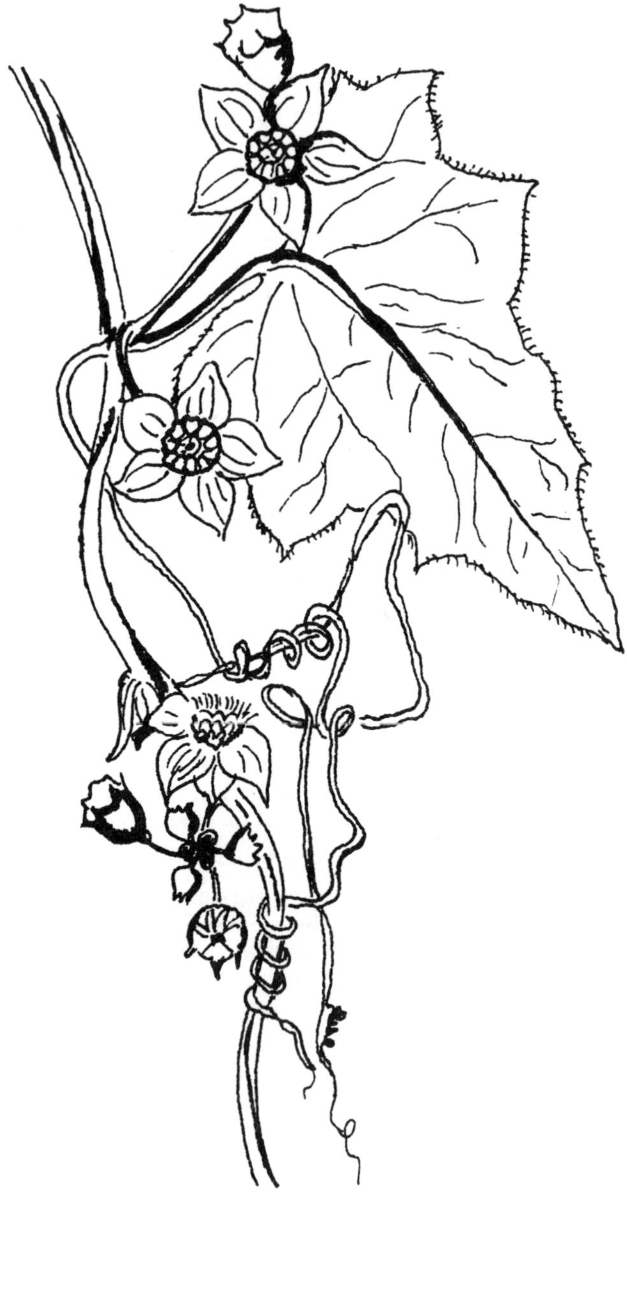

10 Cactus

Die angegebene Vorschrift für die Herstellung des Homöopathikums ist im HAB I festgelegt. Die AMP verläuft ziemlich indolent; das EKG bleibt unverändert stabil, trotzdem ist die Wirkung von Cactus auf das Herz sehr intensiv. Diese erfaßt das Herz besonders grobschlächtiger energiegeladener Tiere (z.B. Berner Sennenhunde, Mastiffs, Boxer, Dobermänner), die aber nicht bereit sind, sich schnell neuen Aufgaben unterzuordnen. Die Tiere verhalten sich, als ob sie eine Kette oder einen Ring an ihrem Herzen hätten, der sie hindert, sich frei zu entfalten. Der Zustand läßt an den „Eisernen Heinrich" im Märchen „Der Froschkönig" denken, bei dem die Besserung – und in unserem Fall die Bereitschaft – durch das Sprengen der einzelnen Ringe möglich wird. In der geäußerten Beengung und damit der Behinderung der Aktivität kommt es zur sprungweisen Besserung. Diese Merkwürdigkeiten können sich im Laufe des Lebens verschlimmern ; unter der Einwirkung von Cactus und frischer Luft kann alles besser werden. Die linke Körperseite mit ihrem zentralen Organ, dem Herzen, ist besonders anfällig für die mit Cactus zu regulierenden Beschwerden. Daß diese Tiere immer den Kontakt zu der Umwelt suchen aber nicht erreichen können, kann man auch am Herzen erkennen: die Rechtsinsuffizienz ist der wichtige Ansatzpunkt für Cactus, so die Suche nach „Anschluß" deutlich machend.

Da immer das Stauungsphänomen für die Beschwerden auslösend ist, sind die ödematösen Schwellungen, die zunächst auf der linken Körperseite auftreten, später aber auch nach rechts wandern, ein Hinweis auf Cactus. Alle ödematösen Gliemaßenenden, alle Euterödeme, alle Kopfödeme etc. sind sehr schmerzhaft und deswegen berührungsempfindlich. Passive Bewegungen der Vordergliedmaßen lösen heftige Schmerzäußerungen aus, was typisch für Cactus ist! In allen Organen kann es zu Einschnürungen kommen, die schmerzhafte, organische Stauungen verursachen (Schilddrüse, Herzkranzgefäße, Pfortadergebiet mit Leberschwellung, Uterushals, Blase mit Harndrang aber Harnverhaltung). Bei diesen Störungen sollte immer das Herz einer intensiven Untersuchung unterzogen werden, da oft von diesem Zentralorgan die Beschwerden ausgehen. Da die Tiere trotz dieser Störungen einen energievollen Eindruck machen, können die organischen Stauungen leicht übersehen werden (s. auch Laurocerasus!) und einen bleibenden Schaden hinterlassen. Da bei jeder Störung immer der ganze Organismus beteiligt ist, kann mit der allumfassend wirkenden Cactus-Therapie eine Wende erreicht werden.

Dosierung: Wichtig ist deren Beachtung. Im akuten Anfangsstadium muß die θ für ca. 5 bis 8 Tage gegeben werden. Wenn die Störungen von nervösen Verhaltensweisen begleitet werden, ist von den höheren Podenzen bis zur D_{30} Gutes zu erwarten. Da die therapeutische Wirkung von Cactus langsam vor sich geht, ist das Mittel für längere Zeit zu verabfolgen. Die ständige Kontrolle dieser Tiere ist unerläßlich, da sich unvorhergesehene Probleme einschleichen können.

Cactus grandiflorus (L.)
Selenicereus grandiflorus (L.)

Königin der Nacht

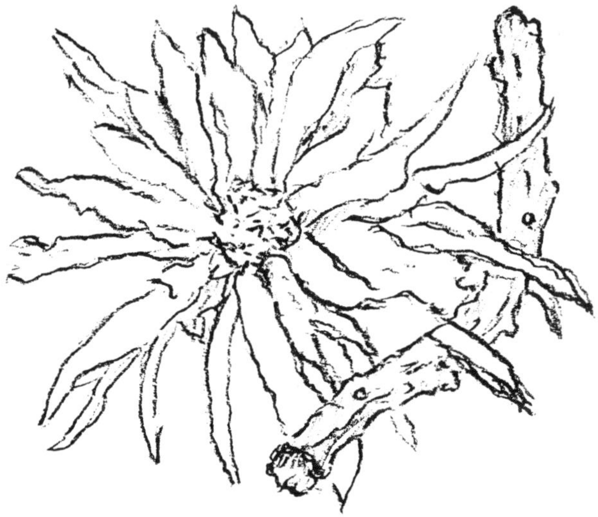

Botanik: Familie der Cactaceae (Kaktusgewächse). Sukkulente mit bis zu 5 m langen kriechenden Stengeln auf deren Längsrippen stachelige Nadeln stehen. Zahlreiche Luftwurzeln entspringen den eigentlichen Wurzeln. Blüten bis zu 30 cm lang mit fast betäubendem Duft, nur eine Nacht blühend. Früchte fast gänseeigroß und dicht mit Stacheln besetzt.

Herkunft: Mittelamerika, Antillen, wird für die Arzneiherstellung kultiviert.

Verwendete Teile: Frische junge Stengel und Blüten. Erntezeit im Juli.

11 Calcium phosphoricum

Schon die etwa 99 % dieser chemischen Verbindung im Knochenskelett der Tiere erklären die Möglichkeit der Lebewesen, überhaupt leben zu können; der „innere Motor", der Phosphor zeigt hier seine volle Wirksamkeit. Das homöopathisch verarbeitete $CaHPO_4 + 2\ H_2O$, ist allerdings eine chemische Synthese, die aber von der Aktivität des Phosphors nichts verloren hat. Auch die Säurekomponente tut das Übrige dazu (Vgl. Acidum phosphoricum).

Calcium phosphoricum ist als homöopathisches Mittel bei Jungtiererkrankungen und nach schwächenden Krankheitsbehandlungen, besonders zu häufiger Antibiotika-Gaben in ständiger Wiederholung, intensiv wirksam. Die oft pastösen Jungtiere, besonders der Heimtiere (vielfach durch falsche und zu große Futterrationen vom Besitzer ausgelöst), sind mehr ein Gebiet für Calcium carbonicum. Dagegen sprechen die nervös-hektischen, mageren und dabei aber groß gewachsenen Tiere intensiv auf Calcium phosphoricum an. Die bei diesen Tieren schnelle Ermüdbarkeit und die kurzen Erholungsphasen werden schnell und nachhaltig gebessert und bis zur vollen Beschwerdefreiheit reguliert. Wie immer wieder beobachtet werden kann, werden die Folgen von den auslösenden Faktoren einer Störung besonders gut angesprochen. Deshalb muß jegliche Dressur junger Pferde und Hunde mit allergrößter Feinfühligkeit durchgeführt werden. Durch unsachgemäße Ernährung und beim Zahnwechsel sind die Beschwerden am auffälligsten, weswegen in dieser Zeit viel Ruhe notwendig ist. Merkwürdig ist die Tatsache, daß trotz widerwilliger Futteraufnahme diese die Beschwerden bessert.

Aus der Schwäche heraus ist die Ängstlichkeit zu erklären, die vielfach die Ursache für den „Angstbeißer" ist. Der immer wieder geäußerte Eindruck, daß diese Tiere etwas schwer erlernen können liegt m.E. in der großen Schwäche.

Auffällig ist das Verhalten der Schleimhäute: Die Nase zeigt in kühler Luft einen Fließschnupfen, in der Wärme aber eine Verstopfung. Ähnliche Symptome zeigen sich auch an den Schleimhäuten der weiblichen Geschlechtsorgane. Dies kann als ein wichtiger Hinweis bei der Sterilitätsbehandlung der Stuten sein, die nach mehrjähriger Behandlung ohne Erfolg nach dem Einsatz von Calcium phosphoricum tragend werden. Besonders die fuchsfarbenen Pferde sprechen gut auf diese Behandlung an. In diesen Fällen ist mit einer hormonellen Behandlung besonders vorsichtig umzugehen!

Alle Jungtiererkrankungen zeigen eine Anfälligkeit für plötzliche Einwirkungen: Zugluft, Erkältung, Infektionen mit ihren bekannten Folgeerscheinungen.

Gleichermaßen sind Verdauungs- und Atmungsapparate, oft abwechselnd, betroffen je nach der auslösenden Ursache. Dabei braucht die Causa nicht einmal heftig zu sein. Die sensible Reaktion dieser Tiere läßt dieses verständlich erscheinen. Im Erwachsenenstadium manifestieren sich die eigentlich in das jugendliche Alter gehörenden Beschwerden manchmal bis zur Unerträglichkeit: Libido trotz zu schwacher Potenz, Juckreiz bis zur Unerträglichkeit, Klauen und Hufe werden brüchig, so daß in einigen Fällen sogar die Lederhaut freigelegt wird, Krallen brechen ab, manchmal bis auf die Krallenwurzel, wodurch schwere Entzündungen entstehen können. Die typische Schwäche ergreift den ganzen Organismus entsprechend der Phosphornatur mit aller Heftigkeit. Es ist aber immer wieder erstaunlich zu beobachten, wie alle diese Beschwerden unter Calcium phosphoricum in beobachtbarer Zeit verschwinden und die Normalität wieder vorhanden ist.

Dosierung: Für Jungtiere gibt man im akuten Stadium D_4 bis D_6, im vorgeschrittenen Alter D_{12}, D_{30} bis D_{200}.

12 Cantharis

Lytta vesicatoria (L), die spanische Fliege wird seit dem Altertum bei den unterschiedlichsten Erkrankungen des Harn- und Geschlechtsapparates eingesetzt. *Hahnemann* machte eine umfangreiche AMP mit Cantharis. Ähnlich dem Rhizinus sind die verschiedenen Tierarten unterschiedlich auf die Grundsubstanz, den Käfer, empfindlich. Das Merkwürdige ist, daß auch bei Lytta vesicatoria die Großtiere stärker, u.U. bis zur Letalität, darauf reagieren, während die Kleintiere fast unempfindlich sind. In der Homöopathie, in der Cantharis nur innerlich gegeben wird, kann die oft fälschlicherweise erwähnte Umkehrwirkung beobachtet werden. So wirkt das Mittel bei Pferd und Rind in den tiefen Potenzen am intensivsten. Auch die großen Hunde sind hierbei einbeschlossen.

Das Krankheitsbild umfaßt stets den ganzen Organismus, wobei die Konstitution und die Kondition eine entscheidende Rolle mitspielen: Je empfindlicher und sensibler ein Tier ist, desto tiefgreifender ist die Wirkung. Da alle Organe von den Beschwerden erfaßt werden können, ist auch bei den Erkrankungen der Harn- und Geschlechtsorgane der gesamte Organismus in Mitleidenschaft gezogen. Alle Erkrankungen müssen heftig und schwächend sein, auf eine leichte Blasenerkältung hat Cantharis keinen Einfluß! Wegen der im ganzen Körper auftretenden Entzündungen mit Schmerzen wird fast jede Bewegung vermieden. Der große Durst wird wegen der Schmerzen beim Schlucken nur sehr zögernd gestillt. Es muß da unterschieden werden von dem unterbrochenen Trinken bei Arsenicum album, das wegen der unruhigen Hektik nicht in einem Zuge durchgeführt wird. Hier ist der Schmerz ausschlaggebend. Die Tiere planschen mit Lippen und Zunge nur immer wieder im Trinkgefäß herum. Die deutlich sexuelle Erregung kann wegen der großen Schmerzen nicht befriedigt werden, auch wenn die Möglichkeit bestände, deswegen die nervöse und ängstliche Reizbarkeit. Vorsicht bei der Untersuchung: Schlagen, Stoßen und Beißen bringen Gefahr!

Die allgemeinen Symptome erinnern zwar an eine Meningitis, aber der Harn- und Geschlechtsapparat ist der auslösende Faktor. Die Begleitumstände, wie die erschwerte Atmung mit dem trockenen Husten sind als solche zu werten, ebenso das Herzrasen mit der unterschiedlichen Pulsqualität. Der Verdauungsapparat ist mit blutigen Durchfällen und Tenesmen, besonders im caudalen Teil (Colon) beteiligt, ebenso die Harnorgane mit blutigem Harn, aber oft auch Anurie, wodurch sich die Unruhe, die Nervosität und Berührungsangst noch verstärkt.

Der Gesamtorganismus ist erkrankt und wird durch den alleinigen Einsatz von Cantharis oft in erstaunlich kurzer Zeit wieder in Ordnung gebracht.

Die Dosierung sollte wohl überlegt sein: Es sollten keine tiefen Potenzen unter der D_4 gegeben werden, ebenso ist Vorsicht geboten mit den Hochpotenzen! Eine sichere therapeutische Wirkung haben die D_6 bis D_{12}, höchstens ist die D_{15} vertretbar, wenn sich Herz- und Kreislauf stabil zeigen. Alle anderen Potenzen können (reversible) Erstverschlimmerungen hervorrufen.

Lytta vesicatoria (L.) Fabricius

Spanische Fliege, Blasenzieher, Blasenkäfer, Pflasterkäfer

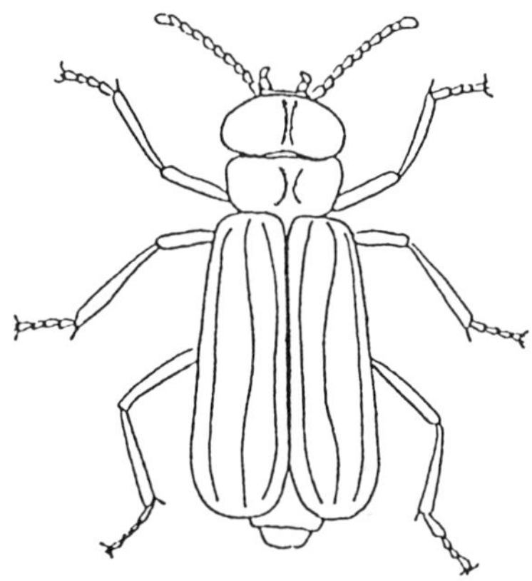

Geschichte: Schon bei Hippokrates als harntreibendes Mittel, gegen Blasenentzündung, bei Nachtripper, als Aphrodisiakum und Abortivum eingesetzt; in den Mittelmeerländern bei Morden und Selbstmorden verwendet; vor der Antibiotika-Zeit zur Behandlung von Gonorrhoe. Cantharidin wurde bereits 1810 von Robiquet aus dem Käfer isoliert; Hahnemann beschreibt 118 Symptome für Cantharis.

Zoologie: Ordnung Coleoptera (Käfer), Familie Meloidae oder Vesicantiae (Ölkäfer). Körper ist länglich, zylindrisch, goldgrün glänzend. Blut ölartig, gelb, von unangenehmem, widrigem Geruch und Geschmack. Der Käfer ist 1,5–3,0 cm lang, 3,7 mm breit. Im Blut und in den Anhangdrüsen der Geschlechtsorgane befindet sich das typische Gift Cantharidin.

Herkunft: Mittel- und Südeuropa auf Olivenbäumen und Geißblattgewächsen (z.B. Heckenkirschen).

Verwendete Teile: Der ganze Käfer wird getrocknet und pulverisiert.

13 Carbo vegetabilis

Die klinische Indikation des ausgeglühten Rotbuchen- oder Birkenholzes findet sich in der homöopathischen Anwendung nur ganz am Rande, nämlich beim Durchfall. Dazu ist die Dosis viel zu klein. Der Durchfall wird in der Homöopathie als eine Folgeerscheinung einer tiefer sitzenden Erkrankung eingestuft. Das vegetative Nervensystem ist in seiner Grundtendenz gestört, weswegen der gesamte Verdauungstrakt durch von außen oder von innen kommende Schäden das Krankheitszentrum bildet. Diese Faktoren können auf das zentrale Nervensystem einwirken bis zum Koma. In diesem Zusammenhang ist die homöopathische Wirkung von Carbo vegetabilis überraschend gut und übertrifft noch die sonst so zuverlässige Wirkung von Veratrum album (s. dort). Scheinbar moribunde Tiere, besonders Jungtiere, wie Kälber und Fohlen, auch Welpen erholen sich innerhalb kurzer Zeit nach der Eingabe von Carbo vegetabilis. Die nach schweren Erkrankungen an Lebensschwäche im Rekonvaleszenzstadium leidenden Tiere sprechen gut auf Carbo vegetabilis an. Sie schleppen sich den ganzen Tag über „bis zum Umfallen" hin, um dann am Abend zusammenzubrechen.

Auch feuchte warme Luft kann bei den entsprechenden Tieren diese Schwäche bis zum Koma auslösen. Am Morgen treten die Beschwerden am heftigsten auf (vgl. Lachesis). Auffällig sind die zyanotischen Schleimhäute. Aus dieser allgemeinen Schwäche heraus sind auch die heftigen Blähungskoliken zu verstehen, die auf Carbo vegetabilis als Begleitmittel sehr gut ansprechen. Kalter Schweiß (Cave: Rind!) und die immer wieder sich ändernde Temperatur vervollständigen das Krankheitsbild.

Dosierung: D_4 bis D_{12} als Begleitmittel oder bei akuten Fällen. Mittlere Potenzen bei kollabierten Tieren und zur Vorbeugung des Kollaps, hier auch die D_{30}. Anwendung am besten per os.

14 Causticum Hahnemanni

Dieses von *Hahnemann* original hergestellte Mittel vereinigt in seinen Arzneimittelbild viele Symptome, die auch bei anderen Mitteln zu finden sind: Die matte Trägheit, die Reizbarkeit, die nächtliche Verschlimmerung bis zum Morgen sich verstärkend; diese müssen in ein typisches Symptom eingebettet sein, wenn Causticum eingesetzt werden soll: Den Hinweis darauf gibt m.E. die Herstellungsart: das Brennen des Marmors. So ist die Trockenheit ganz breit und allgemein gesehen der Hinweis für Causticum.

Bei trockenem Wetter kommt es zur Verschlechterung, die trockene Kälte des ganzen Tieres, die trockenen Schleimhäute, die das Schlucken des Futters erschweren und zur Verstopfung und Koliken führen können.

Günstig werden korrespondierende Beschwerden beeinflußt: Obere Luftwege und Blasen- und Mastdarmbeschwerden z.B. Wichtig für diese Patienten ist eine geordnete Flüssigkeitszufuhr, evtl. sogar durch Infusionen. Alle Beschwerden haben als Causa die bedrückende Trockenheit innerhalb aller Körpersysteme.

Cave: Phosphor und Causticum nicht gemeinsam einsetzen, da überschießende Reaktionen bei den verschiedenen Symptomen eintreten können!

Dosierung: Sie sollte in tiefen bis mittleren Potenzen bleiben, D_4 bis D_{15}, vornehmlich aber D_4 bis D_6.

15 Chamomilla

Diese Pflanze ist als Therapeutikum bei Kindern und Jungtieren nicht wegzudenken. Sie begleitet den Menschen seit es eine Ackerbaukultur gibt (Steinzeit). Die Kamille ist wohl die einzige Pflanze, an der Pharmakologen und Toxikologen nichts „giftiges“ gefunden haben. Aber wer weiß?

Zwischen der allgemeinen und der homöopathischen Verwendung bestehen deutliche Unterschiede, die bei letzterer sich weitaus sensibler und differenzierter zeigen. Die beruhigende Wirkung der Tees und der warmen Auflagen sind allgemein bekannt und werden häufig angewendet. Dieses ist auch in der Homöopathie ein bekanntes Merkmal. Es muß aber bedacht werden, daß bei den Chamomilla-Tieren eine Diskrepanz zwischen der Schwere der Krankheit und den Krankheitsäußerungen besteht. Bei leichten, aber etwas schmerzhaften Störungen zeigen besonders die Jungtiere größere Probleme an. Auch die weiblichen Tiere, vor allem die Milchkühe und Fohlenstuten wehren sich bei leichter Milchstauung heftig gegen das Melken oder das Saugen der Kälber und Fohlen. Überhaupt ist der weibliche Genitaltrakt, wie Vagina, Uterus und Mammae besonders mit diesem Phänomen behaftet. So ist es erklärbar, daß Erstlingsstuten trotz deutlicher Rose den Deckakt verweigern, weil ängstliche Aufregung zu Vaginal- und Uteruskrämpfen führt. In diesen Fällen hilft Chamomilla fast momentan.

Ähnlich ist es oft beim ersten Anmelken der Färsen, die sich mit krampfhaften Abwehrbewegungen gegen das Melken wehren. Durch dieses reizbare ängstliche Verhalten werden die Chamomilla-Tiere charakterisiert.

Ein weiterer wichtiger Hinweis für den Einsatz von Chamomilla ist die seitengegensätzliche Wärmeregulierung: Wenn z.B. rechte Gliedmaßen kalt sind, können die linken Gliedmaßen besonders warm sein. Das gleiche Phänomen findet man beim Zahnen der Welpen, bei dem sich die eine Backe heiß anfühlt, während die andere deutlich kühl ist; beim Kind ist die eine dann rot, die andere blaß. Der Unterschied ist deutlich zu fühlen bzw. zu sehen.

Bei schweren Koliken findet man eine Umkehr des Verhaltens: Es werden kaum Schmerzen geäußert, ebenso bei schweren Mastitiden. Während im allgemeinen bei leichteren Erkrankungen Berührungsangst besteht, suchen die Tiere, besonders die jungen, bei schweren Erkrankungen die menschliche Nähe auf.

Dosierung: Die Wirkung ist nur kurz, weswegen die tiefen Potenzen gegeben werden sollten, D_3 bis D_6. Wenn eine psychische Regulierung notwendig sein sollte, ist die D_{30} oder sogar die D_{200} erfolgversprechend.

Chamomilla recutita Rauschert, Matricaria recutita

Echte Kamille, Mutterkraut

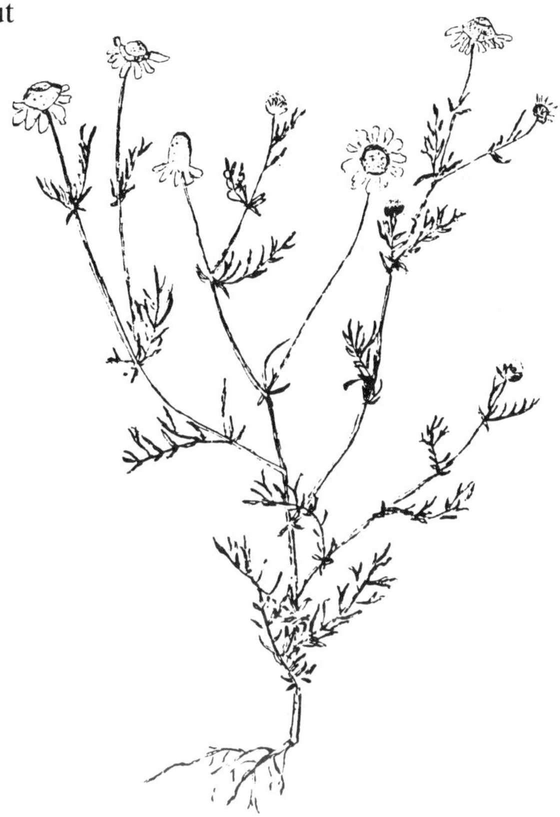

Geschichte: Bereits in der altägyptischen Heilkunde als fiebersenkend bekannt. Als „Mutterkraut“ wegen seiner Wirkung auf die weiblichen Geschlechtsorgane seit dem Altertum eingesetzt. Der Name Matricaria leitet sich von lat. Mater = Mutter her. Chamomilla (nach Plinius d.Ä.) vom griechischen chamaimelon: chamai = niedrig, melon = Apfel (Geruch der Blüte). Homöopathische Prüfung von Hahnemann (wiederholt von Prof. Hoppe), bei dem Chamamilla lange Zeit das am häufigsten eingesetzte Mittel war.

Botanik: Fam. Asteraceae = Compositae (Korbblütler). 15 randständige weiße Zungenblüten und ca. 500 innere gelbe Röhrenblüten auf gewölbtem, hohlem Korbboden. Stengel aufrecht, 2–3fach fiederspaltig sitzende Blätter. Blütezeit Mai bis Juli, einjährig.
Verwechslung möglich mit: Geruchloser Kamille = M. inodora (Korbboden markhaltig), Hundskamille = Anthemis arvensis (Einzelblüten mit Kelchblättern = Spreublätter; sieht man beim Abzupfen der Röhrenblüten). Ähnlich, aber schwächer in Wirkung ist die Römische Kamille (Anthemis nobilis).

Herkunft: Mit dem Ackerbau in jüngerer Steinzeit aus dem Nahen Osten eingewandert, heute weltweit verbreitet.

Standort: Häufiges und charakteristisches Ackerunkraut, besonders in Wintergetreide. Bevorzugt nährstoffreiche (gedüngte), frische, feuchte, meist kalkarme Lehmböden.

Verwendete Teile: Ganze frische Pflanze.

16 Chelidonium

Chelidonium majus, das Schöllkraut erfreut sich seit dem frühen Altertum (Galen) und dem Mittelalter (Paracelsus) bleibender Beliebtheit als Arzneipflanze, wobei sich die äußere Anwendung des gelben Saftes aus den Bruchstellen der Stengel bis heute bewährt hat. In diesem Saft sind auch die meisten wirksamen Stoffe vorhanden, wie *Leeser* schreibt. Da zur Herstellung der homöopathischen Arznei die im Frühjahr gesammelten frischen unterirdischen Teile der Pflanze verwendet werden, ist die papaverähnliche Wirkung, wie sie von Papaver somniferum bekannt ist, unbedeutend. Durch die Potenzierung wird die Wirkung mehr auf die Spasmolyse verlagert, die hauptsächlich im Bauchraum einsetzt. Da bei Chelidonium eine deutliche Affinität zur Leber besteht, läßt sich die rechtsseitige Wirkung voll erklären. Wie bei allen Leberstörungen zeigen sich die Tiere schon vor dem manifesten Auftreten der Krankheitssymptome matt und unlustig in jeder Hinsicht. Ob das starke Herzklopfen mit dem langsamen Pulsschlag (vgl. Pyrogenium) hierfür ursächlich in Frage kommt, ist unklar. Die rechte Körperseite ist vor allem schmerzempfindlich und zeigt die Krankheitssymptome am deutlichsten, wenn sie im Bereich der Leber auftreten. Otitiden werden durch Chelidonium, ebenso wie durch Lycopodium günstig beeinflußt, wenn sie nur das rechte Ohr betreffen.

Lungenbefunde setzen in vielen Fällen für die Behandlung mit Chelidonium eine Leber- und Gallenstörung voraus – bis zur biliösen Pneumonie. Die auf der Haut feststellbaren Leberschmerzpunkte lassen auch die rechtseitigen Gliedmaßenbeschwerden verständlich erscheinen, wodurch der taumelnde Gang sich erklären läßt, neben der zentral sich auswirkenden Kraftlosigkeit. Verlaufen die Lycopodium-Fälle eigentlich immer ohne ikterische Veränderungen, so tritt bei Chelidonium-Fällen immer ein Ikterus auf, welches den Zusammenhang mit der Galle deutlich macht.

Die Modalitäten sollten beachtet werden: Verschlimmerung durch feuchtes, kaltes Wetter findet man bei einer ganzen Reihe von Arzneimitteln, ebenso die Besserung durch trockene Wärme, wichtig dagegen ist die ausgesprochene Berührungsempfindlichkeit auf der rechten Körperseite, vornehmlich im Leberbereich und rechts neben der Wirbelsäule. Es sollte bei allen Organerkrankungen, wie katarrhalische Augenentzündungen, Otitiden, Bronchitiden bei alleiniger Rechtsseitigkeit auf evtl. Leberschäden hin untersucht werden, bevor Chelidonium als Begleitmittel bei diesen Leiden eingesetzt wird.

Dosierung: Die tiefen Potenzen sollten den Vorzug haben: D_3–D_6. Die merkwürdige homöopathische Charakteristik bei den Leberschäden, daß der klinische Zustand sich früher normalisiert als die Laborwerte, findet sich auch bei Chelidonium. Eine Therapie dann noch weiter auszubauen fördert die Heilung nicht, sondern kann höchstens neue Irritationen auslösen.

Chelidonium majus L.

Schöllkraut, Goldwurz, Warzenkraut

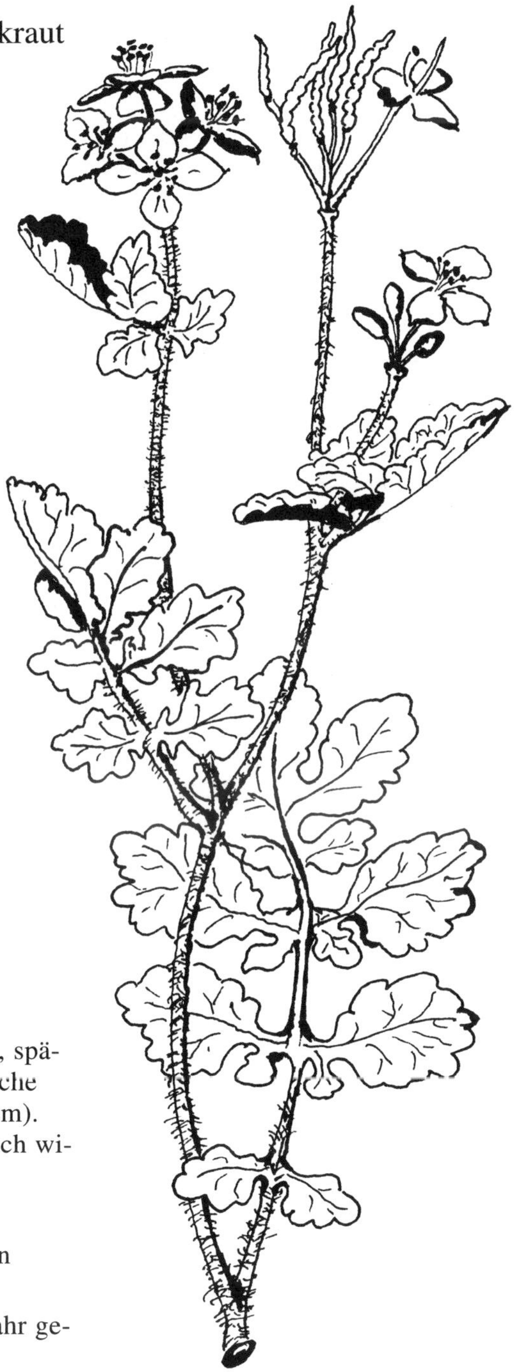

Geschichte: Das Auffallendste am Schöllkraut ist der gelbe Milchsaft. Früher betupfte man damit Warzen und brachte sie so langsam zum Verschwinden. Bei Erkrankungen der Leber und Galle wurde die innerliche Anwendung des Schöllkrautes empfohlen. Da die Pflanze jedoch zu Vergiftungen führen kann, darf sie nur auf ärztliche Verordnung angewendet werden. Wie alle anderen Mohngewächse enthält das Schöllkraut giftige Alkaloide. Deshalb wurde die Pflanze wegen ihrer schmerzlindernden Wirkung sehr geschätzt, die aber nicht so stark ist wie die des Opiums.

Botanik: Familie der Mohngewächse (Papaveraceae), einziger Vertreter der Gattung Chelidonium. 20 cm bis 1 m hoch. Stengel rund, verzweigt, zerbrechlich, behaart, spröde, knotig, mit gelb-orangem Milchsaft. Blätter gefiedert mit eichenlaubähnlichen Blättchen, oben hellgrün, unten blaugrün, weich. Blüten goldgelb (April–September), in armblütigen Dolden, zwei Kelchblätter (gelb, bald abfallend), vier Kronblätter (in der Knospe eingerollt, später kreuzförmig ausgebreitet), zahlreiche Staubblätter. Schmale Schoten (3–4 cm). Wurzelstock dick, vielstengelig. Geruch widerlich, Geschmack bitter.

Herkunft: Europa.

Standort: Auf Mauern, in Hecken, an Wegrändern, bis ca. 1,5 m.

Verwendete Teile: Frische, im Frühjahr gesammelte unterirdische Pflanzenteile.

17 Colocynthis

Diese zu den Kürbisgewächsen gehörende Pflanze spielt in der Homöopathie eine bedeutende Rolle. Durch ihre biographischen Besonderheiten läßt sich die Beziehung zum vegetativen Nervensystem gut erklären. Sie ist als sehr giftige Pflanze auf Grund ihrer Inhaltsstoffe eingestuft. Die Herstellung als homöopathisches Mittel läßt aber diese Eigenschaft in den Hintergrund treten, da die getrockneten Früchte verwendet werden. Nach *Frohne* und *Pfänder* (1983) verschwinden aber die Alkaloide bei diesem Vorgehen weitgehend.

Die Beziehung zu den kraftvollen Tieren aller Arten kennzeichnet den Einsatz von Colocynthis. Wegen den heftigen, linksseitigen Schmerzen werden diese Tiere leicht reizbar und ungeduldig. Die ruhige Behandlung ist deswegen umbedingt notwendig. Die Schmerzen müssen neuralgischer Natur sein, denn bei Entzündungsschmerzen wirkt Colocyntzhis nicht! Sie ist aber bei Trigeminus-Schmerzen und bei Fazialis-Schmerzen zuverlässig wirksam. Ebenso greift sie beim echten Ischias ein. Auch neuralgische Schmerzen bei der Dackellähme werden günstig beeinflußt. Die Schmerzen im Bauchraum, die nach rascher Futteraufnahme oder kaltem Trinken auftreten, beseitigt die Koloquinte, ebenso aufgezwungene Bewegungen, die zu Schmerzen führen, und passive Erschütterungen durch Transporte, die zum Zusammenkrümmen zwingen, besonders deutlich bei Hund und Katze. Druck auf die schmerzende Stelle bessert die Beschwerden, außer in der Herzgrube (Cave!). Heftige Koliken mit Hinwerfen, Wälzen und Wiederhochspringen sind charakteristische Hinweise für Colocynthis. Erbrechen bessert sich an der frischen Luft. Deshalb sollte man Hunde, die nach draußen streben nicht zurückhalten. Selbst der friedlichste Hund kann zum Beißer werden, wenn man ihn dann nicht in das Freie läßt.

Der Harn hat einen ekelerregenden Geruch und enthält beim Pferd viel Gries und Schleim; er wird trotz dauernden Harndranges nur spärlich abgesetzt.

Neben Ovarialgien treten bei den Stuten während der Trächtigkeit häufig Kolliken auf, die meistens auf Uterusspasmen basieren, weniger auf Darmspasmen. Die neuralgischen Schmerzen der Hüftgelenke strahlen in die Hintergliedmaßen aus, die die Tiere zum Hinlegen zwingen und die Hinterbeine an den Leib anziehen lassen.

Dosierung: Entsprechend der Causa (von außen) und der Heftigkeit der Erkrankungen gibt man tiefere Potenzen, etwa D_3 bis D_6 s.c. oder i.v., aber auch peroral hat man schnelle Wirkung. Liegen echte Neuritiden vor, sind die D_8 bis D_{12} die affinen Potenzen.

Jede Tierart hat einen typischen Colocynthis-Komplex: bei Pferden ist es die Kolik, beim Hund alle Knochen und Gelenke, beim Schwein tritt die Nierenstörung, vor allem mit der Behinderung der Bewegung in den Vordergrund.

Citrullus colocynthis L.

Koloquinte, Bittergurke, Teufelsapfel, Koloquintenkürbis

Botanik: Familie der Cuburbitaceae (Kürbisgewächse). Ausdauernde Wüstenpflanze mit am Boden liegenden krautigen, rauhhaarigen Stengeln und unterseits behaarten, herzförmigen Blättern. Orangegelbe Blüten, Früchte apfelgroß, gelb mit schwammigem, äußerst bitter schmeckendem Fruchtfleisch. Die Frucht ist sehr leicht und trägt zahlreiche Samen.

Herkunft: Wüstengebiete Westafrikas, kultiviert auch in Indien und im Mittelmeerraum.

Verwendete Teile: Reife, geschälte, entkernte und getrocknete Früchte. θ = D1.

18 Crataegus

Bereits im 16. Jahrhundert wurde Weißdorn als Herzstützung verwendet. Dr. Willmar Schwabe hat dann maßgeblich die Verwendung als Herzmittel in seiner Firma untersuchen lassen und den Weg für die breite Anwendung freigemacht.

Die herzbedingte Schwäche verursacht Müdigkeit und deswegen Inaktivität. So ist es zu einer ängstlichen Überregbarkeit gekommen, die bei tief und fest schlafenden Hunden und Katzen große Vorsicht erfordert, da sie – aufgeweckt – plötzlich beißen oder kratzen. Die Crataegustiere sind sowieso leicht reizbar, bedingt durch die Herzschwäche und den unregelmäßigen Puls, der allerdings bei Beanspruchung oder Erschrecken sehr schnell werden kann. Dies kann als eine Hilfsmaßnahme des Organismus zur Überwindung der Herzschwäche gewertet werden. In dieses wechselhafte Krankheitsbild paßt die wechselhafte Freßlust, denn ein linksseitiger Druck in der Magengegend scheint schmerzhaft zu sein.

Wegen der mangelhaften Sauerstoffversorgung des Herzens verschlimmern sich alle Beschwerden in warmen, engen Räumen, ebenso bei der Bewegung. Der Drang nach Ruhe und frischer Luft ist aus diesem Grunde voll verständlich. Die dabei gezeigte Wirkung des Mittels hat Crataegus den Ruf eingebracht, ein Mittel für das alternde Herz zu sein, was allerdings in der tierärztlichen Praxis nicht ganz bestätigt werden kann, da es als Alleinmittel in diesem Fall nicht ausreicht, wohl als Begleit- oder Basismittel mit Digitalisalkaloiden oder noch besser in Verbindung mit Laurocerasus (s. dort). Auch die Cactus-Wirkung kann durch den Weißdorn intensiviert werden. In allen Fällen intensiviert Crataegus jede Herztherapie, ohne kumulierend zu wirken, da es eine Kumulierung der anderen Mittel durch seine regulierende Kraft verhindert. So ist der Weißdorn als Homöopathikum ein idealer Begleiter in der Herztherapie, da dadurch Glykoside und Alkaloide eingespart werden können und so dem Organismus möglicher therapeutischer Schaden erspart bleibt.

Da die Wirkung von Crataegus zwar langdauernd ist, aber langsam beginnt, sollte im Zusammenhang mit Crataegus keine klinische Indikation angegeben werden. Zwar betreffen die Folgen von irgendwelchen Überforderungen den ganzen Organismus, aber die typischen Symptome sind niemals mit Crataegus allein zu überwinden. Es sind die Bewegungsunlust – jedem Tier sofort anzumerken –, die Atemnot mit rauhen Geräuschen in der Lunge, Zyanose infolge des Sauerstoffmangels, Appetitlosigkeit, Brechreiz, Kolikschmerzen im Dickdarm, häufiges, spärliches Harnlassen, wegen Herzbeschwerden eine zeitweilige Hangbeinlahmheit v.l., wegen der Anstrengung bei der leichtesten Bewegung Schweißausbruch. Crataegus kann bei häufiger Überlastung des Organismus sehr erfolgreich sein.

Dosierung: θ bis D_3, evtl. als Injektion mit unbedingt nachfolgender peroraler Gabe; bei Hypoxämie als D_{12}. Als Fertigpräparat sei auf Crataegutt (Schwabe) hingewiesen, sowohl peroral und als Injektion.

Crataegus oxyacantha L.

Weißdorn

Geschichte: Als Herz- und Kreislaufmittel schon im 16. Jhdt. beschrieben. In Deutschland wurde sie um 1900 durch homöopathische Ärzte in die Herztherapie eingeführt, danach erfolgten zahlreiche chemisch-pharmakologische Untersuchungen. Der Name stammt aus dem Griechischen: „krateigos“ = der Krafterzeuger.

Botanik: Familie der Rosaceae (Rosengewächse). 1,5–5 m hohe Sträucher mit hartem Holz, glatter, hellgrauer Rinde und 3–5-lappigen Blättern. 1–2 cm lange schwarzbraune Dornen in den Blattwinkeln und an den Zweigenden. Weiße, gestielte, unangenehm (aminartig) riechende Blüten von Mai–Juli, dann rote, beerenartige Scheinfrüchte mit 1–2 Samen.

Herkunft: Europa, in Nordamerika kultiviert und verwildert.

Standort: In Laubwäldern, Waldrändern und Hecken. Auf Kalk- und Lehmböden.

Verwendete Teile: Frische, reife Früchte.

19 Drosera

Für das homöopathische Mittel wird die frische blühende Pflanze, die schnell, aber vorsichtig getrocknet werden muß, verwendet.

Drosera ist ein bewährtes Mittel bei den schweren, langanhaltenden Hustenattakken, die Kleintiere bis zum Erbrechen reizen können und Pferde und Kühe in die Knie sinken lassen. Die langgestreckte axiale Kopfhaltung ist typisch für den Einsatz von Drosera. Es ist eine Folge des schmerzhaften langanhaltenden Hustens, bei dem der gesamte Organismus schmerzhaft bis in die letzten Gelenke belastet wird. So können auch die Gelenke nicht lange gebeugt gehalten werden. Auch die starke Druckempfindlichkeit der Cartilago xyphoidea weist auf die gefährliche Mitbeteiligung der Bauchspeicheldrüse hin. Fieber ist vom Typus inversus, was unbedingt beachtet werden sollte und was anamnestisch geklärt werden muß. Ebenso muß beachtet werden, daß ein einziger tiefer Atemzug einen hemmungslosen Hustenanfall auslösen kann (vgl. Haronga madagaskariensis und Cuprum aceticum!).

Dosierung: D_2 bis D_4, am besten peroral.

Drosera rotundifolia L.

Rundblättriger Sonnentau, Gideonswurzel, Himmelstau

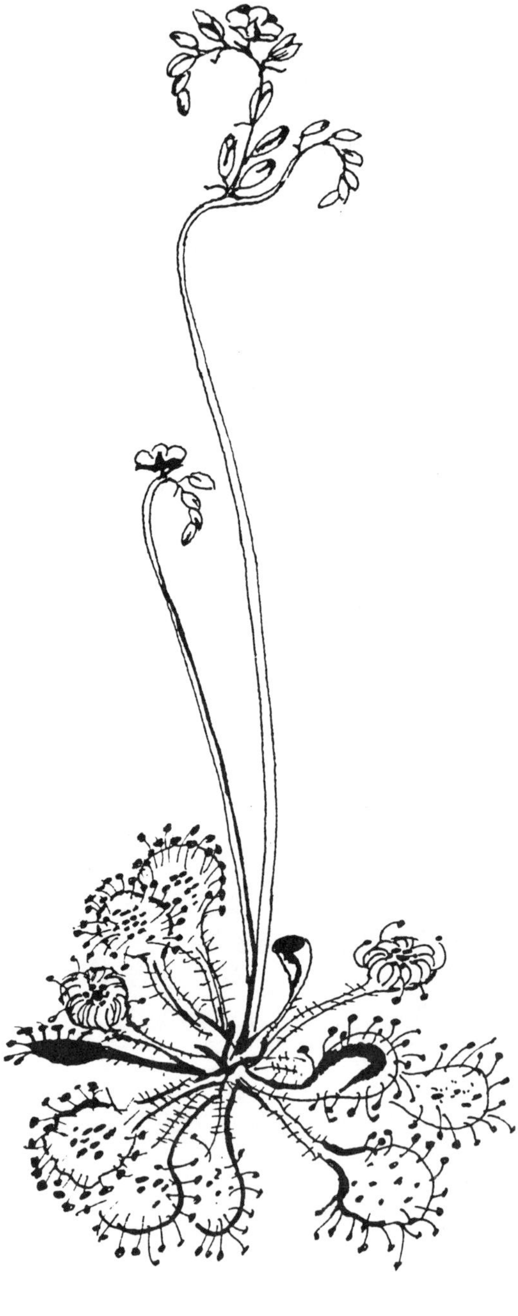

Botanik: Familie der Droseraceae (Sonnentaugewächse). 10–20 cm hoch. Blütentragender Stengel grün oder rötlich, zart, kahl, aufrecht. Blätter langgestielt, rund, mit rötlichen, klebrigen Drüsenhaaren besetzt. Blüten weiß (Juli–August), 5–8 cm groß, je 5 Kelchblätter, Kronblätter und Staubblätter, drei Griffel. Früchtekapsel länglich, sich mit 3–5 Klappen öffnend, zahlreiche geflügelte Samen enthaltend. Wurzelstock zart, feine Adventivwurzeln in jahresweisen Etagen tragend. Geruchlos, Geschmack adstringierend, bitter.

Herkunft: Europa außer Mittelmeergebiet.

Standort: In Zwischen- und Hochmooren bis 2000 m Höhe. Sonnentau ist eine fleischverdauende Pflanze. Insekten werden von den klebrigen Sekret auf den Blättern festgehalten und von einem pepsinähnlichem Enzym verdaut.
Durch die Zerstörung vieler Moore ist die Pflanze selten geworden, so daß sie in einigen Ländern unter Naturschutz gestellt werden mußte.

Verwendete Teile: Frische, blühende Pflanze. Man muß sie sehr schnell, doch nicht über 40 Grad trocknen, damit die Wirkung erhalten bleibt.

20 Dulcamara

Die nach den Vergiftungserscheinungen erwarteten Symptome sind für den homöopathischen Einsatz nicht so gravierend, hierfür ist die Causa der Erkrankung wichtiger: Durchnässung im kalten Wind, ständiger Aufenthalt in feuchten, kalten Ställen, die schwere rheumatische Beschwerden nach sich ziehen. Die hierbei oft auftretenden Krankheitssymptome des Intestinums haben nur begleitenden Charakter, wenn auch Koliken und Geschwüre an der Maulschleimhaut auftreten. Diese werden nicht von Dulcamara erfaßt, wenn nicht die rheumatischen Beschwerden deutlich im Vordergrund stehen.

Alle Beschwerden werden durch kalte Nässe verschlimmert, bessern sich aber durch trockene Wärme.

Dosierung: Bei Großtieren D_2, bei Kleintieren D_4. Die D_2 sollte nach drei bis vier Tagen durch die D_4, oder sogar durch die D_6 ersetzt werden. Als Injektion hat sich merkwürdigerweise die D_3 sowohl bei Groß- als auch bei Kleintieren bewährt. Diese kann wiederholt werden, man sollte aber zwischen den einzelnen Injektionen einen Tag Zwischenraum lassen, obwohl auch 2–3 Injektionen täglich hintereinander gut vertragen werden.

Solanum dulcamara L.

Bittersüßer Nachtschatten, Bittersüß, Waldnachtschatten

Botanik: Familie der Solanaceae (Nachtschattengewächse). 30–180 cm hoch. Kletternde oder liegende, am Grund verholzte Stengel, langgestielte, in überhängenden Rispen wachsende, violette, selten weiße Blüten, leuchtend rote Früchte.

Herkunft: Europa, Asien, Amerika.

Standort: In Gebüschen, Wäldern und auf Auwiesen, auf feuchten, nährstoffreichen Böden.

Verwendete Teile: Vor der Blüte geerntete junge Triebe mit Blättern.

Aus: *Liebenow, H., Liebenow, K.:* Giftpflanzen. G. Fischer, Jena 1981.

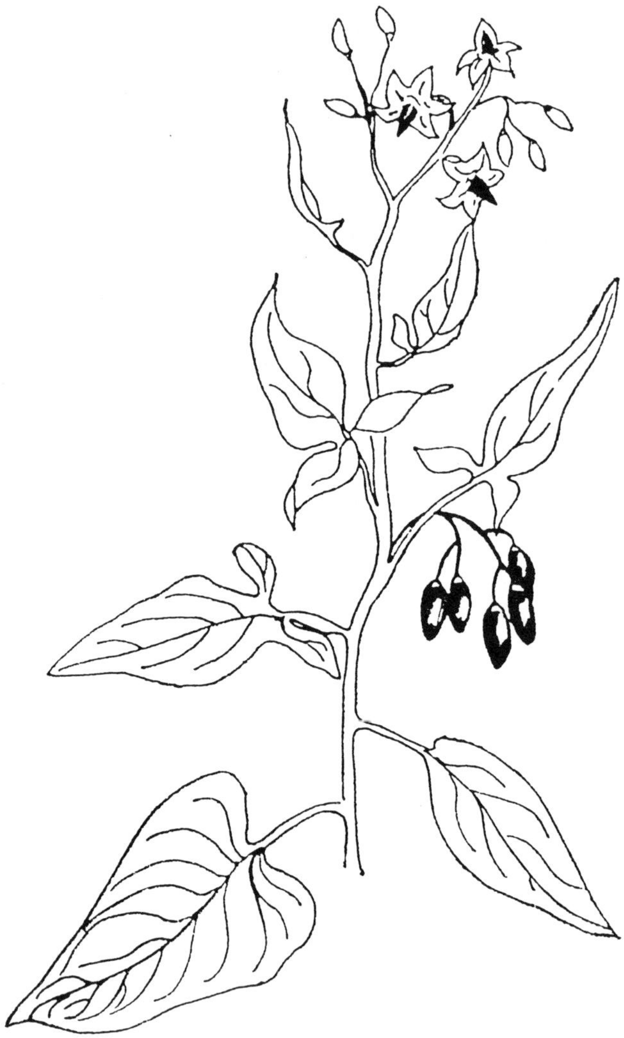

21 Ferrum phosphoricum

Das Arzneimittelbild von Eisenphosphat – $FePO_4$ 4 H_2O – ist nicht sehr ergiebig, da es sich als zusammengesetztes chemisches Mittel für keine Einzelmittelwirkung entscheiden kann. Als homöopathische Arznei ist es allerdings hervorragend bei hohem Fieber am Anfang einer Infektionskrankheit. Die dabei besonders heftig ergriffenen Schleimhäute sprechen auf dieses Mittel an. Wie bei allen Infektionskrankheiten ist die im Arzneimittelbild erkannte Schwäche und Erschöpfung ein deutliches Kriterium. Diese Erschöpfung tritt nach der geringsten Anstrengung auf – und jede Bewegung ist eine Anstrengung – und wird von Ferrum phosphoricum in homöopathischer Aufbereitung intensiv erfaßt. Hierbei setzt sich die P-Komponente entscheidend durch.

Das Fieber zeigt einen ausgesprochenen Typus inversus, bei dem die Erhöhung zwar ausdauernd ist, aber nicht allzu hoch; trotzdem ist dieses Fieber sehr schwächend. Typisch für alle Tierarten ist, daß der Kopf sehr heiß ist, aber die Extremitäten kalt. Durch diese kalten Gliedmaßen wird jede Bewegung schwierig und der Gang taumelnd.

Es liegt eine Tendenz zur Chronizität in diesem Mittel. Die Erkrankungen der Schleimhäute und der serösen Häute werden, wenn sie in Mitleidenschaft gezogen sind, von Ferrum phosphoricum deutlich gebessert: Fließschnupfen mit hellroter Blutbeimischung; Brustfell, Bauchfell und Herzbeutel bessern sich unter $FePO_4$, wenn sie entzündet sind. Es sollte wegen dieser Beziehung mit Bryonia zusammen gegeben werden, denn auch die Gelenkauskleidungen sind oft in das Krankheitsbild einbezogen. Kälte und Bewegung verschlimmern alle Beschwerden, deswegen sollten diese Patienten ruhig und warm gehalten werden, auch wenn sie sich manchmal gern zur Abkühlung in die kühlere frische Luft legen wollen, z.B. Hunde und Katzen.

Dosierung: D_4 bis D_6 bis D_{12}.

Als ein guter therapeutischer Hinweis sei genannt: Bronchopneumonie der Kälber bei Ansteckung, nicht allein bei Erkältung!

22 Flor de Piedra

Die Inhaltsstoffe in ihrem Zusammenwirken lassen den hohen therapeutischen Wert dieser merkwürdigen Pflanze erkennen. Im Laufe der intensiven Anwendung wurden zu der zunächst bekannten Beeinflussung der Leber- und Verdauungsstörungen ständig neue Anwendungsgebiete gefunden. So hat es sich herausgestellt, daß an fast allen Systemen des Organismus, sofern die Leber aktiv oder passiv geschädigt ist, durch Flor de Piedra therapeutische Erfolge erzielt werden können.

Wichtig ist, daß diese Organsysteme für die betreffende, erkrankte Tierart typisch sind: Für das Rind die Leber, für das Pferd das ZNS, für das Schwein die Fluchtbereitschaft des Wildschweins, für den Hund die Bewegungsabläufe der Gliedmaßen mit der Bitte um Zuspruch, für die Katze das ZNS mit der strikten Ablehnung des Zuspruchs. Diese Hinweise sollten auf jeden Fall für den Einsatz von Flor de Piedra beachtet werden. Es ist fast unglaublich, mit welchem Erfolg Flor de Piedra dann eingesetzt werden kann. Ein wesentliches Moment spielt noch eine Rolle zum Verständnis der Wirkung von dieser Pflanze: In der heutigen Medizin wird den Laborwerten viel Bedeutung zugemessen, sie werden auch bei der Anwendung von Flor de Piedra zur Beurteilung der Erkrankung herbeigezogen. Dabei ist es aber typisch, daß die klinischen Beschwerden bereits vollkommen verschwunden sind, während die Laborwerte noch im pathologischen Bereich liegen. Das sollte allerdings nicht dazu verleiten, die medikamentöse Behandlung intensiv fortzusetzen. Wie der jahrelange therapeutische Einsatz gezeigt hat, normalisieren sich diese in relativ kurzer Zeit ohne jegliche weitere medikamentöse Behandlung; eine solche könnte den Heilungsvorgang höchstens verzögern.

Das Verhalten aller Tiere umfaßt die starke Ängstlichkeit bis zur Apathie. Bis auf die Katze nehmen alle Tiere das beruhigende Streicheln gern an, sogar die Schweine. Die Beziehung zur Schilddrüse wird hierdurch in gewisser Weise dokumentiert. Die Druckempfindlichkeit in dieser Partie findet sich ganz deutlich beim Hund, wenn dieser Bereich durch das Ziehen an der Leine und das Hineinspringen in das Halsbald vornehmlich der Junghunde gereizt wurde. Die Beschwerden sind niemals hochakut mit hohem Fieber und den entsprechenden Auswirkungen auf Herz und Kreislauf, sondern gehen träge vor sich, alles scheint verlangsamt zu sein, bis ein plötzliches Aufbäumen Tier und Tierarzt in Erstaunen versetzt, was aber nicht lange dauert. So kann man auch die gegensätzlichen Symptome verstehen von Verstopfung zu Durchfall, von Heißhunger zu völliger Appetitlosigkeit, vom Bewegungsdrang zur Apathie usw. Gleich ist bei allen Tieren der große Durst, der in langen Zügen langsam gestillt wird.

Die unterschiedlichen Krankheitsbilder bei den verschiedenen Tierarten lassen an die Schmarotzereigenschaft von Flor de Piedra erinnern, wobei sich alles der Situation anpaßt: Beim Rind die Blättermangenverstopfung mit dem fast schwarzen Kot, beim Pferd der extreme Wechsel der Futteraufnahme, heller wässriger Kot, oft dummkollerartige Beschwerden, gestelzter Gang ohne Ataxie, beim Schwein der taumelnde ständige Bewegungsdrang, selten auch eine Lähmung der Hinterhand, beim Hund wegen der Schmerzen im Bauchraum ständiger Wechsel der Lagerstatt, verkrampfter Gang, als einziger Tierart sind leichte ikterische Verfärbungen der Schleimhäute möglich, bei der Katze ist der Körper kühl, die Gliedmaßen und der Kopf aber deutlich wärmer. Bei allen Tierarten ist die Körpertemperatur nur leicht erhöht, ebenso sind die Krankheitserscheinungen sehr wenig heftig, die manchmal aufbäumenden Äußerungen sind als Schreckreaktion anzusehen, in diesem Fall typisch für Flor de Piedra, da sie ohne besonderen Anlaß einsetzen. Entsprechend der beschriebenen langsamen Reaktionen ist Flor de Piedra ein Mittel, das die Folgen, die auf Leberschäden nach Erkrankungen basieren, günstig beeinflußt.

Die Praxis hat gezeigt, daß auch endo- oder exogene Nierenschäden von Flor de Piedra günstig reguliert werden. Es kann auch bei allen therapeutischen Vorgehen jeglicher Art als Begleitmittel verabfolgt werden. Es bringt niemals Schaden, sondern unterstützt den Organismus in seiner Suche nach Ordnung.

Dosierung: Die beste Wirkung liegt bei der D_3, bei schweren organischen Leberschäden hat auch die D_{12}, vornehmlich bei Hunden eine günstige Wirkung. Um aber die gestörte Leberfunktion wieder zu normalisieren, hat sich die D_3 immer wieder als die optimale Potenz erwiesen.

Lophophytum leandri Eichler
Flor de Piedra

Steinblüte

Geschichte: Die Steinblüte wurde im Oktober 1958 von Dr. Wilmar Schwabe bei einer Heilpflanzenexpedition aus Südamerika mitgebracht. Sie wird von Indianern seit langer Zeit häufig als Heilpflanze angewendet.

Botanik: Familie der Balanophoraceae. Chlorophyllfreie, rötlich-braune, steinharte, knollige Pflanze mit schuppenähnlicher, narbiger Oberfläche, besitzt keine Stengel und Blätter und ist ohne die zapfenförmigen, bunten Blütenstände kaum vom Untergrund zu unterscheiden.

Standort und Herkunft: Schmarotzer auf Wurzeln und Stämmen tropischer Bäume Südamerikas.

Verwendete Teile: Ganze getrocknete Pflanze ($\theta = D_1$).

23 Gelsemium

Für das homöopathische Arzneimittel wird der frische Wurzelstock verwendet.

Gelsemium ist ein Mittel, das seine Wirkung ausschließlich am Nervensystem aufzeigt. Das wichtigste Zeichen für den Einsatz ist die Lähmung bis zur Apathie, der aber unbedingt eine Erregungsphase voraus gehen muß. Man hat den Eindruck, daß trotz der scheinbaren geistigen Abwesenheit ein volles Empfindungsbewußtsein vorhanden ist. Dieses zeigt am deutlichsten der Hund. Eine ausgesprochene Wetterfühligkeit begünstigt das Auftreten der Krankheit. Es besteht eine Gefahr bei fallendem Barometer. Alle bei einer Apathie bekannten Symptome begleiten das Krankheitsbild. So gehen alle physiologischen Entleerungen unabsichtlich vor sich. Wegen der spezifischen Symptome ist Gelsemium hauptsächlich ein Mittel für die Kleintierpraxis. Da das ganze Nervensytem in Aufruhr ist, muß der Gelseimum-Patient sehr vorsichtig behandelt werden, passive Bewegungen, Schreck, auch Gewitter können u.U. den Exitus auslösen. Frische Luft bringt meistens Besserung.

Die optimale Potenz ist die D_{30}, die nur peroral gegeben werden sollte, tiefe Potenzen und Injektionen zeigen meistens keinen Effekt.

Gelsemium sempervirens (L.) Ait.

Wilder Jasmin

Geschichte: In Mexiko gilt ein Gelsemium-Trank als magisches Gift (Gläsener Sarg), das Körperstarre bei vollem Bewußtsein erzeugt.

Botanik: Familie der Loganiaceae (Strychnosgewächse). Schlingpflanze mit gegenständigen, lanzettlichen Blättern und trichterförmigen, weißen oder gelben, wohlriechenden Blüten.

Herkunft: Nord- und Mittelamerika.

Verwendete Teile: Ganzer frischer Wurzelstock.

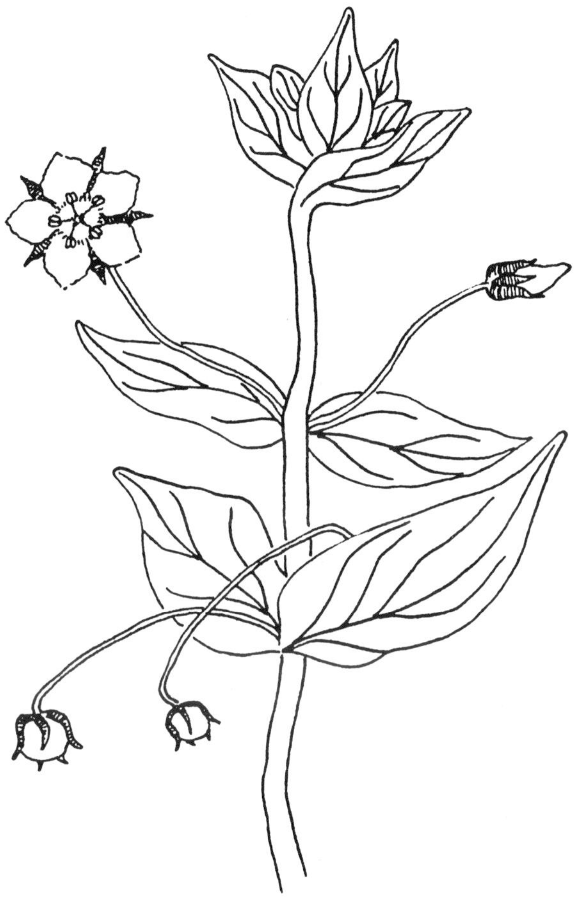

24 Glonoinum

Dieser nur in der Homöopathie gebräuchliche Name ist künstlich entstanden für Nitroglycerin aus der chemischen Formel dieses Mittels: Gl ycol-O xid + N itrogen-O xygen und inum als Anhängsel. Es handelt sich also um Glycerintrinitrat. Das bekannte Vergiftungsbild der Nitrate steht als Krankheitsbild bei der Behandlung mit Glonoinum aber nicht im Vordergrund.

Die über das ZNS ausgelösten Erkrankungen sind in der täglichen Praxis häufiger als man vielleicht vermutet. Besonders werden Hochleistungstiere wie Pferde und Hunde mit ihrer Sensibilität davon erfaßt. Die Sofortwirkung des Nitroglyzerins in der Humanmedizin bei Angina pectoris ist bekannt. Wodurch diese plötzlichen Reaktionen bei den Tieren ausgelöst werden, ist nicht ganz klar, aber sicherlich können Zirkulationsstörungen bei zu heftigem Einsatz noch jugendlicher Tiere verantwortlich gemacht werden. Die beim Menschen festgestellten Sehstörungen spielen sicherlich beim Tier auch eine Rolle. Wie sind sonst Reaktionen von Springpferden zu erklären, die immer sicher springend plötzlich ein Hindernis verweigern und versuchen, fluchtartig die Bahn zu verlassen? Das gleiche gilt für Hunde, die im besten Gehorsam alle Übungen, die gefordert werden, ausführen, aber plötzlich sich mit eingekniffener Rute umdrehen und versuchen, fluchtartig den Übungsplatz zu verlassen (vgl. auch Laurocerasus!). Die in diesen Fällen feststellbaren klinischen Symptome liegen auf der Hand: sie betreffen das Herz mit dem Kreislauf, die Blase und den Verdauungstrakt. Deren Beschwerden sind nach dem vorher beschriebenen Verhalten mit der Glonoinum-Therapie traumhaft sicher zu beherrschen. Verschlimmert werden diese klinischen Probleme durch eine geforderte heftige Bewegung. Es ist daher zu überlegen, ob in jedem Fall bei einer Sprungverweigerung noch einmal ein „Gehorsamssprung" gefordert werden sollte. Vielfach liegen die Ursachen in überhitzten Hallen oder in den sonnenbestrahlten Turnierplätzen. Unter diesen Umständen lassen sich Pferde und Hunde durch leiseste, aber störende Geräusche aus der Konzentration bringen. Die von den Tieren ausgeführte natürliche Reaktion verschlimmert den Zustand noch erheblich, das Herzrasen und die damit verbundene Angst ebenso wie die Atembeschwerden. Für den Reiter heißt es in diesem Fall: sofort absitzen und das Pferd ganz langsam aus dem Parcours führen. Probleme mit den Verdauungsorganen, die eben der physiologischen Veranlagung entspringen, fallen nur nach dem entsprechenden Vorverhalten unter die Wirkung dieses Mittels, so auch das zentral gesteuerte Erbrechen (bei Pferden eigentlich nur nach einer Magenruptur).

Da Glonoinum nicht für die Dauertherapie geeignet ist, sollte es kurz in tiefer Potenz eingesetzt werden. Falls es zu Rezidiven kommen sollte, ist der Übergang zuu Laurocerasus zu empfehlen.

Bei stimmendem AMB hat man in Glonoinum ein prompt und sicher wirkendes Mittel, das im allgemeinen eine Dauerheilung erzielt, wobei die auslösende Causa der wichtigste Hinweis ist.

Dosierung: peroral D_4 – D_6 – D_{12}

25 Graphites

Dieses nur in der Homöopathie als Therapeutikum eingesetzte Mittel, auch als Reißblei bezeichnet, ist eine amorphe Kohle (Carbo mineralis) und hat aus diesem Grunde kohleähnliche Züge.

Der grobschlächtige, schwammige Typ des Graphites-Patienten findet sich in den verschiedenen Tierarten und -rassen wieder. Auch als Einzeltier ist er in der Homöopathie gut bekannt. Bei der Untersuchung eines solchen Tieres verbinden sich gedanklich sofort die typischen Graphites-Symptome mit demselben: übelriechende Schrunden und Ausschläge mit schmierigen Absonderungen wie Mauke, Hufkrebs, equines Sarkoid beim Pferd, breitflächige Ekzeme und Zwischenzehenekzeme beim Hund, bei der Kuh die Panaritien und die übelriechenden Euterekzeme. Alle Absonderungen sind scharf und reizen und zerstören die angrenzenden Hautpartien, ganz gleich wo sie auftreten, ob an den Augen, den Lippen, in den Fesselbeugen, an der Vulva, dem Praeputium oder der Schweif-(Schwanz)-rübe. Die Übergänge von der Schleimhaut zur äußeren Haut sind besonders anfällig für diese Ausschläge.

Weiterhin verbindet sich mit dem Graphites-Typ automatisch der Begriff „Vielfraß“. Daß dieses meistens stimmt, ist aus dem Verhalten dieser Tiere leicht zu erkennen: Futteraufnahme bessert alle Symptome! Entgegen dem niedergeschlagenen Verhalten des frisch erkrankten Tieres sind alle neu auftretenden Symptome aggressiv. Alle Absonderungen haben ätzenden Charakter. Alles wird aber stumm ertragen, als ob es zum normalen Leben hinzugehöre: Die Pferde tun auch mit schweren Hufkrebsschäden unermüdlich ihre Arbeit, die Kühe haben trotz ihrer Abmagerung fast die volle Milchleistung, Hunde tun mir ihren schweren Ekzemen ihre Pflicht ohne Widerstand als Wach- und Ziehhund.

Das langsam wirkende Mittel sollte über längere Zeit, da es zu keiner Kumulierung kommt, als D_4 bis allerhöchstens D_{12} gegeben werden. Die Versorgung der Schrunden etc. sollte sehr vorsichtig vorgenommen werden und es sollte vermieden werden, daß Blutungen auftreten, besonders beim Hufkrebs der Pferde, es sei denn, es handelt sich um eine Totaloperation, die dann mit einem Druckverband zu verschließen ist.

26 Hepar sulfuris

Um den Einsatz von Hepar sulfuris als homöopathisches Mittel richtig einschätzen zu können, sollte man sich die Herstellung vor Augen führen: Das weiße Innere der Austernschale wird mit Schwefelblüten zu gleichen Teilen in einem geschlossenen Tiegel bis zur Weißglut erhitzt. Es besteht aus Calciumpolysulfiden und Calciumsulfat. Seine Wirkung erstreckt sich auf alle schmerzhaften eitrigen Prozesse, die je nach der angewandten Potenzhöhe entweder schnell zum Reifen mit Abszedierung oder zur baldigen Resorption gebracht werden. Wegen der Schwere der Prozesse ist es verständlich, daß eine große Berührungsempfindlichkeit besteht, nicht nur an den befallenden Partien, sondern am ganzen Körper des Tieres. Hieraus erklärt sich auch die allgemeine Empfindlichkeit gegen Kälte, da ja ein Eiterungsprozeß nicht nur örtliche Beschwerden macht, sondern stets den ganzen Organismus erfaßt. Alle Eiterungen haben einen üblen, stinkigen Geruch, das gilt auch für die physiologischen Körperabsonderungen wie Schweiß, Urin, Kot und den Speichel. Deswegen darf man sich nicht täuschen lassen und auf Grund dieses üblen Mundgeruches auf Erkrankungen der Maulhöhle schließen, oft sind Erkrankungen des Verdauungsapparates oder der Lungen die Ursache.

Wie bei allen Sulfurpatienten ist auch bei Hepar sulfuris die Körperausdünstung schwefelhaft übel riechend. Prädestinierend für den Einsatz von Hepar sulfuris ist die Veranlagung, auch bei kleinstenVerletzungen übelriechende Eiterungen zu produzieren.

Hunde können sehr abweisend sein, z.B. bei einer Otitis-Behandlung. Deshalb sollte man bei einer solchen Erkrankung sofort mit einer Hepar sulfuris-Behandlung parallel beginnen. Die befallenen Stellen jucken oft bis zur Unerträglichkeit, was zu Lecken, Kratzen oder Scheuern zwingt. Da diese eitrigen, juckenden Prozesse an allen Körperstellen und -öffnungen vorkommen können, stellen sie eine große Belastung für das betroffene Tier dar und führen oft zu einem unangenehmen Verhaltenswechsel. Aus dem friedlichsten Tier kann ein fast bösartiges werden, wenn es nur den Verdacht hat, daß am erkrankten Körperteil etwas gemacht werden soll.

Dosierung: Zur Herbeiführung einer intensiven, schnellen Eiterung D_3, zur abschließenden, möglichst schnellen Beendigung derselben ist D_6, D_{12} oder D_{30} einzusetzen.

27 Hyoscyamus

Als Nachtschattengewächs zeigt diese Pflanze verwandte Symptome zu Belladonna und anderen Mitteln aus dieser Familie. Allerdings ist der wichtigste Unterschied zu den anderen Solanaceen, daß sie nach schweren, belastenden Krankheiten eine aufbauend-beruhigende Wirkung zeigt. Ob ein Inhaltsstoff, z.B. das Scopolamin dafür verantwortlich zu machen ist, soll hier nicht weiter untersucht werden, da es zu weit von der Ganzheitsbetrachtung wegführen würde. Wahrscheinlich ist aber, daß die Gesamtheit der Inhaltsstoffe diese wunderbare Wirkung verursacht. Die als „Hexensalbe" gerade das Gegenteil bewirkende Salbe läßt eigentlich etwas anderes erwarten. Die immer wieder erwähnte Umkehrwirkung der homöopathischen Mittel könnte hier im Bilsenkraut aufgetreten sein. Vornehmlich sind die agilen, vollblütigen Tiere bei denen auch die heftigsten Krankheiten öfter auftreten als bei schwerfälligeren Tieren, für den Einsatz von Hyoscyamus praedestiniert.

Da dieses Mittel seine Hauptwirkung am Ende der schweren Erkrankungen und deren Folgen zeigt, ist das ganze Arzneimittelbild im Gegensatz zu dem von Belladonna verständlich. Alle Reaktionen des Organismus sind noch verkrampft und eine große Schwäche beherrscht das Tier. Dieser außerordentlich wichtige Hinweis sollte beachtet werden, ebenso die während der Krankheit stets wechselnden Krankheitssymptome von heftigster Erregung bis zur völligen Apathie. Merkwürdig sind auch die Ursachen für eine Verschlimmerung: Beim Liegen abends und nachts und bei der Futteraufnahme, letzteres ist vielleicht verständlich wegen der Trockenheit der Schleimhäute. Alle physiologischen Vorgänge gehen ohne Kontrolle vor sich: Kotabsatz, Harnlassen, bei Rindern läuft die Milch weg, auch der Wiederkauakt ist wie willkürlich. Die Blutzirkulation unterliegt dem Wechsel: einmal ganz schnell, ein andermal wiederum sehr verlangsamt. Als Folge davon finden sich zyanotische Haut- und Schleimhautpartien. Sollen Kot- und Harnabsatz kontrolliert vor sich gehen, so ist ein starkes Pressen notwendig, dem eine vollkommene Ermattung folgt.

Es sollte beachtet werden, daß alle beim „Hexensabbat" im Mittelalter aufgetretenen Symptome sich am Tier in tierartspezfischer Form wiederfinden. Deshalb erscheint es notwendig, bei den hochakuten Krankheiten Hyoscyamus stets im Gedächtnis zu haben, um seine ausgleichende Wirkung sofort einsetzen zu können.

Dosierung: Im Erschlaffungsstadium D_4 bis D_6, in den auslaufenden Krankheitsphasen D_{12} bis D_{30}.

Hyoscyamus niger L.

Bilsenkraut

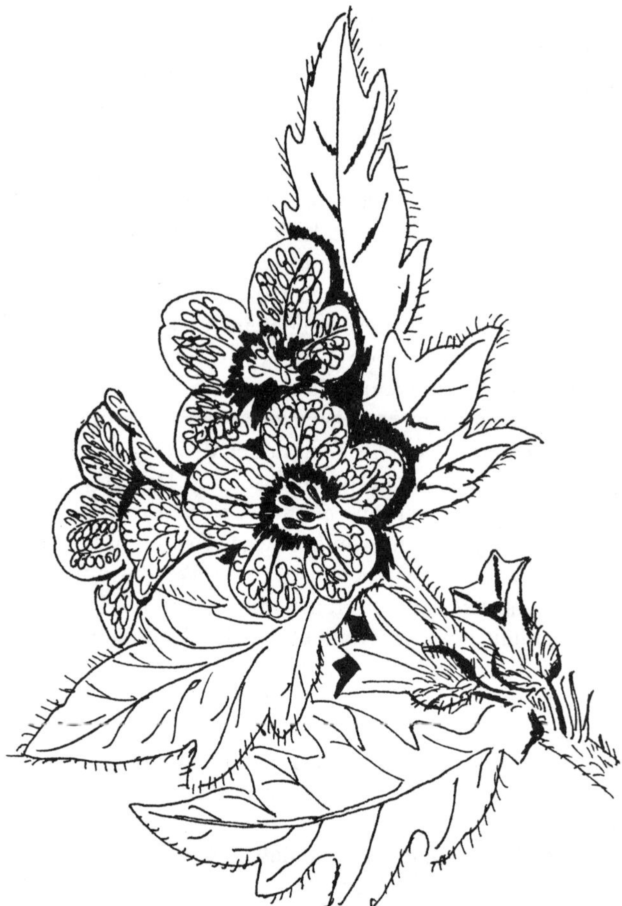

Geschichte: Im Mittelalter Verwendung als Narkotikum, für „Hexen"salben und -trunk.

Botanik: Familie der Solanaceae (Nachtschattengewächse), Hyoscyamus steht innerhalb dieser Familie Belladonna, Stramonium und der Mandragora besonders nahe. Meist 2jährige, bis 80 cm hohe, klebrig-zottige Pflanze mit widerlichem Geruch. Blätter mattgrün, buchtig, gezahnt und wechselständig. Blüten fast sitzend, in einseitswendigen Wickeln, trichterförmig, schwefelgelb mit netzartigem Geäder. Frucht mit Deckelkapsel. Blütezeit Juni–September. Die Pflanze steht in der Roten Liste unter den gefährdeten Pflanzen.

Herkunft: Nord- und Westasien, Nordamerika, Australien, Mittelmeergebiet; in Mitteleuropa zerstreut an Wegrändern und Schuttplätzen.

Verwendete Teile: Ganze frische Pflanze im blühenden Zustand.

28 Ignatia

Die Ignatius-Bohne sollte in der Pharmakologie das Schulbeispiel dafür sein, daß man Pflanzen hinsichtlich ihrer tatsächlichen Toxizität nie auf einen Inhaltsstoff reduzieren darf, sondern daß ein Zusammenspiel aller Inhaltsstoffe die entscheidende Wirkung erzeugt, die nach *Frohne* und *Pfänder* (1983) hinsichtlich ihrer Giftigkeit übertrieben dargestellt wird. Wie es die Homöopathie seit Anbeginn tut, sollte der Blick stets auf die Ganzheit gerichtet sein, denn eine Pflanze besteht nicht nur aus den wenigen O,... Prozenten toxischer Inhaltsstoffe, sondern aus 100 % Gesamtstoffen, die nur als eine Einheit gewertet werden dürfen.

Das Arzneimittelbild zeichnet – im Tierreich – im Ganzen weibliche Eigenschaften auf, während das Bild von der zu derselben Pflanzenfamilie gehörenden Nux vomica mehr den männlichen Charakter vertritt. Die Krankheitssymptome sind merkwürdig gegensätzlich. So bessert Futteraufnahme den heftigen Brechreiz. Es handelt sich um sensible, „introvertierte“ Tiere, die lieber allein sein wollen mit ihrer Ängstlichkeit und ihrer oft launischen Gemütsverfassung, die sie leicht in heftige Auseinandersetzungen mit ihren Herden-, Stall- oder Hausgenossen bringt. Außerdem vermeiden sie gern die Berührung mit ihren Artgenossen. So bringt jede – oft selbstverschuldete – Aufregung eine Verschlimmerung der Krankheitssymptome. Diese können auch durch Wärme, besonders Hitze oder Kälte heftiger werden. Da aber alles durch leichten Druck auf die betroffenen Körperteile besser wird, liegen diese Tiere gern auf der erkrankten Körperseite. Wie schon erwähnt, bessert Futteraufnahme die bestehenden Beschwerden. Der deutlich bei Hunden festzustellende „Hungerschmerz“ veranlaßt diese Tiere vielfach dazu, Unverdauliches zu fressen, während eine halbe Scheibe alten Brotes weitaus bessere Dienste leisten würde. Dies mag ein wichtiger Hinweis für Hundehalter sein!

Der trockene Husten verschlimmert sich mit jedem Hustenstoß, er bringt also keine Erleichterung.

Da die Urogenitalsphäre ein Hauptangriffspunkt für Ignatia ist, sind Harndrang und Blasenkrampf immer wieder beobachtete Symptome. Hier sorgt Ignatia für reichlichen Harnfluß.

Nicht übersehen darf man die psychische Seite dieses Mittels, denn auch Tiere können psychische Probleme haben. So leiden in fremde Ställe verkaufte Tiere oft an Heimweh und benehmen sich, als ob sie organisch krank seien. Sie fressen nichts, oft stehen sie nur stumm da, oft brüllen oder wiehern sie tagelang. Nach *Tiefenthaler* bringt Ignatia D_{30} eine schnelle Heilung.

Ein wichtiges Mittel ist Ignatia für die Scheinträchtigkeit der Hündinnen, wenn keine Lactatio falsa vorliegt. Das Gesäuge wird zwar hart und ist schmerzhaft, aber der erleichternde Milchfluß fehlt, so kann es zu schweren psychischen Störungen kommen, die das Wesen des Tieres völlig verändern. Ignatia in Verbindung mit Secale cornutum (s. dort) beheben diese Symptome in kurzer Zeit. Für die Scheinträchtigkeit mit einem starken Milchfluß ist die Kombination von Secale cornutum mit Asa foetida (s. dort) zu empfehlen.

Dosierung: Im allgemeinen D_4 bis D_{12}, bei psychischer Fehlhaltung D_{30}.

Ignatia amara
Strychnos ignatii Berg

Ignatiusbohne

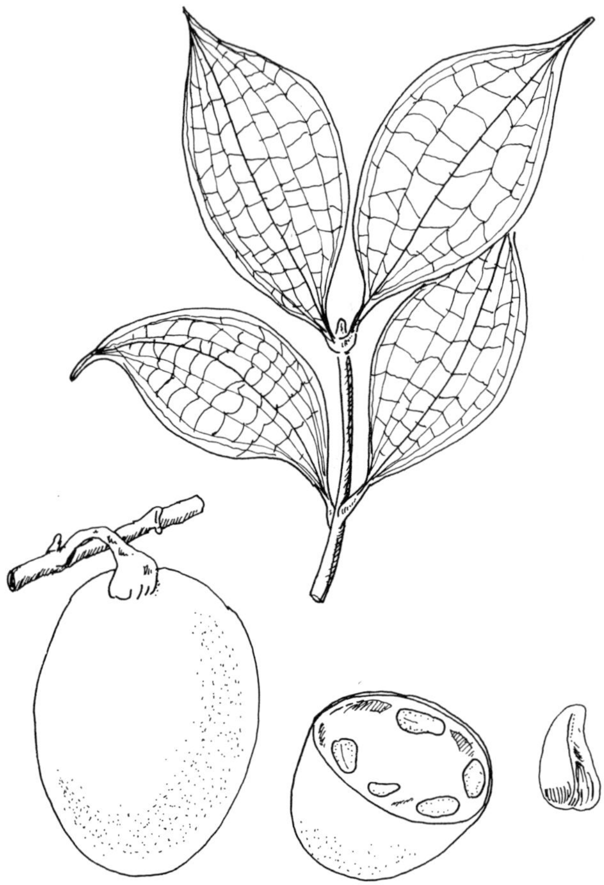

Botanik: Familie der Loganiaceae, der auch Nux vomica und Gelsemium angehören. Rankender, immergrüner Kletterstrauch mit gegenständigen Blättern, 4–5zähligen Blüten und Beerenfrüchten. Die Samen sind ca. 3 cm lang, 2 cm breit, eiförmig und braungrau bis schwärzlich.

Herkunft: Philippinen.

Verwendete Teile: Reife und getrocknete Samen.

29 Ipecacuanha

Ipecacuanha ist kein besonderes Typmittel, da sie bei allen Tierarten, für die das Brechen ein physiologischer Vorgang ist oder als pathologische Verhaltensweise bekannt ist, wirkt. Beim Pferd beschränkt sich daher die Anwendung auf Erkrankungen der Atemwege, wo es im akuten Fall am wirkungsvollsten ist.

Wie der Name, Brechwurzel, erkennen läßt, ist das Erbrechen pathologischer Art das große Gebiet von Ipecacuanha (Cave Pferd. Gefahr der Magenruptur!).

Typisch ist, daß Ausscheidungen im Kopfbereich: klare, seröse Absonderungen, daß zur gleichen Zeit mit denen des Verdauungsapparates auftretende trübe und schleimig sind. Es handelt sich also im vorderen Bereich um Erkältungsfolgen, wodurch die Schleimhäute nicht infektiös angegriffen werden, während im Verdauungsbereich mit der „Erkältung" Intoxikationen die Schleimhäute schädigen. Husten und Erbrechen belasten den Organismus schwer; es kommt zu Blutungen aus allen Körperöffnungen, auch im Euter. Das Blutmelken, das nach einer Stoßverletzung entsteht, ist dunkler und mit Blutklumpen durchsetzt, es ist ein Fall für Arnika; ist das Blut aus dem Euter gleichmäßig und hell in der Milch verteilt, handelt es sich nicht um eine verletzungsbedingte Blutung und ist mit Ipacauanha sicher zu beheben.

Der Husten zwingt im Ipacacuanha-Fall zum Auswürgen einer klaren Flüssigkeit, was beachtet werden sollte, um mit Ipecacuanha eine volle Heilwirkung zu erzielen.

Dosierung: D_4 s.c. oder peroral.

Cephaelis ipecacuanha (Brot.) A. Rich.
Uragoga ipecacuanha (WILLD.) Baillon

Brechwurzel

Geschichte: Eines der ersten zuverlässigen Brechmittel, im 16. Jh. entdeckt.

Botanik: Familie der Rubiaceae. Etwa 50 cm hoher Strauch mit kurzgestielten, elliptischen Blättern, weißen kopfständigen Blüten und knapp erbsengroßen Steinfrüchten. Wurzeln verzweigt und verdickt, geringelt.

Herkunft: Mittel- und Südamerika, besonders feuchte Urwälder im tropischen Brasilien.

Verwendete Teile: Getrocknete unterirdische Organe.

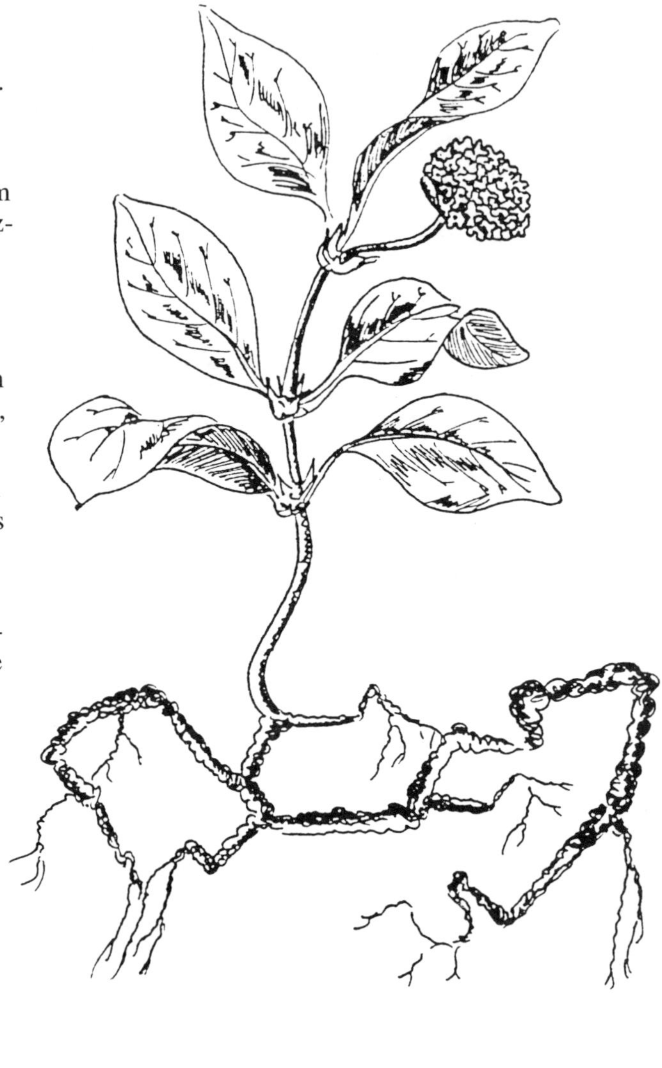

30 Lachesis

Lachesis mutus seu Lachesis trigonocephaäus, Buschmeister, auch lanzenförmige Viper genannt gehört zur Familie der Crotalidae in die Unterfamilie Crotalinae, ist also eine echte Giftschlange. Das Gift wird durch einen Biß der Schlange an den Rand einer Petrischale gewonnen.

Die in der Veterinärmedizin bekannten Wirkungen erstrecken sich einmal auf gangränöse Prozesse jeder Art, zum anderen aber auch auf psychische Störungen. Beide Erkrankungen können mit der gleichen Potenz der D_8 behandelt werden. Die Lachesis-Wirkung ist an keinen bestimmten Typ gebunden, sondern zeigt sich bei allen Tieren und Tierarten in gleich positiver Weise. Zum sicheren homöopathischen Einsatz sind zwei Symptomenkomplexe zu beachten: Einmal sind vor dem Eintritt einer fast immer schweren Erkrankung physiologische Vorgänge zum Erliegen gekommen, z.B. bei Milchkühen das scheinbar unbegründete Versiegen der Milch, bei noch völlig intaktem Verhalten, wie Futteraufnahme, Wiederkauen und Kot- und Harnabsatz. In einem solchen Fall sollte Lachesis bereits als D_8, niemals als Hochpotenz gegeben werden. Zum anderen findet man während einer schweren Erkrankung mit noch unklarer Diagnose ein Symptom, das in der Humanmedizin mit „Schläft in die Verschlimmerung hinein" bezeichnet wird, also die morgendliche, besonders auffällige Schwäche und Hinfälligkeit. Dann kann man das „Wunder" erleben, daß sich innerhalb weniger Stunden das gesamte Krankheitsbild zum positiven gewendet hat. Man stellt sogar an den gangränösen Prozessen eine sichtbare und schnellere Besserung fest. Der bei einigen Patienten nächtlich absakkende Blutdruck erklärt dieses Schwächesymptom. Die Tatsache, daß in einem solchen Fall die üblichen Kreislaufmittel vollkommen wirkungslos sind, sollte immer zu Lachesis führen.

Neben diesen beiden typischen Lachesis-Symptomen ist die Berührungsempfindlichkeit bei leichter Berührung. Diese Tiere lassen sich nicht bei einer Erkrankung, wo eigentlich Wärme notwendig ist, zudecken, wogegen bei festerem Druck von den Tieren noch weiter gegengedrückt wird.

Auch eine ausgedehnte Zyanose weist auf die Notwendigkeit der Lachesisgabe hin, wie auch schlecht heilende, stinkige Wunden.

Die Kollapsneigung ist stark ausgeprägt, besonders am frühen Morgen. Da eine primäre intensive Linksseitigkeit der Symptome besteht, ist die Herzschädigung verständlich, ebenso das Wandern der Beschwerden nach rechts, da stets der ganze Organismus nach und nach erfaßt wird. So ist auch die Wärmeunverträglichkeit verständlich und die Besserung in frischer, kühler Luft, bei einsetzendem Sekretfluß und bei laufender Sekretion.

Alle Krankheitssymptome können völlig gegensätzlich sein: Bei der Ablehnung leichter Berührung der Wunsch nach festem Gegendruck; Hypotonie mit Kollapsneigung und zeitweiser Hypertonie mit Schwindel. Die geschwürigen Prozesse können sich an allen Körperteilen einschließlich der Haut zeigen, auch hier findet man aber wieder die primäre Linksseitigkeit. Ein typisches Lachesis-Symtom ist, daß trotz Schluckbeschwerden und der trockenen Schleimhaut festes Futter besser geschluckt wird als Flüssigkeit. Alle am Urogenitaltrakt vorkommenden Erkrankungen unterschiedlichster Genese oder Verlaufes werden von Lachesis souverän erfaßt.

Dosierung: Im allgemeinen als D_8, lediglich bei lokalen, fistulösen Eiterungen sollte die D_{15} in Zusammenhang mit Pyrogenium D_{12} (s. dort) eingesetzt werden. Auf Laseptal® soll hingewiesen werden, das auch die Lachesis-Symptome weitgehend abdeckt.

31 Laurocerasus

Der Kirschlorbeer ist für Erkrankungen des Herzens (Rechtsinsuffizienz und pulmonale Stauungen) ein zuverlässiges Mittel. Der wichtigste Hinweis bei Tieren für den Einsatz von Laurocerasus ist die deutlich geäußerte Angst in Situationen, die vorher problemlos gemeistert wurden. Pferde scheuen plötzlich vor leichten Hindernissen, die sonst ohne Widerspruch genommen wurden. Hunde sind nur schwer durch bekannte Gegenden zu führen, Kühe weigern sich plötzlich, in die altbekannten Melkstände zu treten. Vielfach sind diese psychischen Probleme eine ein- oder zweimalige Angelegenheit, oft verbergen sich dahinter aber auch schwere Herzdekompensationen oder Herzinsuffizienzen, meistens nach durchgemachten schweren Erkrankungen oder Überforderungen.

Laurocerasus soll wegen des HCN-Gehaltes sehr giftig sein, und die therapeutische Wirkung wird auf diesen Faktor zurückgeführt. Das erscheint für die Homöopathie nicht glaubwürdig, „... bei peroraler Aufnahme von cyanogenen Glykosiden (sind) für eine HCN-Freisetzung in der Regel keine optimalen Bedingungen gegeben, weder im Magen (zu sauer) noch im Dünndarm (zu alkalisch)." (*Frohne u. Pfänder*, 1983).

Das homöopathische Mittel wird aus im August gesammelten frischen Blättern hergestellt und nicht aus Samen, in denen allein die cyanogenen Glykoside vorhanden sind. Die Wirkung vom Kirschlorbeer ist auch bei dieser Pflanze auf die Gesamtinhaltsstoffe zurückzuführen und nicht auf Blausäure!

Ein weiteres organischen Leitsymptom ist neben den erwähnten Verhaltenssymptomen eine deutliche Zyanose. Die Tiere sind matt, unlustig und schnell in einer Atemnot. Infolge der Herzerkrankung mit der mangelnden Sauerstoffversorgung nicht nur des Herzmuskels sind die Schleimhäute trocken mit allen sich daraus ergebenden Folgeerscheinungen; die begleitenden Lungenemphyseme und die Herzblockerscheinungen werden mit Laurocerasus gut beherrscht.

Merkwürdig ist, daß die Herzinsuffizienz mit der Schädigung des Reizleitungssystems in der Ruhe besser zu diagnostizieren ist als in der Bewegung, weil dabei die Reizversorgung des Herzens sofort wieder einsetzt. Alle momentanen Beschwerden sind kurz und verschwinden nach kurzer Ruhepause (vgl. Phosophor), trotzdem sollte eine genaue Untersuchung durchgeführt werden, um keine Versäumnisse zu erleben. In der Anfangsphase sind diese Beschwerden voll auszuheilen, bei Manifestation aber nicht mehr.

Um Laurocerasus mit vollem Erfolg einsetzen zu können, sollten die drei Hauptsymptome immer vor Augen stehen: 1. die deutlich gezeigte plötzliche Angst in und vor bekannten Dingen. 2. Die Trockenheit der Schleimhäute mit den daraus sich ergebenden Folgeerscheinungen, 3. die Zyanose mit der Rechtsseitigkeit aller Beschwerden. Hierbei ist besonders auf die evtl. Dämpfigkeit zu achten, die als kardial bedingt eine tiefe Potenz erfordert (D_1 bis D_2), bei der allergisch bedingten Bronchialdämpfigkeit ist die D_4 einzusetzen. Im allgemeinen wird man aber die D_3

geben in diesem Symptomenkomplex. Alle Arzneiverabreichungen sollten peroral vorgenommen werden.

Absolute Schonung der Pferde bringt keine Besserung, eine leichte, ständige Arbeit und Bewegung setzen die schwachen Reizimpulse in Aktion.

Prunus laurocerasus L.

Kirschlorbeer

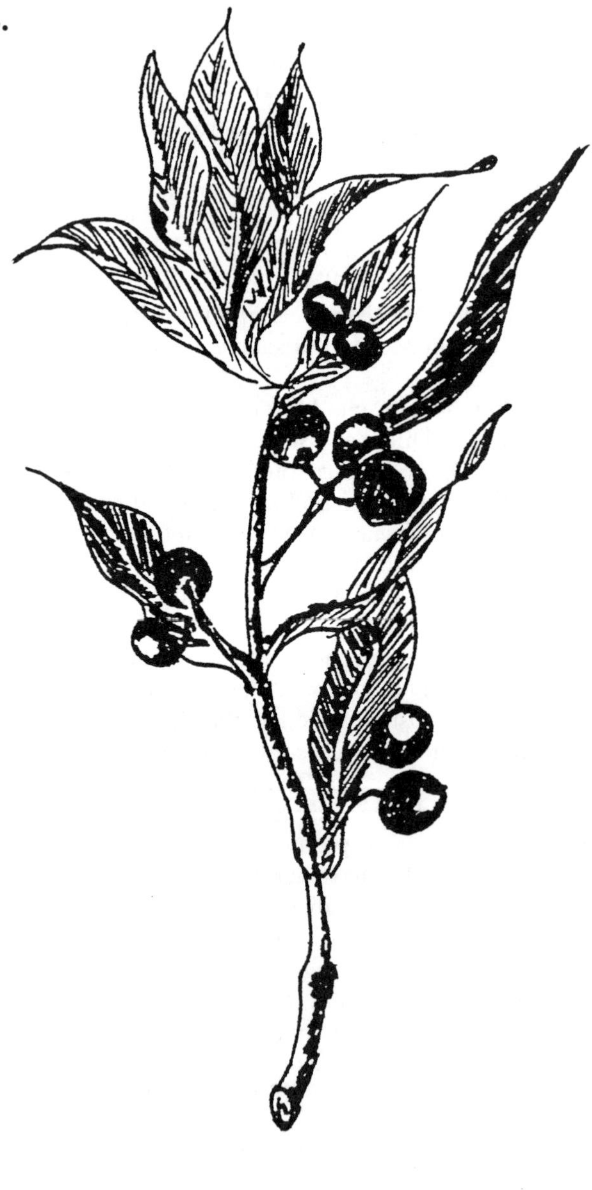

Botanik: Zur Familie der Rosaceae (Rosengewächse) gehörend, in der auch Kirsch-, Mandel- und Zwetschgenbaum, Weißdorn und Schlehe sind. Bis zu 6 m hoher Strauch oder als Baum. Die Blätter sind dunkelgrün, ledrig, oval-spitz mit glänzender Oberseite und deutlicher Unterrippe an der Unterseite. Blüht im Mai in kleinen weißen Dolden mit rosenartigem starken Geruch. Früchte reifen im September–Oktober und sind schwarzglänzend und kugelig.

Herkunft: Kaukasus, Persien, Balkan; inzwischen auch in Mitteleuropa als Zierstrauch.

Standort: Auf nährstoffreichen Böden.

Verwendete Teile: Im August gesammelte frische Blätter.

32 Lycopodium

Lycopodium kann auf eine lange und intensive Geschichte als Heil- und Hexenmittel zurückblicken, ähnlich wie Hyoscyamus (s. dort), die Namen Bärlapp und Hexenkraut weisen darauf hin. Er zählt nicht zu den sog. Giftpflanzen, obwohl die vorhandenen Alkaloide neben ihrer antipyretischen Wirkung auch Curare-ähnliche Vergiftungserscheinungen hervorrufen können. Die ganze Pflanze allerdings verursacht andere Probleme, die ihre Verwendung als homöopathisches Heilmittel begründen. Lycopodium ist ein ausgesprochenes Lebermittel und beherrscht somit den gesamten Verdauungstrakt mit allen etwa auftauchenden Problemen. Das oft angeführte stumpfe Verhalten der Tiere wird nur beobachtet, wenn schwere krankmachende Faktoren der Leber das Tier belasten. Die charakteristische Eigenart tritt dann besonders stark hervor. Im allgemeinen sind die Lycopodium-Tiere besonders intelligent und bereit, das Geschehen um sie herum zu beobachten und daran teilzunehmen. Dieses sollte in jedem Fall anamnestisch geklärt werden. In einem solchen Zusammenhang ist es auch verständlich, wenn diese „stumpfsinnigen" Tiere plötzlich beißen und schlagen, ein wirklich indolentes Tier tut dieses für gewöhnlich nicht.

Das „vor Schwäche Zusammensinken" und eine starke Abmagerung sind typisch für den Einsatz dieses Mittels, ebenso das eigenartige Benehmen des Tieres beim Fressen: Der Patient hat anscheinend großen Hunger, geht oder läuft eilig an sein Futter, das bereit steht, wendet sich aber plötzlich ekelgeschüttelt ab; dieses ist ganz deutlich bei den Hunden zu beobachten. Pferde drehen sich nach dem ersten Beschnuppern kopfschüttelnd um, Kühe stoßen „beleidigt" das Futter zur Seite, selbst Schweine wühlen „zornig" mit dem Rüssel im Trog herum, ohne auch nur einen Bissen zu fressen. Die bei der Krankheit immer wieder beschriebene Reizbarkeit findet gerade hierin ihren typischen Ausdruck. Es muß beachtet werden, daß alle pathologischen Vorgänge immer rechts beginnen, vielfach auch dort bleiben und nicht, wie in anderen Fällen stets nach links wandern. Wenn sie aber nach links wandern, haben sie dort nicht die Heftigkeit und Beständigkeit wie die rechtsseitigen Beschwerden. Ein Beispiel für dieses Verhalten ist die Otitis der Hunde, bei der nur das rechte Ohr befallen ist, während das linke völlig frei ist. Hier kann Lycopodium bei der Therapie dieses Leidens eine unterstützende Rolle spielen.

Da die Leber das erkrankte Zentralorgan ist, sind die zentralen und intestinalen Reaktionen mit allen ihren Auswirkungen, vor allem der Schmerzempfindlichkeit des Bauchraumes (Vorsicht bei der Untersuchung!), verständlich. Leberstörungen sind ohne Beteiligung der Nieren kaum möglich. So ist auch die Blase mit Harnabsatzschwierigkeiten im Arzneimittelbild von Lycopodium zu finden. Wie der Kot, die Hautausdünstungen und alle Sekrete hat auch der Harn einen strengen, üblen Geruch. Bei den von Lycopodium ansprechbaren Erkrankungen ist der ganze Organismus in Aufregung mit allen typischen Organreaktionen in besonderer Stärke. Dieses veranlaßt die Tiere, sich von den Artgenossen zurückzuziehen, wegen der

„unerklärlichen" Beschwerden sich aber ängstlich ihnen wieder zu nähern. Lycopodium ist neben Platinum (s. dort) ein Beispiel darfür, daß psychische Abartigkeiten in vielen Fällen als Folgen von körperlichen Beschwerden auftreten, die dem Tier unerklärlich sind und beim Menschen zu echten Geisteskrankheiten führen können.

Da die Leber entscheidend dieses Krankheitsbild prägt, können gegen 15 bis 17 Uhr leichte Koliken auftreten. Um eine Verwechselung mit Lachesis zu vermeiden, muß beachtet werden, daß die morgendliche Müdigkeit und Schlappheit nicht verschwindet, sondern den ganzen Tag über bestehen bleibt. Da diese Krankheiten chronischer Art sind und wegen der untypischen Symptome vom Tierhalter erst bemerkt werden, wenn es zu der gefürchteten Abmagerung kommt, werden die Tiere erst spät, oft zu spät zur Behandlung vorgestellt, wobei dann meistens erst eine schulmäßige Behandlung durchgeführt wird, z.B. eine Entwurmung (obwohl gar keine Endoparasiten vorhanden sind) und Vitamingaben mit Futterkalk, die das Leiden, da es ganz andere Ursachen hat, nur verschlimmern. Die Kompetenz des hinzugezogenen Tierarztes ist erforderlich, um herauszufinden, daß hier nur mit einem homöopathischen Mittel Hilfe gebracht werden kann. Hier ist der Vorwurf der Schulmedizin gegenüber der Homöopathie, daß bei rechtzeitigen Einsatz der Schulmedizin keine wertvolle Zeit verloren ginge, voll zurückgegeben. Denn gerade hier zeigt sich die einmalige Möglichkeit der Homöopathie, daß sie sehr wohl in der Lage ist, wertvolle Zeit zu gewinnen.

Dosierung: Als D_6 ist immer eine relativ schnelle Besserung zu erzielen. Für die u.U. notwendige längere Behandlung, nach fehlgeschlagener schulmedizinischer Therapie ist die D_{30} ein überzeugendes Mittel.

Lycopodium clavatum L.

Bärlapp, Hexenkraut, Schlangenmoos

Geschichte: Ehemals als Zaubermittel gegen Hexerei verwandt, seit dem 16. Jahrhundert als Pillenkonsperges und Wundstreupuder eingesetzt. Wegen der Brennbarkeit mit leuchtender Flamme auch als Theaterblitz verwendet. In der Volksmedizin als Tee bei Gicht, Rheuma, Harn- und Geschlechtskrankheiten und chronischen Hautleiden empfohlen. In der Tiermedizin wurde die Tinktur gegen Unfruchtbarkeit und mit äußerlichen Waschungen gegen Läuse verwendet.

Botanik: Familie der Lycopodiaceae (Bärlappgewächse). Ausdauerndes Kraut mit kriechenden, über 1 m langen Stengeln, die reich verästelt sind. Sie sind mit kleinen, linealen Blättchen dicht besetzt und tragen kleine aufsteigende Zweige. Diese sind wenig beblättert, an ihrem oberen Ende befinden sich die gelben, walzenförmigen Sporangienähren. Bei der Reife in Juli–August öffnen sie sich und verstreuen die in ihnen sitzenden Sporen. Bärlapp ist geruch- und geschmacklos.

Herkunft: Europa.

Standort: Auf trockenen Wald- und Heideböden in der Ebene und im Gebirge.

Verwendete Teile: Getrocknete Sporen.

33 Mercurius solubilis Hahnemanni

Ein Gemisch aus verschiedenen Quecksilberverbindungen wurde von *Hahnemann* irrtümlicherweise als Lösung angesehen. Es ist ein kolloidales Gemenge, wodurch das Quecksilber therapeutisch einsetzbar wurde. In der Homöopathie ist es ein bewährtes Mittel, das völlig ohne Nebenwirkungen appliziert werden kann mit hoher therapeutischer Effizienz. Für seine Wirkung sind bei einer Erkrankung Gegenpole notwendig, so werden die entzündlichen Prozesse der Maulhöhle (Aphten, Gingivitis, Zahnwurzelentzündungen u.a.) erst in Verbindung mit Entzündungsprozessen im Enddarm und am After therapeutisch beeinflußt. Fehlen diese Gegenpole, ist Lachesis das bessere Mittel.

Das – bei allen allgemeinen, entzündlichen Prozessen – gezeigte Angstgefühl, die Gereiztheit u.ä. hat für Mercurius nur Bedeutung, wenn die typischen Quecksilbersymptome vorliegen: die oft eitrigen Schwellungen der Lymphknoten und die beschriebene Polarität der Entzündungsprozesse. Die natürlichen Absonderungen (Speichel, Harn, Kot) sind zunächst ätzend und sehr übelriechend, später dann mild und schleimig. Es ist deshalb möglich, einer Verwechslung mit Pulsatilla zu verfallen, wenn man die Anamnese vernachlässigt und den bisherigen Verlauf der Erkrankung nicht erfragt. Alle Schleimhäute sind in diesem Krankheitsbild beteiligt, meistens mit unangenehmen Gerüchen; es folgt dann eine Verstopfung der Nase und der Ohren, ebenso wird der Kotabsatz behindert, woraus ein ständiger Drang, Kot abzusetzen, entsteht. Auch bei diesen Symptomen gilt der Wechsel von ätzend und hart zu milde und weich. Diese Probleme lassen das Tier gereizt werden; die absolute Ehrlichkeit der Tiere wird hier deutlich, die aus ihren unangenehmen Zuständen kein Hehl machen.

Beachtenswert ist die Wirkung von Mercurius bei Gesäugeschwellungen, -knoten und -absonderungen, die keinen Milchcharakter mehr haben. Hier gelingt es mit Hilfe von Mercurius in vielen Fällen eine Amputation zu vermeiden, u.U. sogar eine Restitutio ad integrum zu erreichen, wenn das Mammagewebe zwar entzündet, aber weich und schmerzhaft ist und hierdurch die Regenerationsmöglichkeit angedeutet wird.

Während beim männlichen Tier der Ausfluß aus der Harnröhre nicht ätzend und reizend ist, leiden die weiblichen Tiere unter scharfem und ätzendem Ausfluß. So ist das ständige Scheuern des Hinterteils an harten Gegenständen zu erklären. Hier ist dann vielfach der Grund für die abgescheuerten Schweifwurzeln der Stuten zu suchen, wobei dann nicht immer Wurmbefall die Ursache ist: Mercuriis bringt in diesen Fällen baldige Abhilfe. Über die weiteren Mercurius-Verbindungen sollte in *Mezger*: „Gesichtete homöopathische Arzneimittellehre“ nachgelesen werden.

Dosierung: Als optimale Potenz hat sich die D_6 erwiesen. Aber auch D_{12}, D_{15} und D_{30} haben sich bewährt. Hier ist der Krankheitszustand des Tieres zur Beurteilung heranzuziehen und danach die entsprechende Potenz einzusetzen.

34 Natrium chloratum

Das Kochsalz als homöopathische Arznei, früher Natrium muriaticum genannt, wird von den Kritikern der Homöopathie sehr belächelt. Es geht aber – wie bei allen homöopathischen Mitteln – nicht um die aufgenommene Substanz, sondern um die Aufbereitung desselben nach den Vorschriften 5 bzw. 6 des HAB I. Bevor also eine Verächtlichmachung des Mittels ausgesprochen wird, sollten das HAB I und die Pharmakopoea europäa eingesehen werden.

Dieses seit vielen Jahren in der Homöopathie mit Erfolg eingesetzte Mittel hat eine erhebliche Bedeutung, da es die Intensivierung des darniederliegenden Stoffwechsels bewirkt. So greift es bei den trockenen, mageren Tieren aufbauend, dagegen bei den aufgedunsenen „feuchten", leicht schwitzenden Tieren regulierend ein. Alle Typen haben viel Durst: die mageren wegen der Trockenheit der Schleimhäute, die anderen wegen der ständigen Wasserabgabe durch leichtes Schwitzen. Auf Grund dieser augenscheinlichen Biphasigkeit tritt die Verschlimmerung aller Beschwerden sowohl bei kaltem, nassen Wetter, wie auch bei heißem schwülen Wetter im Hochsommer auf.

Wie auch bei anderen Mitteln – Lachesis, Mercurius u.a. – ist das morgendliche Befinden am problemreichsten. Um mit Natrium chloratum einen Behandlungserfolg zu bekommen, müssen die beschriebenen Typen jeweils deutlich erkennbar sein: Die magere Trockenheit bei dem einen Typ, die aufgeschwemmte Schwerfälligkeit bei dem anderen Typ. Dieses ist bei den rossigen Stuten deutlich zu erkennen: bei trockener Schleimhaut der Vagina wird der Deckakt energisch abgelehnt, beim anderen Typ wird nach dem Deckakt der ganze Samenerguß mit einem Schwall von Feuchtigkeit ausgespült. In beiden Fällen kommt es nicht zur Trächtigkeit, in beiden Fällen ist mit Natrium chloratum eine Regulierung zu erreichen: im ersteren Fall mit der D_{12}, im zweiten Fall mit der D_{30}. In jedem Fall ist mit diesen Stuten vorsichtig umzugehen, da sie schnell reizbar reagieren.

Die vielfach auftretende Trägheit der Tiere, besonders der Hunde, tagsüber wird durch nächtliche Unruhe kompensiert. Sie können dadurch ihrem Halter auf die Nerven fallen: Tagsüber faul und schlafend, nachts ständiges Herumlaufen im Hause oder ständig rumorend im Zwinger. Bei der Trockenheit der Schleimhäute sind Lunge und Darm vornehmlich empfindlich: schweres, trockenes stoßweises Husten, Verstopfungen und Kotzwang bestimmen das Krankheitsbild. Durch eine erhöhte Herzfrequenz versucht der Organismus diese Zustände zu regulieren. Schweißausbrüche, womöglich, treten sehr häufig und plötzlich auf, und können bei einigen Tieren, z.B. Rindern, höchste Alarmstufe bedeuten.

Die Haut bedarf besonderer Aufmerksamkeit: Sie ist welk, trocken, am Übergang von Schleimhaut zur äußeren Haut treten Rhagaden und Entzündungen auf.

Die unter diesem Symptomenkomplex auftretenden Krankheiten sind fast immer chronischer Natur, sie können also dem betreffenden Tier sehr große Probleme bringen, die vielfach in die Unheilbarkeit führen. Man sollte deshalb die Tierhalter über dieses Problem aufklären.

Zur Erläuterung dafür, was das Salz für die Tiere bedeuten kann, sei eine frühe Erfahrung von mir angeführt: Als landwirtschaftlicher Eleve nach dem Abitur bekam ich die neun Zuchtstuten des Betriebes zur Betreuung. Eine der hoch im Blut stehenden Stuten war wegen einer fast vollkommenen Futterverweigerung stark abgemagert. Ich gab ihr in jedes Futter zusätzlich einen Teelöffel voll Kochsalz ohne die Kraftfutterration zu erhöhen. Sie fraß daraufhin sofort und war nach wenigen Monaten in bester Verfassung ohne irgendeine andere Medizin. Sie zeigte ein NaCl-Symptom: „Liebt salzige Speisen".

Dosierung: D_{12} als niedrigste Potenz, D_{30} oder D_{200} als in allen Fällen optimale Potenzen.

35 Nux vomica

Diese mit hochgiftigen Alkaloiden versehene Pflanze, deren Zusammenwirken in der Homöopathie consolidiert wird, spielt hier eine sehr wichtige Rolle. Man darf die Inhaltsstoffe nicht isoliert betrachten, sondern ihr Zusammenwirken nach der Potenzierung, wodurch die Harmonisierung der im Vergiftungsbild aufgetretenen Symptome erzielt wird. Die Reizbarkeit wird gemildert, die auf Schreck oder Intoxikation folgenden Verkrampfungen werden gelöst, die arrhythmischen Bewegungsstörungen werden harmonisiert. Der große ordnende Effekt der Nux-vomica-Wirkung zeigt sich schon fast momentan während der Applikation. Dieses ist bei i.v.-Gabe einer D_6 deutlich zu bemerken: Die Lösung der Darmkrämpfe bei einer Krampfkolik der Pferde kann während der Injektion rektal gefühlt werden. Die bei einer Pansenüberladung sistierende Rumination wird bei der intravenösen Injektion fast schlagartig in den Wiederkauakt umgesetzt. Bei den durch Nux vomica beeinflußbaren Fällen der Dackellähme ist die Aktivität ohne jegliche Schmerzäußerung wieder voll da. Voraussetzung für diese Effekte ist die Causa der Erkrankungen: Unphysiologische Haltung mit ständigem Anbinden u.U. mit dem Kopf gegen die Wand (Kühe), vielfach auch Pferde in Reit- und Turnierställen. Alle Haustiere stammen ab von gesellig lebenden Herdentieren, brauchen also den Kontakt zu ihren Artgenossen. Wird dieses verhindert, treten je nach Temperament Krampfreaktionen oder Lähmungen auf. Die zeigen sich am ZNS oder am vegetativen NS als Störungen, die auf krampfauslösende Faktoren hinweisen: Reizbarkeit bis zur Bösartigkeit, Krampfkoliken, verkrampfte Bewegungsabläufe, die sich in Beißen, Schlagen oder Stoßen äußern können und als Folgeerscheinungen Verstopfungen im Blinddarm oder Mastdarm zeigen, ebenso im Pansen oder Blättermagen. Als Folge der verkrampften Bewegungen kommt es u.U. zur Dackellähme oder zu Wirbelsäulen- oder Beckenknochenbeschwerden, wobei in der Ruhe die sog. Sägebockstellung eingenommen wird.

Nicht zu übersehen sind die Futterintoxikationen, die auch die merkwürdigsten Bewegungsstörungen verursachen können neben den typischen Verdauungsstörungen. Man sollte sie nicht verwechseln mit den ähnlich aussehenden, aber durch ein Trauma ausgelösten Behinderungen, die auf eine Nervenlähmung zurückzuführen sind. Diese werden mit Hypericum (s. dort) souverän geheilt. Hier wird klar, daß ohne die exakte klinische Diagnose die Homöopathie keine Wirkung zeigen kann. Bei allen Organsystemen können die für sie typischen Erkrankungsformen mit Nux vomica ausgeglichen werden, wenn die Causa für Nux vomica vorliegt.

Dosierung: Bewährt hat sich bei akuten und chronischen Krankheiten, sowohl beim Groß- wie auch beim Kleintier die D_6. Je nach Krankheitsfall eine einmalige Babe als s.c.- oder i.v.-Injektion. Bei Rezidivgefahr sollte pro Tag 2–3 mal, evtl. über mehrere Tage eine D_6 gegeben werden. Eine Kumulationsgefahr besteht nach den bisherigen Beobachtungen nicht.

Strychnos nux vomica L.

Brechnuß, Krähenauge

Geschichte: Die Samen sind im 15. Jahrhundert eingeführt und zum Vergiften von Tieren verwendet worden. 1540 wurde Nux vomica von Valerius Cordes beschrieben.

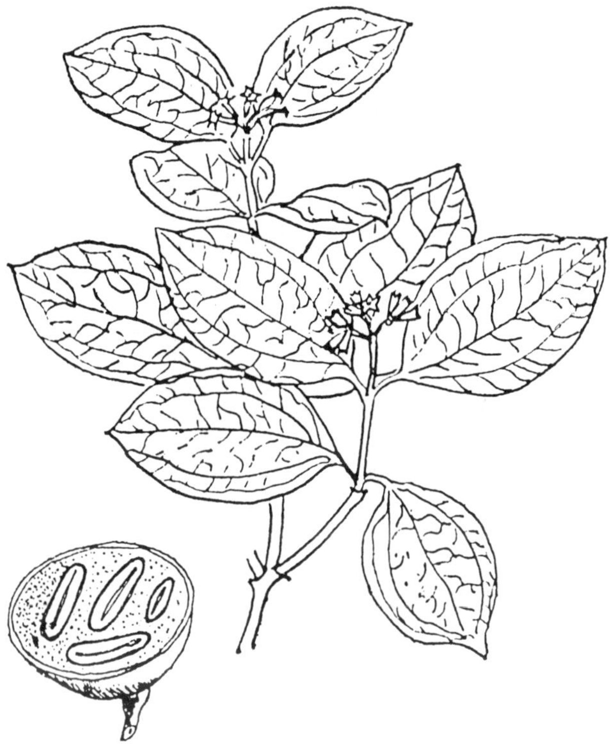

Botanik: Familie der Longaniaceae, 10–13 m hoher doldenartiger Baum, Frucht des Baumes ca. apfelsinengroß, enthält die scheibenförmigen Samen.

Herkunft: Tropisches Indien, Westaustralien; kultiviert auf dem malayischen Archipel und in Westafrika.

Verwendete Teile: Reife getrocknete Samen.

Aus: *Liebenow, H., Liebenow, K.:* Giftpflanzen. G. Fischer, Jena 1981.

36 Pareira brava

Der spanisch-portugisische Name Pareira brava für den Grieswurz bezeichnet den Weg, auf dem die Droge nach Europa gekommen ist. Sie enthält verschiedene Alkaloide, die in ihrer Gesamtheit eine krampflösende Wirkung auf die glatte Muskulatur haben. Diese in der Volksmedizin bekannte Wirkung wurde ausgenutzt bei Harnsteinen und Harngries. In der Niere verursachen die Steine heftige Schmerzen und schweren Schüttelfrost, wobei Pareira brava mit gutem Erfolg eingesetzt wurde. Das Krankheitsbild ist das einer Prostatahypertrophie mit ihren unangenehmen Symptomen wie z.B. Harndrang ohne Erfolg, der Harn ist schleimig, z.T. auch mit Blut durchsetzt und unangenehm streng riechend. Auch kolikartige Schmerzen sind vielfache Begleitsymptome, die wegen der Ausstrahlung in die Oberschenkel einen unsicheren Gang mit sich bringen. Diese ausgesprochen männlichen Beschwerden sind der Angriffspunkt für Pareira brava, als Causa kann eine evtl. mangelnde sexuelle Betätigung angesehen werden, wodurch es in der Prostata zu Stauungen kommen kann. So findet man diese Beschwerden bei den sexuell reizbaren Rüden, die aber keine sexuelle Betätigung haben. Besonders anfällig sind einige Hunderassen, wie z.B. Pudel, Dackel und andere nervös-sensible Rassen. Weniger auffällig sind die größeren Hunderassen. Wegen der Wirkung auf die glatte Muskulatur ein gutes Mittel bei Harnwegserkrankungen, weil die Harnretention vermieden werden kann.

Dosierung in akuten Fällen als D_1 bis D_3; zur Dauertherapie als D_{12}.

Chondrodendron tomentosum RUIZ et PAV.

Grießwurz

Geschichte: Im 17. Jahrhundert lernten portugiesische Missionare die Verwendung der Pflanze bei Steinleiden kennen. Über Portugal und Frankreich kam die Droge nach Deutschland. Sie wurde eingesetzt bei Erkrankungen der Harnwege, besonders Harnsteinleiden, bei Prostatahypertrophie, aber auch bei Gelbsucht.

Botanik: Der Name der Pflanze setzt sich aus folgenden Teilen zusammen: Chondro = kleines Korn, dendron = Baum, tomentosus = filzig. Zweihäusiger Kletterstrauch mit brauner, bis zu 6 cm dicker Wurzel, Bis zu 10 cm dicke Stengel mit rauher Rinde. Blätter bis zu 30 cm lang, herzförmig, ledrig, mit grüner, flaumiger Oberseite und grauer, filzig behaarter Unterseite (Name). Rispenartige Blüten unscheinbar, bis 25 cm lang. Steinfrüchte ca. 2,5 cm lang, eiförmig, purpurschwarz mit glatter Oberfläche. Bis zu 6 dieser Einzelfrüchte sind traubenartig zusammengruppiert.

Herkunft: Mittel- und Südamerika; laut *Leeser* nicht, laut *Madaus* in Brasilien.

Verwendete Teile: Getrocknete Wurzel.

37 Petroselinum

Die Petersilie ist ein zwar kleines, aber bei typischem Krankheitsbild ein sehr wirksames homöopathisches Mittel. Dieses umfaßt das Gegenteil von Pareira brava: Kongestionen, Kontraktion und Tonuserhöhung der glatten Muskulatur. Die Hauptwirkung zielt auf den Harnapparat, dabei den männlichen bevorzugend, weil durch die anatomischen Verhältnisse hier eine Kongestion etc. leicht zustande kommen kann, im Gegensatz zu den weiblichen anatomischen Verhältnissen. Petroselinum löst u.U. eine Harnverhaltung in kurzer Zeit auf und ist deswegen ein wichtiges Mittel bei der Harnkolik der Wallache und Hengste. Es kommt hier oft nach wenigen Minuten zu einem problemlosen Harnabsatz. Durch eine reaktale Kontrolle sollte festgestellt werden, ob die gefüllte Blase die Ursache ist.

Neben den Erkrankungen des Harn- und Genitalapparates sind Nebenerkrankungen wie Verdauungsstörungen und Hepatopathien möglich. Diese sprechen aber auf Petroselinum nur an, wenn die primären Erkrankungen im Blasen- und Nierenbereich liegen.

Dosierung: Bei der Harnkolik der Pferde D_1, dieses ein- bis zweimal im Abstand von ca. 5–10 Minuten, sonst D_4. Bei dem sog. Kreuzschlag der Pferde als Nebenmittel D_3. Hohe Potenzen haben keine effektive Wirkung gezeigt.

Petroselinum
Petroselinum crispum (Mill.) A.W. Hill, (Syn. Petroselinum sativum)

Petersilie

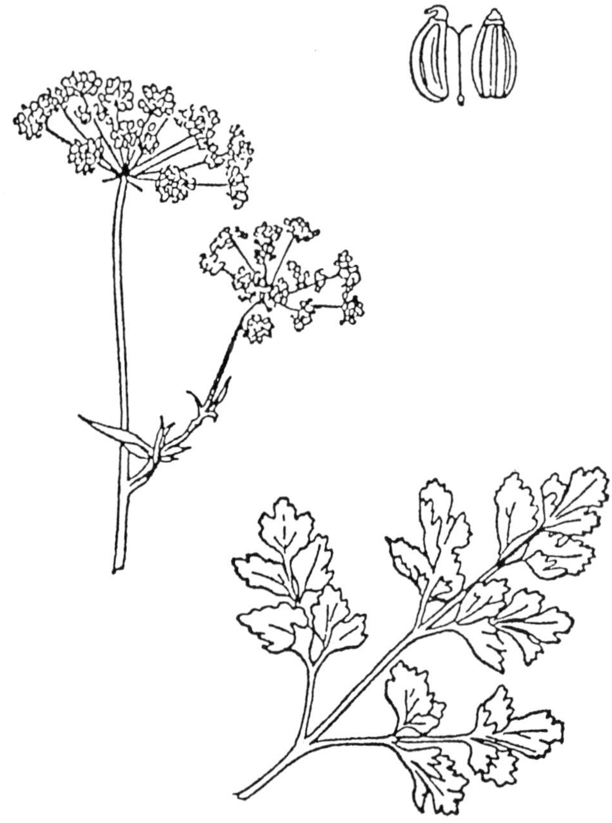

Botanik: Familie der Apicaceae-Umbelliferae, der (Doldengewächse). Zweijährige bis zu 1 m hohe Pflanze, wobei mehrere, vielfach verzweigte Stengel neben dem Hauptstengel erst im zweiten Jahr erscheinen. Wurzel unverzweigt, spindel- bis rübenförmig. Blätter unbehaart, dunkelgrün mit glänzender Oberseite. Sie stehen dreizählig mit doppelt, weiter oben einfach gefiedertem Grund. Grünlichgelbe bis rötliche Blüten in endständigen Dolden. Frucht breiteiförmig. Charakteristischer würziger Geruch sämtlicher Pflanzenteile.
Blütezeit: Juni–Juli.

Herkunft: Kleinasien, Nordafrika, Südeuropa, heute in ganz Europa kultiviert.

Verwendete Teile: Tinktur aus frischer Pflanze mit Wurzeln bei beginnender Blüte. Petroselinum e seminibus aus reifen Früchten (D_1).

38 Phosphorus

In Ergänzung zum Arzneimittelbild (AMB) Nr. 1 (Acidum phospjoricum) soll hier eine Übersicht gegeben werden über die verschiedenen AMB des Phosphors. Acidum phosphoricum und Calcium phosophoricum weisen in ihrer therapeutischen Auswirkung einige Unterschiede auf, die beachtet werden sollten. Vorrangig ist bei allen Formen der Zubereitung die konstitionelle und konditionelle Verfassung der zu behandelnden Tiere. Die Sensibilität, die zur Phosphor-Anwendung als Basis angesehen werden muß, ist am stärksten ausgeprägt beim reinen **Phosphor**, wo die Berührungsempfindlichkeit fast als kitzlich angesehen werden kann: Bei allem, wo und was auch immer einem Phosophor-Tier über- oder umgelegt werden soll, zuckt es zurück. Die charakteristische Schwäche, auch bei leichter Beanspruchung, fordert nach kurzer Zeit eine intensive Ruhepause, die nicht zu kurz sein darf, um für eine gewisse Arbeitsleistung wieder kräftig genug zu sein. Wegen der großen Empfindlichkeit treten Störungen mit z.T. schweren organischen Schäden auf, ob es sich um Lungenaffektionen jeglicher Art handelt oder um Herz- und Kreislaufprobleme, immer sind die Krankheitssymptome in ihrer Gesamtheit schwerwiegend. Auch der Verdauungstrakt und das Urogenitalsystem reagieren mit schweren Störungen, die sich sogar nicht alle differenzieren lassen, aber immer im Rahmen des Phosphorbildes typisch, weil stets schwerwiegend, aber therapeutisch gut ansprechbar sind. Der Phosphor erfaßt vor allen Dingen akute Erkrankungen, also keine Folgeerkrankungen; alles ist originär und hat immer akuten bis hochakuten Charakter.

Etwas anders liegt der Fall bei **Acidum phosphoricum**. Hier spielt der Säurecharakter eine große Rolle mit. Während beim Phosphorus die speziellen Krankheiten sich in charakteristischer Form zeigen, sind sie hier schon aus dem akuten Stadium heraus und haben im Organismus Abbauschäden hinterlassen, die einer besonderen therapeutischen Form bedürfen, eben der Säure. So ist die Phosphorsäure das Mittel, das die abbauenden Tendenzen des Phosphorus bremst und die aufbauenden Kräfte im Organismus aktiviert. Sie ist somit das Rekonvaleszenzmittel für die Schäden und Schwächen, die nach den hochakuten „Phosphorerkrankungen" auftreten. Der Wiederaufbau der Kräfte geht deshalb in relativ kurzer Zeit vor sich.

Die Wirkung von **Calcium phosphoricum** weist noch andere Tendenzen auf. Neben der Phosophor-Aktivität zum Aufbau eines jugendlichen Tieres hat die festigende Wirkung des Kalziums eine große Bedeutung. Es sind die leicht ermüdbaren jungen Tiere, die bei der geringsten Belastung zusammenbrechen, sich zwar schnell, aber ungenügend erholen. Diese wachsen durch Calcium phosphoricum zu stabilen und aktiven Tieren heran.

Diese Differenzierungen der Phosphoruswirkung sollte in den aufgeführten Fällen wohl bedacht werden, um die großartige Wirkung der Phosphorkombinationen voll ausnutzen zu können.

Dosierung: Phosphorus nur peroral als D_6 bis D_{30}, Acidum phosphoricum peroral oder als s.c.-Injektion als D_4 bis D_{12}, Calcium phosphoricum peroral als D_4 bis D_6 und als D_{15}.

39 Plumbum

In der tierärztlichen Homöopathie wird das Blei hauptsächlich in zwei Formen verwendet: als Plumbum metallicum und als Plumbum aceticum. Plumbum jodatum und Plumbum colloidale haben sich in der Humanmedizin besser durchgesetzt.

Für Plumbum aceticum ist die Schwäche als Folge einer konstitutionell bedingten Abmagerung der wichtigste Hinweis, weil sich aus ihr alle körperlichen Beschwerden entwickeln. Anamnestisch ist für den Einsatz von Plumbum zu klären, ob die wichtigste Voraussetzung besteht: die gelähmte Verdauung. Diese muß vorhanden sein, wenn von Plumbum, ganz gleich in welcher Form eine heilende Wirkung erwartet werden soll. So ist Blei das wichtigste Mittel bei allen schweren Verstopfungen. Wie aber die Bleivergiftungen sich nie plötzlich zeigen, so ist auch die therapeutische Wirkung langsam, deswegen aber auch milde und nicht belastend für den Patienten, so daß auch bei den intermittierend auftretenden spastischen Verstopfungen nicht die Gefahr der Darmruptur besteht. Hieraus ergibt sich auch, daß Plumbum kein Mittel des Anfangs ist, sondern mit seiner Heilwirkung erst einsetzt, wenn die Krankheit sich im vegetativen oder sensiblen System manifestiert hat. Im sensiblen Verhalten ist auffällig, daß alle Plumbum-Patienten auf alles außerordentlich langsam reagieren, sie aber merkwürdigerweise plötzlich reizbar werden können, so daß äußerste Vorsicht geboten ist. Darauf folgt dann eine Phase der Depression und Angst, als ob die Tiere plötzlich ihren eigenen Mut nicht verstehen können. Da aber diese plötzlichen Reizbarkeiten in dieser krassen Form sehr selten auftreten, wird man bei der Untersuchung oder Behandlung manchmal doch recht überrascht werden.

Die von verschiedenen Seiten bei Verstopfungskoliken durchgeführte heftige Bewegung, kann schwerste Komplikationen auslösen, wie Darmrupturen, Torsionen etc. Man sollte die Tiere sich selbst überlassen und sie sich bewegen lassen, wie es ihnen angenehm ist. Wie bei allen Kolikformen ist die genaue Diagnose wichtigste Voraussetzung für das richtige Verhalten des behandelnden Tierarztes.

Der bekannte Ausdruck „bleischwer" charakterisiert den Plumbum-Patienten in jeder Weise. Alles geht langsam und gequält vor sich, ob es sich um Bewegungsabläufe oder um Störungen im Kopfbereich handelt, in den Lungen, dem Darm, der Blase oder auch den Geschlechtsorganen. Dieses alles ist schon bei den physiologischen Verrichtungen zu erkennen: Der Hengst steht lange Zeit hinter der Stute, bevor er sie deckt, ebenso der Stier; bei der Arbeit dauert es oft sehr lange, bis sich das Plumbum-Tier zum Anfangen entschließt, dann aber mit Feuereifer und viel Ausdauer.

Für die Therapie sollten diese Fragen anamnestisch geklärt werden, da sie von großer Wichtigkeit sind. Es zeigt sich hierin eine gewisse Ähnlichkeit zu Nux vomica, weshalb bei der Plumbum-Therapie Nux vomica mit Erfolg begleitend eingesetzt werden kann.

Dosierung: Für Plumbum aceticum haben sich zwei Potenzen voll bewährt: D_6 und D_{30}. Je nach der causa müssen diese Potenzen eingesetzt werden.

40 Podophyllum

Die Tiere, die eine Podophyllum-Behandlung benötigen, ähneln auf den ersten Blick den Plumbum-Tieren: abgemagert, erschöpft und aus kleinstem Anlaß reizbar. Nur ist alles andere das genaue Gegenteil von Plumbum: Plötzliche Durchfälle am frühen Morgen, der stinkende, unverdaute Futterteile enthält. Danach tritt ein Erbrechen auf, das von heftigen Blähungen begleitet wird, diese hauptsächlich im Dickdarm. Diese Reihenfolge sollte beachtet werden, denn sie ist zentralnervös bedingt. Alle Organe des Verdauungstraktes reagieren auf die zentrale Auslösung der Reizbarkeiten („Mir ist die Galle übergelaufen!"). Der morgendliche leere Magen treibt die Hunde früh aus dem Lager, es wird gierig das angebotene Futter verschlungen, auch Grasbüschel werden hastig gefressen, mit dem beschriebenen Erfolg. Hierbei sind Herz und Kreislauf schwer belastet: Tachycardie mit weichem Puls. Durch den ätzenden Durchfall gereizt kann es zum Prolapsus ani kommen. Wärme, besonders rechts appliziert, bessert das Befinden, sodaß am Abend alles reguliert zu sein scheint, um aber am nächsten Morgen aufs Neue zu beginnen.

Dieser ständige Wechsel im Befinden wirkt reizbar auf die Psyche. Wegen dieser ganzen klinischen Problematik ist Podophyllum in der Hauptsache ein Hundemittel.

Dosierung: Im akuten Stadium bei toxischer Ursache durch schlechtes, verdorbenes Futter, das oft draußen unkontrolliert aufgenommen wird D_4 bis D_6; bei besonders krassen Fällen mit Prolaps-Gefahr D_{12}; bei Sekretstörungen der Galle D_3.

Eine exakte klinische Diagnose ist wichtig!

Polophyllum peltatum L.

Maiapfel

Geschichte: Bei den nordamerikanischen Indianern als Abführ- und Wurmmittel, lokal bei Schwerhörigkeit und Mückenstichen. Podophyllum hexandrum wird in Indien als Drastikum verwendet.

Botanik: Familie der Berberidaceae (Sauerdorngewächse). Ausdauerndes, ca. 30 cm hohes Kraut mit kriechendem Wurzelstock. Blütenloser Stengel mit handförmigem Blatt; im Frühjahr 2. Sproß mit zwei 5–9 lappigen Blättern. Blütezeit: Mai. Frucht pflaumengroße, gelbe, vielsamige Beere.

Herkunft: Östliches Nordamerika (Podophyllum hexandrum im Himalaya/Indien).

Standort: In schattigen Laubwäldern, im 17. Jahrhundert in England kultiviert.

Verwendete Teile: Der frische im Oktober–November gesammelte Wurzelstock mit Wurzeln.

41 Pulsatilla

Der immer wieder geäußerte Hinweis, daß der Pulsatilla-Typ hellhäutig und blondhaarig sein müsse ist in der Praxis nicht bestätigt. Da dieser Typ aber immer anschmiegsam ist, findet man ihn mehr unter den mit dunklem, braunen oder schwarzen Fell bekleideten Tieren. Der Spruch der bäuerlichen Pferdezüchter: „Voss ahn Nück is selten Glück“ (Fuchs ohne Nücken (Untugenden) ist ein seltenes Glück) meint bestimmt keine Pulsatilla-Typen. Bei den Hunden ist dieses noch mehr ausgeprägt, denn man findet sie unter den Gordon-Settern und den Berner Sennenhunden, die eben dunkel behaart sind.

Das typische Verhalten für die Pulsatilla-Typen ist die schwere Entschlußkraft, etwas zu tun. Alles kommt immer ein bißchen zu langsam, meistens zu spät: Die Milch schießt langsam ein, um dann aber besonders üppig zu fließen, im Zweigespann zieht die Pulsatilla-Stute immer etwas später an, um sich dann aber fast übereifrig einzusetzen. Da es sich bei diesen Tieren oft um zarte Wesen handelt, die eigentlich gar nicht in der Lage sind, diesen vollen Einsatz durchzustehen, sind die Folgen oft langwierige, oft sogar dauerhafte Schäden. Pulsatilla als ein ausgesprochen „weibliches“ Mittel kann dann die immer als Folgen auftretenden Beschwerden gut ausgleichen.

Es sollte in diesem Zusammenhang bedacht werden, daß alle diese Schäden selbst „verschuldet“ sind aus der Bereitschaft heraus, alles ganz besonders gut zu machen, und das oft aus „jugendlichem Leichtsinn“. Deshalb sollten die Pulsatilla-Tiere erst nach voll abgeschlossenem Wachstum in die Arbeit genommen werden. Nur so sind Spätschäden zu vermeiden. Der Hochleistungssport bei den Pferden muß unterbleiben, obwohl die Tiere es schon könnten – sie sind noch nicht dafür gereift! Im jugendlichen Alter muß also jeglicher Hochleistungssport unterbleiben, wenn man von seinen begabten Pulsatilla-Pferden eine lange Leistungsdauer haben will.

Wie schon gesagt, Pulsatilla ist ein Mittel für das weibliche Tier und greift so am weiblichen Genitale intensiv ein. Für junge Tiere ist Pulsatilla besonders wichtig, da sich hier die Pulsatilla-Symptome auffällig zeigen, vor allem die Verlangsamung: Die Brunst setzt verzögert ein, um danach dann auffällig aktiv zu werden.

Trotz der großen Kälteempfindlichkeit verschlimmern sich alle Symptome in der Wärme; das gleiche gilt auch für die Ruhe. Bei den Folgen von Kälteeinwirkungen sind die Absonderungen wie Nasenausfluß und Vaginalschleim zu Beginn der Erkrankung nicht ätzend, werden dieses aber im Verlauf der Krankheit; auch der Beginn der Beschwerden ist – typisch für Pulsatilla – langsam und milde, später dann aber heftig und belastend. Die in diesem Zusammenhang auftretenden Beschwerden wie Husten, Venenleiden, Blutungen, Darmerkrankungen, mangelhafte Produktion von Follikelhormonen, zu kleiner Uterus aber lange Brunsterscheinungen, Gelenksentzündungen, wie überhaupt Bewegungsstörungen sind ausdauernd. Man sieht das überforderte Jungtier vor sich, das aus seiner Misere nicht herauskann.

In dieser Zeit benötigt das Tier die intensive Zuneigung des Menschen, weil es von den Artgenossen vielfach gemieden, oft auch vertrieben wird.

Als Richtschnur für den Einsatz von Pulsatilla gilt: Das Tier ist jung und möglichst weiblich, alle Beschwerden sind Folgen irgendwelcher schädlicher Einwirkungen, seien es Überforderungen, Kälteeinwirkungen oder Infektionen. Alle Beschwerden haben die Tendenz zur Chronizität.

Dosierung: Im allgemeinen wird die D_4 eingesetzt. Die D_6 scheint indolent zu sein, da keine positiven Ergebnisse auftraten. Höhere Potenzen nur bei absolut stimmenden Pulsatilla-Bild, dann D_{30} oder C_{30}. Obwohl man Pulsatilla D_4 zu Beginn der Erkrankung ruhig s.c. anwenden kann, sollte doch im weiteren Verlauf stets die perorale Gabe vorgezogen werden.

Pulsatilla pratensis (L.) Mill. (Syn. Anemone pratensis)

Wiesenküchenschelle

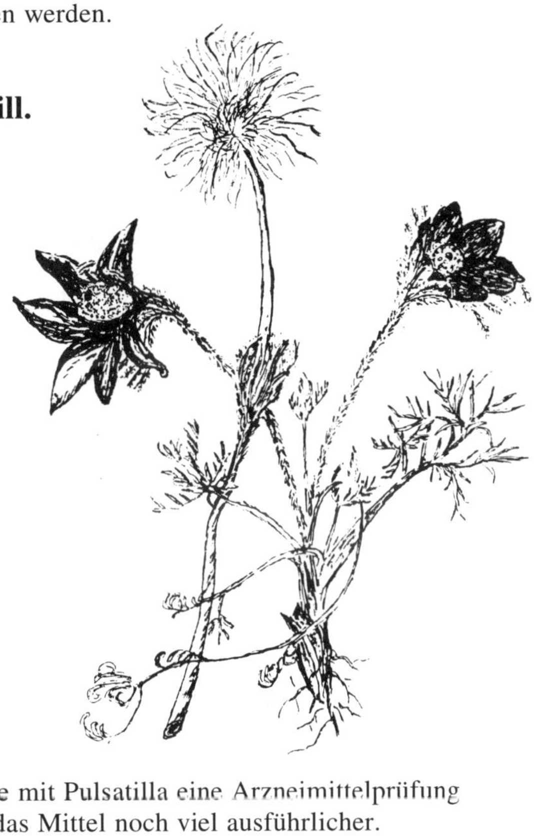

Geschichte: Pulsatilla wurde schon von Hippokrates angewandt, um die Menstruation herbeizuführen und hysterische Angstzustände zu beeinflussen. Auch die Kelten sollen sie schon in heilkundlichem Gebrauch gehabt haben. Nach der Signaturenlehre fand man die Pulsatilla wegen ihrer nikkenden Blüten bei Menschen angezeigt, die den Kopf hängen lassen. Anton v. Störck, ein Vorläufer Hahenmanns, führte mit Pulsatilla eine Arzneimittelprüfung durch. Hahnemann selbst prüfte das Mittel noch viel ausführlicher.

Botanik: Familie der Ranunculaceae (Hahnenfußgewächse). 5–40 cm hohe Stengel, weiß behaart, tragen nickende Blüten mit hell- bis dunkelvioletten Blütenblättern.

Herkunft und Standort: Europa auf sandigen Trockenrasen, sonnigen Bergwiesen und in Kiefernwäldern; selten.

Verwendete Teile: Frische, zur Zeit der Blüte geerntete ganze Pflanze. Wird deswegen kultiviert.

42 Rheum

Rheum palmatum, der chinesische Rhabarber ist ein altbekanntes Abführmittel, wenn man es in genügender Menge zu sich nimmt; bekannt ist aber auch die stopfende Wirkung, wenn man es in kleinen Mengen verzehrt.

Der Rhabarber ist aus Asien kommend als Kulturpflanze überall verbreitet. Für die homöopathischen Potenzen werden die getrockneten Wurzeln mit dem Wurzelstock verarbeitet.

Die homöopathische Anwendung schließt sich an die zweite Phase der Wirkung an, die die Obstipation charakterisiert.

Es ist ein Mittel für Jungtiere bei dem sauer riechenden Durchfall im Sommer, wenn diese jungen Tiere beim Wetterwechsel kalt werden. Auch bei Fohlen ist der Rhabarber sehr hilfreich zur Regulierung des Durchfalls, der sich, bei der Rosse der Mutter auftretend, nicht bessert, auch wenn die Rosse schon längst aufgehört hat. Der abgesetzte Kot ist schaumig und grünlich gefärbt, nicht gelblich, weil die Galle nicht mitbeteiligt ist, sondern sich der Krankheitsprozeß im Dickdarm abspielt. Beim Kotabsatz und auch beim Harnlassen können kolikartige Schmerzen auftreten.

Dosierung: Tiefe Potenzen D_2 bis D_3 über die Mundschleimhaut. Diese typischen Durchfälle findet man nur bei Fohlen, Kälbern und Ferkeln. Auch sehr junge Hunde und Katzen können hiermit befallen sein.

Rheum palmatum L.

Chinesischer Rhabarber

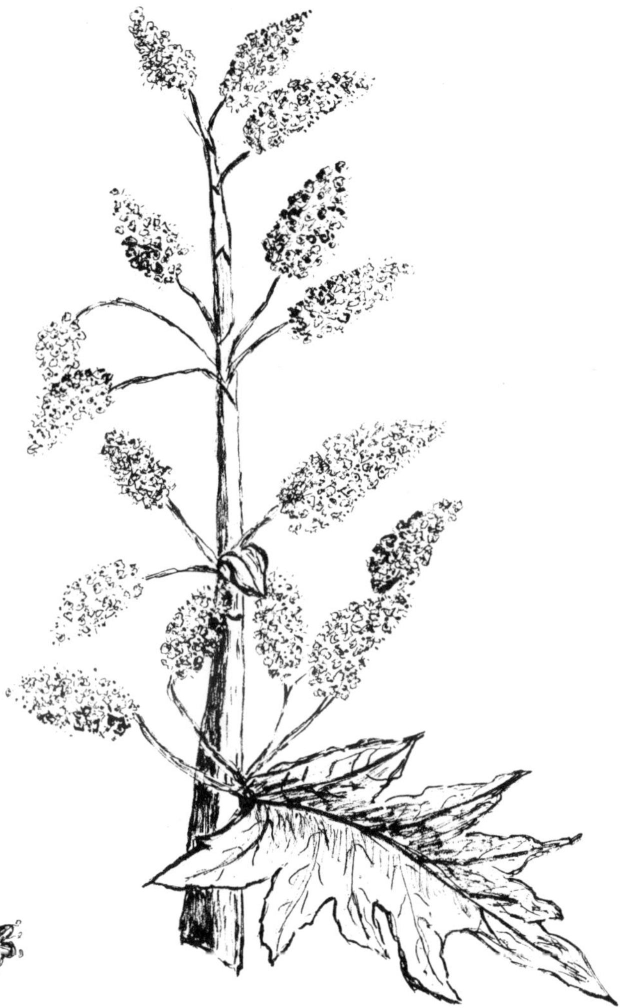

Botanik: Familie der Polygonaceae (Knöterichgewächse). Mehrjährige Staude. Wurzelstock dunkelbraun, treibt mehrere fleischige Wurzeln. Rundlich-herzförmige Blätter mit einem Durchmesser von 30–40 cm, wellig gelappt, sitzen an kurzen, dicken, fleischigen Stielen. Erst nach mehreren Jahren blühend, von Juni–August. Hohe Blütentriebe mit vielen kleinen rispenartig angeordneten Blüten in weißlich-gelben oder rosa Tönen. Früchte braune, dreiflügelige Nüsse.

Herkunft: Ursprünglich Zentral- und Ostasien; als Kulturpflanze fast überall verbreitet.

Verwendete Teile: Wurzelstock und Wurzeln, getrocknet.

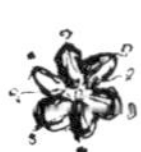

43 Rhododendron

In der homöopathischen Anwendung ist als wichtiges Symptom die Verschlimmerung oder das Auftreten von Beschwerden vor stürmischen Wetter und überhaupt vor Schlechtwetterperioden, die sehr schmerzhaft an den Gliedmaßenenden gefühlt werden. Der vorsichtige Gang mit scheinbaren Gleichgewichtsstörungen ist typisch hierfür. Gegen Morgen ist eine starke Unruhe zu beobachten, die die Tiere zwingt, sich zu bewegen. Diese Wetterfühligkeit hat Rhododendron eine wesentliche Stellung in der Homöopathie eingebracht zur Behandlung der rheumatischen Beschwerden. Die Schmerzen verschwinden ziemlich rasch in der Bewegung, treten aber in der Ruhe dann verstärkt wieder auf; ein ganz typischer Hinweis für Rhododendron-Einsatz. Auch Bauchschmerzen und evtl. Hodenschmerzen sind sofort vorbei, wenn das Tier sich bewegt. Der freie Gang läßt dieses klar erkennen. Leider treten aber diese Beschwerden in der Ruhe wieder verstärkt auf.

Das Tier ist am ganzen Körper berührungsempfindlich. Wenn auch die Verdauungsbeschwerden oft im Vordergrund stehen, so ist ohne die gleichzeitige Schmerzhaftigkeit der Bewegungsorgane von Rhododendron keine Wirkung zu erwarten. Aus diesem Komplex ist klar erkennbar, daß die Homöopathie keine symptomatische Therapie ist, wie ihr in Unkenntnis oft vorgeworfen wird, sondern eine den ganzen Organismus umfassende Therapie! Wegen dieser Bewegungsstörung schwitzen die Tiere leicht. Der Schweiß hat einen sehr unangenehmen Geruch. Bei Kühen, die im allgemeinen kaum schwitzen, kann durch Beachtung dieses Symptoms oft noch in vorgeschrittenen Fällen Hilfe geleistet werden.

Mit Rhododendron kann der gesamte rheumatoide Krankheitskomplex erfaßt werden, wenn man aufmerksam die oft wechselnden Symptome zu differenzieren vermag. Es gelingt dann fast immer, die schmerzhafte Unruhe an allen Organen zu beseitigen. Wichtig ist nur, daß erkannt wird, daß die größten Schwierigkeiten in den Bewegungsvorgängen liegen.

Dosierung: In den schweren schmerzhaften Phasen sollte für 2–3 Tage mit der D_1 begonnen werden. Danach aber über die D_4 bis zur D_{12} den gesamten Krankheitsprozeß stabilisieren.

Rhododendron campylocarpum (Syn. Rhododendron chrysanthum PALL.) Rhododendron aureum GEORGI

Goldgelbe Alpenrose

Geschichte und Herkunft: In ihrer sibirischen Heimat fand die Pflanze Anwendung bei rheumatischen und arthrotischen Erkrankungen. Die giftige Wirkung von Tees aus mehr als zehn Blättern war bekannt. Der Grieche Xenophon (ca. 300 v.Chr.) beschreibt Vergiftungen in seiner „Anabasis", die vermutlich auf den Verzehr von Honig aus Rhododendron ponticum zurückzuführen sind. In Hahnemanns „Apothekerlexikon" wird die Pflanze als Mittel bei chronischem Rheumatismus, schleimiger Engbrüstigkeit mit Husten genannt. Rhododendron crysanthum: Im regenreichen Hochgebirge Sibiriens und in Japan. Winterhart, aber in Europa schwer kultivierbar. Rhododendron campylocarpum: Himalaya. Beschränkt winterhart, aber leichter kultivierbar in Europa. In Europa wachsen die Arten Rhododendron ferrugineum und hirsutum, die jedoch andere Inhaltsstoffe haben.

Botanik: Familie der Ericaceae (Erikagewächse). Namensursprung: griech. „rhodon" = Rose, „dendron" = Baum. Für homöopathische Verwendungen werden zwei Stammpflanzen genannt, wobei die AMP bisher nur mit Rhododendron chrysanthum durchgeführt wurde.
Rhododendron chrysanthum = aureum, goldgelbe Alpenrose: Immergrüner, 20 bis 60 cm hoher Strauch. Die kurzgestielten, länglichen, ledrigen Blätter sind verkehrt eiförmig, schmutziggrün und glänzend. Gelbe glockige Blüten sind zu 5 bis 10 Stück gebüschelt und stehen schirmartig am Ende der Zweige. Blütezeit: Juni–Juli. Frucht 1–1,5 cm lange, zylindrische Kapsel. Rhododendron campylocarpum: immergrüner, 1 bis 2 m hoher Strauch. Blätter dünnfilzig, an der Unterseite rotbraun. Blüten gelb, zu 6 bis 8 Stück gebüschelt. Blütezeit April bis Mai.

Standort: Möglichst humusreiche, kalkarme Böden. Düngung und Bewässerung werden nicht vertragen.

Verwendete Teile: Rhododendron chrysanthum: getrocknete und beblätterte Zweigspitzen. Rhododendron campylocarpum: getrocknete Blätter.

44 Rhus toxicodendron

In der Homöopathie wird weiterhin der Name Rhus toxicodendron verwendet, obwohl der offizielle Name in der Botanik jetzt Toxicodendron quercifolium lautet.

Rhus toxicodendron ist das Mittel für die Folgen einer Überanstrengung und für schmerzhafte, durch äußere Einflüsse entstandene Läsionen der Haut. Die Schmerzen haben reißenden Charakter, wodurch es zu großer Reizbarkeit kommen kann; auch die Folgen von Verrenkungen, die durch Zerrungen und Verstauchungen charakterisiert sind, lassen die Tiere unleidlich reagieren. Eigentlich sind alle Beschwerden durch Überanstrengung oder Übermüdung entstanden. So ist festzustellen, daß alle Schäden auf äußere Einflüsse zurückzuführen sind. Entsprechend verschlimmert auch nasse Kälte alle Beschwerden, merkwürdigerweise aber auch die Ruhe im Stall oder im Hause. Oft ist den Tieren beim Herauskommen aus dem Stall schwindelig, was sich aber bei langsamer Bewegung bessert, wie alle Beschwerden, die auf Rhus toxicodendron reagieren.

Alle durch Rhus toxicodendron als Begleitmittel wesentlich gebesserten Beschwerden werden schneller in Verbindung mit den anderen typischen Mitteln geheilt. Wichtig ist außerdem, daß die Modalitäten stimmen, die Erkrankungen also durch äußere Einflüsse entstanden sind: Kalte Nässe, Infektionen, Allergien. Als besonders gut ansprechende Teile des Organismus sind die Gelenke und die Haut anzusehen. Hier sind auch die augenscheinlichsten Erfolge zu erreichen.

Dosierung: Gelenkserkrankungen D_3 bis D_4. D_6 ist als indifferent anzusehen. Haut nicht unter der D_8, besser D_{12}, ganz selten die D_4, nur wenn vom Organismus eine völlige Indolenz zu erkennen ist. Allgemeine, rheumatoide Erkrankungen sprechen gut auf die D_{30} an.

Rhus toxicodendron L.
(Syn. Toxicodendron quercifolium (Michx.) Greene)

Giftsumach

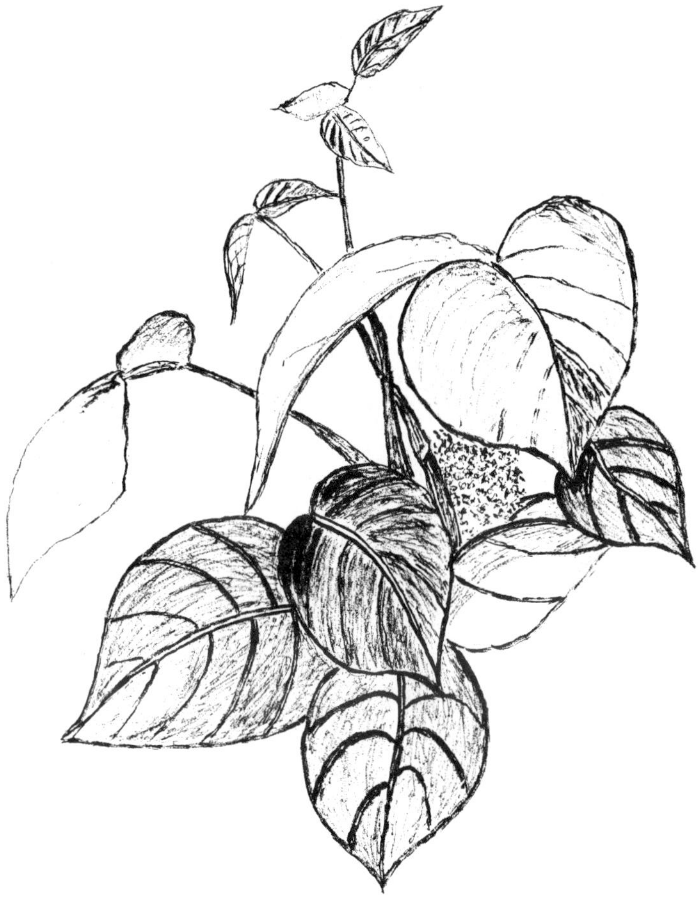

Botanik: Familie der Anacardiaceae (Sumachgewächse). Rhus radicans (kletternde Form) gleiche Wirkung. Ca. 2 m hoher aufrechter Strauch. Gestielte, dreizählige Blätter, Blättchen eiförmig, Ränder leicht gewellt (gezähnt), mittleres etwas größer, oben glatt, glänzend, unten matt, flaumig. Blüten in achselständigen Rispen weißgrün. Früchte hart, 6–8 mm, hellgelb, warzig, behaart.

Herkunft: In Nordamerika heimisch, in Europa als Zierstrauch verwendet.

Verwendete Teile: Samen. Vorsicht: stark ätzend!

45 Ruta

Das Arzneimittelbild ähnelt in gewisser Weise dem von Rhus toxicodendron, wenn auch deutliche Unterschiede erkennbar sind. Die Überanstrengung spielt auch hier eine große Rolle, sie kann hier aber auch die Augen heftig schädigen mit Beschwerden in frischer Luft, die nicht in geschlossenen Räumen auftreten. Da diese alle sehr schmerzhaft sind, ist das ängstliche, oft depressive Verhalten verständlich. Hunde und Katzen erbrechen oft nach Futteraufnahme, Milch bessert diese Beschwerden.

Auch für Ruta sind die am besten ansprechbaren Organe die Bewegungsorgane, bei denen im Gegensatz zu Rhus toxicodendron schon am Anfang der Bewegung, gewissermaßen bei den ersten Schritten eine deutliche Besserung einsetzt. Die nicht von Muskeln besetzten Gelenke knicken leicht ein, wodurch u.U. Schäden an den Sehnen auftreten können, ebenso am Periost und den Gelenkkapseln. Die heftigen Schmerzen sorgen für Unruhe der Tiere bei Liegen, daher wechseln sie ständig die Lagerstatt.

Wie bei Rhus toxicodendron ist auch die Haut mit stark juckenden Ausschlägen bedeckt, die aber nur bei gleichzeitiger Schädigung der Bewegungsorgane auf Ruta ansprechen. Eine genaue Differenzierung zu Rhus toxicodendron ist deshalb erforderlich.

Dosierung: Immer als tiefe Potenz – D_4, D_6, u.U. sogar als D_3.

Ruta graveolens L.

Weinraute, Gartenraute

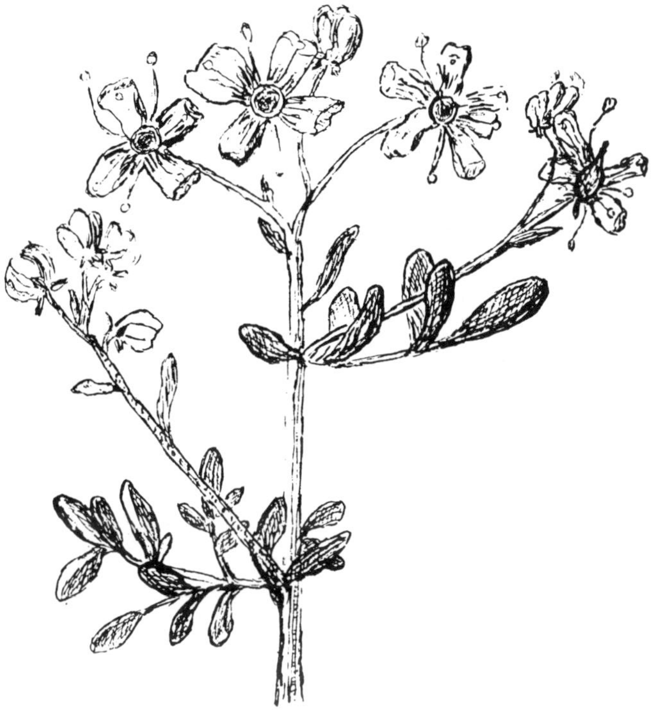

Geschichte: Namensursprung: Rhyesthai (gr.) = hemme, rette, helfe; rhyein (gr.) = fließen machen; grave (lat.) = stark; olens (lat.) = riechend. In der Volksheilkunde fand Ruta Verwendung als Abortivum, Diuretikum, Anthelmintikum; ferner bei Schlangenbissen, Augen-, Ohr-, Kopf- und Gelenkschmerzen. Auch wurde Ruta als Weinzusatz benutzt, um dessen Verträglichkeit zu verbessern (daher: Weinraute).

Botanik: Familie der Rutaceae (Rautengewächse). 50–80 cm hohe Staude mit aufrechtem Stengel und bleigrünen Sprossen, die mit punktförmig durchscheinenden Öldrüsen besetzt sind. Blätter fliederteilig, sind ebenfalls drüsig punktiert. Die Blütezeit Juni–August, Blüten grüngelb, Samen nierenförmig. Pflanze mit ausgeprägtem, aromatischem, unangenehmem Geruch, der Fliegen anzieht, aber Katzen, Ratten und Marder abstoßen soll.

Herkunft: Mittelmeergebiet.

Standort: Warme, kalkhaltige Böden.

Verwendete Teile: Ganze Pflanze vor der Blüte, ohne Wurzel und verholzte Stengel.

46 Sabal serrulatum

Diese in tropischen Sumpfgebieten Mittelamerikas heimische Pflanze zeigt durch ihre Vorliebe für die Feuchtigkeit schon an, wo sie therapeutisch eingesetzt werden will. Die kleine Palme mit ihren scharf gesägten fächerförmigen Blättern, die ihr den Namen Sägepalme brachten, wächst mit kriechendem Wurzelstock. Die Blütenkolben sind wie bei allen Palmen kürzer als die Blätter. Sie bringen tiefrote bis schwarze, ca. 3 cm lange Früchte, die sehr fleischig sind. Diese werden für das homöopathische Mittel als Ausgangsstoff verwendet.

Sabal serrulatum wirkt auf das Urogenitalsystem sowohl beim männlichen, wie auch beim weiblichen Tier: Bewährt hat es sich bei Primaparen zur Entwicklung der Milchdrüse; Sabal serrulatum ist für die Milchtiere ein Anfangsmittel, so vor allem vor der Geburt, post partum sind Pulsatilla und Asa foetida neben Phytolacca wirksamer.

Die Ovarien sind auf Druck schmerzhaft, deshalb sollte bei Bewegungsstörungen der Hinterhand eine rektale Kontrolle durchgeführt werden. Für die männlichen Tiere steht die Wirkung von Sabal serrulatum auf die Prostata im Vordergrund. Wichtig ist: Nur die ersten Prostata-Beschwerden werden durch Sabal serrulatum positiv beeinflußt. Später tritt Pareira brava an die Stelle der Zwergpalme, wobei in der Hauptsache die länger bestehenden Beschwerden der älteren Hunde sehr gut auf Pareira brava ansprechen.

Die mit akuten Störungen des Urogenitalapparates belasteten Tiere sind oft unleidlich und ziehen sich von der Herde oder ihren Pflegern zurück, entsprechend ihrer Ehrlichkeit geht dieses in vielen Fällen sehr energisch vor sich, denn sie sind sehr reizbar. Daher ist Vorsicht geboten!

Dosierung: D_3, in besonders schweren Fällen zu Beginn der Prostataschäden sollte kurze Zeit die θ gegeben werden, der dann für einige Zeit die D_3 folgen sollte.

Serenoa repens (BARTR.) SMALL (Syn. Sabal serrulatum, Serenoa serrulata)

Zwergpalme, Sägepalme

Geschichte: In der mittelamerikanischen Heimat der Pflanze wurde beobachtet, daß Tiere nach Aufnahme der reifen, ölhaltigen Früchte so viel Fett ansetzen, daß sie zu einer leicht erjagbaren Beute wurden. In der volkstümlichen Heilkunde finden die Früchte der Sägepalme Einsatz bei Atemwegserkrankungen als Expektorans, bei Harnwegsinfektionen als Diuretikum, zur Gewichtszunahme und zur Kräftesteigerung.

Botanik: Familie der Palmae. Zwergpalme mit kurzem Stamm und kriechendem Wurzelstock. Blätter fächerförmig, scharf gesägt und mit stacheligen Blattstielen. Blüten klein, in dicht behaarten Blütenkolben stehend, die kürzer sind als die

Blätter. Früchte eiförmig, etwa 3 cm lang, tief purpurrot bis schwarz, zuerst süß, dann brennend scharf schneckend.

Herkunft: Tropisches Mittelamerika.

Standort: Küstennahe Sumpfwälder.

Verwendete Teile: Reife fleischige Beeren.

47 Sabina

Wie zu erwarten, geht auch in der Homöopathie die Wirkung in therapeutischer Hinsicht auf die Beschwerden der Beckenorgane, die in hyperämischem Zustand zu schweren Erkrankungen bis zum Abort und post partum bis zum Prolapsus uteri gehen können. Die darauf folgende Reizbarkeit ist eine fast logische Begleiterscheinung. Das ganze Verhalten des graviden Tieres weist oft auf einen drohenden Abort hin. Solange der Muttermund aber noch geschlossen ist, kann mit Sabina die Frucht gerettet werden, da das Mittel schnell und wirkungsvoll eingreift. Bei diesem hochakuten Krankheitsbild ist der gesamte Organismus in Aufregung. Verschiedene Ursachen sind hierfür verantwortlich zu machen: Erkältung, Überanstrengung, Unfälle, Futterintoxikationen, ganz selten begleitende Infektionen. Bei den tragenden Muttertieren kann es auch durch Autointoxikation zum Abort kommen. Für die Wirkung von Sabina ist die Trächtigkeit eine unbedingte Voraussetzung, wenn bei einem weiblichen Tier an den Beckenorganen auftretende Krankheiten erfolgreich behandelt werden sollen. Beim männlichen Tier treten die Beschwerden fast immer erst nach dem Deckakt auf, weswegen kastrierte Tiere kaum auf Sabina ansprechen. Deshalb werden die Schäden nach den vergeblichen Versuchen des Deckaktes, die das männliche Tier immer sehr stark belasten können, oft zu Spätfolgen führen, wie Herzbeschwerden, Nierenstörungen und Harnröhrenausfluß und – daraus resultierend – überhaput überreizte physiologische Vorgänge. Es kann bis zu chronischen Irregulationen kommen, die belastend auf den Gesamtorganismus einwirken können. In solchen Fäüllen ist mit Sabina eine erfolgversprechende Therapie zu betreiben.

Dosierung: Für den medizinisch notwendigen Abort D_1, wobei während der Therapiedauer eine genaue Beobachtung des Tieres notwendig ist. Bei akuten Problemen wie Retentio secundinarum D_3, bei Abortus imminens D_{12} bis D_{15}. Diese Potenzen sollten bei einem chronisch verlaufenden Krankheitsprozeß eingesetzt werden.

Wichtig für den Erfolg mit Sabina ist: Weibliche Tiere müssen tragend sein, männliche Tiere sexuell überfordert, vor allen in psychischer Hinsicht.

Juniperus sabina L.

Sadebaum

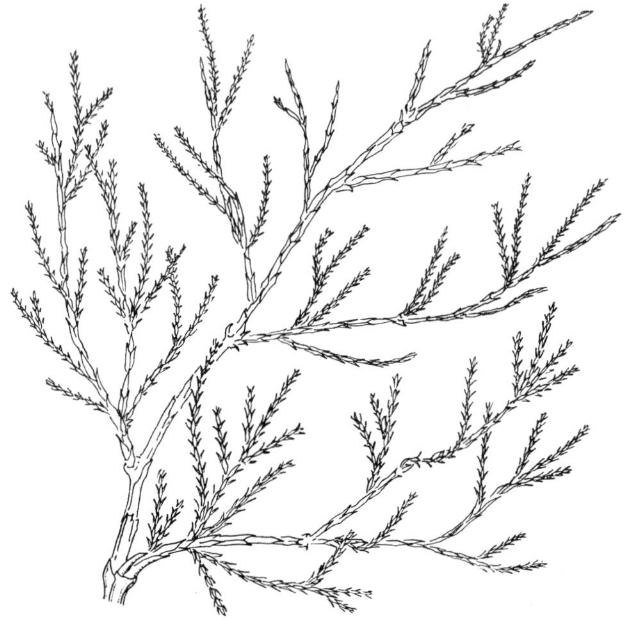

Geschichte: Im Volksmund wurde der Sadebaum aufgrund seiner Abortivwirkung „Mägdebaum“, „Jungfernpalme“ genannt. In der Antike wurde diese Wirkung von *Dioskorides, Plinius* und *Galen* erwähnt. Im „Capitulare“ Karl des Großen, ebenso bei Hildegard von Bingen wird die Pflanze aufgeführt. 1587 erstmalig in der Arzneitaxe von Frankfurt am Main erwähnt.

Botanik: Familie der Cupressaceae (Zypressengewächse). 1,5–3 m hoher Strauch oder kleiner Baum mit liegendem Stamm, unregelmäßig buschiger Krone oder nur zahlreichen, liegenden Ästen. die Zweige sind buschig und dicht. Rinde an jungen Zweigen gelbbraun, an älteren rötlichbraun, matt-glänzend und blättrig. Junge Pflanzen bis zum 10. Jahr nur mit nadelförmigen, 4 mm langen, spitz abstehenden grünen, auf der Oberseite bläulichen Blättern; dreieckige Blätter des ausgewachsenen Baumes meist schuppenförmig, kreuzgegenständig, sich dachziegelförmig deckend, 1 mm lang und am Ende scharf zugespitzt, auf der gewölbten Rückseite meist eine ovale Harzdrüse. Geriebene Blätter riechen unangenehm.

Herkunft: Europa, Nordasien, Nordamerika.

Verwendete Teile: Frische Zweigspitzen mit Blättern.

48 Sepia

Der schwarzbraune dickflüssige Inhalt aus dem Tintenbeutel des Tintenfisches (Sepia officinalis) wird für die Herstellung des homöopathischen Mittels Sepia verwendet. Dieses ausgesprochen für weibliche Individuen angezeigte Mittel beeinflußt die chronischen Leiden älterer Tiere ausgesprochen günstig. Dabei bessert Sepia nicht nur die organischen Leiden, sondern auch die psychischen Schwierigkeiten. Diese Tiere sind außerordentlich schwierig im Umgang, sowohl mit Artgenossen als auch mit den vertrauten Menschen, die sie pflegen. Sie sind eckig im Benehmen, ablehnend gegenüber liebevoller Zuwendungen. Dieses problematische Verhalten charakterisiert schon der unharmonische Körperbau. Dabei sind alle Gewebe schlaff. Die Leistungsfähigkeit ist sehr gering. Verständlich ist dieses alles aus der Störung im Gleichgewicht der Sexualhormone. Die Brunst ist heftig, fast penetrant, das männliche Tier wird aber abgelehnt. Oft liegt eine Zirkulationsstörung vor mit cardial bedingten Ödemen. Bei diesen Tieren ist alles problematisch: Das vertraute Futter wird an dem ersten Tag gern und gierig gefressen, am nächsten aber energisch abelehnt. Alle physiologischen Verrichtungen sind schwierig: Kotabsatz, Harnabsatz usw. Die allgemeine Schlaffheit, aus der heraus sich das unleidliche Verhalten erklären läßt, sorgt für ein schlaff herunterhängendes Euter, für Uterusverlagerungen, auch die beleidigt wirkenden herunterhängenden Lippen sind hier einzuordnen. Bei Sepia ist der gesamte Organismus mit seinen psychischen Äußerungen in diese Misere eingeordnet.

Dosierung: D_6 hat sich in jedem Fall bewährt. Eine gute therapeutische Unterstützung kann durch die zusätzliche Gabe von Pulsatilla D_4 erreicht werden. Aristolochia, das für junge Tiere geeignet ist, sollte vermieden werden.

49 Silicea

Die Kieselsäure SiO_2 ist wohl das älteste Heilmittel der Menschheit. Es ist sogar anzunehmen, daß es schon in potenzierter Form (1:10) angewendet wurde, da die Kieselsäure in Originalvorkommen nicht nur in den alten ägyptischen Papyri erwähnt wurde, sondern auch im „ABC vom Stein der Weisen" des Hermes Tresmegistos, woher die Potenzierungsformel bekannt wurde.

Silicea hat mengenmäßig im Organismus keine Bedeutung, sie ist als Aktivator der Stoffwechselvorgänge tätig. Da dieses nur in potenzierter Form möglich ist, ist obige Vermutung nicht gar zu abwegig. Silicea wirkt reinigend bei eitrigen Prozessen im Organismus, stabilisierend bei Schwächezuständen aller Art, unterstützend nach Krankheiten und Operationen. Sie scheint das ordnende Prinzip im Organismus zu vertreten, nachdem bei schweren akuten Krankheiten alles in Unordnung geraten ist: die Tendenz „Heilung" zu erreichen, wird zur stinkenden Eiterung, die Festigkeit der Knochen und des Hornes zu brüchiger Konsistenz, die körperliche Kraft zu schwächenden Zuständen mit schnell ausbrechenden, übel riechenden Schweißen bei der geringsten Anstrengung, ja schon bei einfacher Bewegung. Immer ist Silicea in der Lage, diese chronischen Beschwerden zu normalisieren. Da hierbei alles von Grund auf erneuert wird, ist eine längere Behandlung mit Kieselsäure notwendig. So ist es auch verständlich, daß alle Reaktionen, die reguliert werden sollen, unangenehm riechende Absonderungen oder Ausdünstungen haben. Man sollte Silicea bei jeder chronischen Erkrankung im Gedächtnis haben, da es eigentlich überall paßt.

Dosierung: D_{12} und D_{30}, selten die D_4. (s. therapeutischer Teil).

50 Solidago virga aurea (virgaurea)

Da die Pflanze auch in Europa wild wächst, kann es bei Pferden in der Weidezeit zu Vergiftungen kommen, bei denen Ödeme am Unterbauch und an den Oberschenkeln auftreten, deren Ursache in den meisten Fällen auf Solidago virgaurea zurückzuführen ist. Die Weideplätze sollten auf diese Pflanzen kontrolliert werden, zumal dort, wo hochedle Pferde weiden. Der auftretende stackerige Gang ist sehr hartnäkkig und kann nur dann mit Solidago behandelt werden, wenn eine Nierenschädigung vorliegt, da Solidago eigentlich für diese Erkrankung zuständig ist. Im anderen Fall des Auftretens von allergischen Ödemen ist die Therapie mit Apis D_3 erfolgreich. Beim Pferd können die Solidago-Vergiftungen in einzelnen Fällen zum Tode führen. Bei anderen Weidetieren ist dieses bisher nicht beobachtet worden.

Da der Hauptangriffspunkt die hochakuten Nierenerkrankungen sind, so sind alle damit zusammenhängenden Symptome vorhanden: Harnabsatz schwierig und schmerzhaft, Berührungsempfindlichkeit in der Nierengegend, Harn dunkel mit viel Bodensatz verschiedenster Art.

Obwohl die Nieren vor allen anderen Organen das Angriffsfeld von Solidago sind, wirkt diese Pflanze nur, wenn auch Hautausschläge, Atembeschwerden und Verdauungsstörungen vorliegen, vor allem entzündlicher Art. Die nächtliche Verschlimmerung mit Unruhe bis ca. 4 Uhr ist typisch. Die Mattigkeit geht parallel zu der Schwere der Erkrankung einher. Aber nicht die akute Form wird angesprochen, sondern die chronische.

In diesem Zusammenhang ist auch die Prostata-Hypertrophie durch Solidago beeinflußbar, die beim unkastrierten männlichen Tier eine Folge der nicht ausgeführten Samenabgabe zu sein scheint, denn der Deckakt muß außerordentlich schmerzhaft in der Hinterhand sein. Die sexuelle Triebhaftigkeit ist zwar vorhanden, kann aber nicht ausgelebt werden. Treffen diese Faktoren zusammen, hat man in Solidago virga aurea ein zuverlässiges Mittel zur Verfügung.

Eine Arzneimittelprüfung liegt für diese Pflanze nicht vor. Sie wurde von *Rademacher* als Nierenmittel entdeckt.

Dosierung: Tief bis D_2; aber auch LM- und Hochpotenzen werden erfolgreich eingesetzt.

Solidago virgaurea L.

Wilde Goldrute

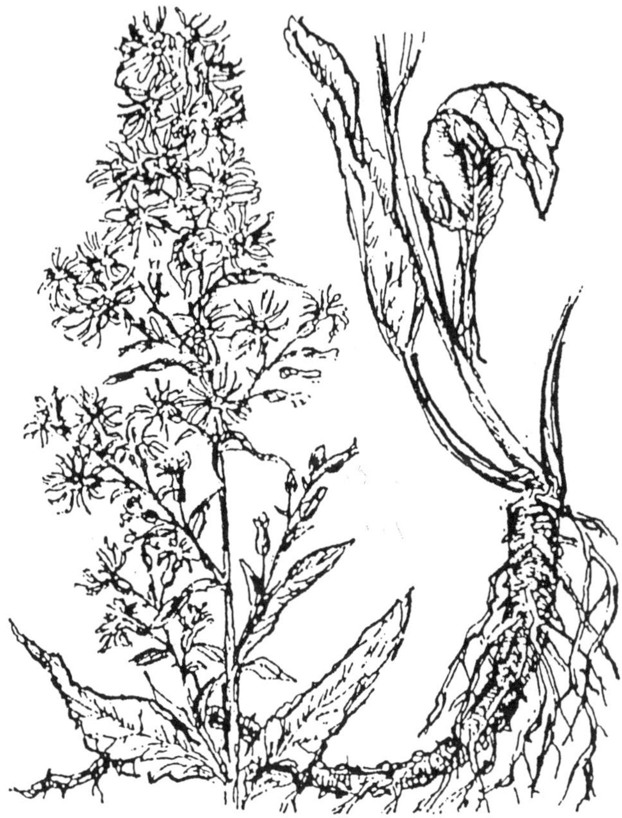

Geschichte: Der lateinischen Bezeichnung der Pflanze Solidago liegen die Stämme „solidus" = fest, hart und „agere" = wirken (fest machen) zugrunde. Der deutsche Name Goldrute nimmt als wörtliche Übersetzung vom lat. „urga" = Rute und „aurea" = golden Bezug auf die Erscheinungsform der Blüten. Nach *Bock* hat Solidago bei den alten Germanen unter den Wurzelkräutern eine bevorzugte Stellung eingenommen. Von den mittelalterlichen Ärzten wurde die Goldrute als ein Blasen- und Nierensteine auflösendes Mittel empfohlen. Ein Gurgelwasser vom Absud diente bei Rachen- und Schrundenleiden und war zugleich ein gutes Zahnwasser. Die Kosaken tranken den Aufguß gegen unwillkürliches Harnen.

Botanik: Familie der Compositae (Korbblütengewächse). Weitere Vertreter der Gattung sind Solidago canadensis und Solidago minuta. 20 bis 100 cm hohe Pflanze. Zahlreiche kleine Körbchen, 7–8 mm lang, in einer allseitswendigen aufrechten Traube oder Rispe. Außen 5–12 schmale Zungenblüten, innen Rohrenblüten. Stengel aufrecht, Äste rutenförmig. Untere Blätter elliptisch gesägt, obere U-förmig lanzettlich. Blattstiel geflügelt.

Herkunft: Eurasien, Nordamerika, Nordafrika.

Standort: Lichte Wälder, Lichtungen, Waldränder, auf sonnigen, nicht zu trokkenen, nährstoffarmen, aber leicht kalkhaltigen Böden, häufig bis 2000 m.

Verwendete Teile: Frische Blüten.

51 Symphytum

Die homöopathische Anwendung von Symphytum beruht weniger auf der Simile-Regel als auf der Erfahrung der Volks- und Naturheilkunde. Sein Einsatz ist überall dort von Nutzen, wo zerstörtes wieder in Ordnung gebracht werden muß. Die schnelle entzündungshemmende und schmerzstillende Wirkung ist immer wieder verblüffend. Ein Vergleich zu Arnika montana zeigt die Wirkungsunterschiede auf: Symphytum wirkt besonders intensiv in feuchten, flachen Gebieten, während Arnika in bergigen Gegenden besser wirkt. Dieser Wirkungsunterschied hat sich mir in langen Praxisjahren immer wieder gezeigt. So ist der Hinweis von *Allen* zu verstehen, der Symphytum als die Arnika für die Knochen und das Periost bezeichnet. Bei Knochenbrüchen und Periostverletzungen, wenn Nervengewebe in Mitleidenschaft gezogen wurde, also starke Schmerzen die Verletzungen fast unerträglich machen, lindert Symphytum schnell und nachhaltig. Auch stark blutende Wunden gehören in das Gebiet von Beinwell. Ebenso interne Erkrankungen, wenn eine große Schleimbildung vorliegt: Lungenentzündungen, Magen- und Darmgeschwüre. Auf die Wirkung bei diesen Erkrankungen sei hier besonders hingewiesen, weil diese immer ganz am Rande der Symphytum-Wirkung erwähnt werden.

Dosierung: D_1 bis D_3; äußerlich als Tinktur in der Verdünnung 1:10; auf die Kytta-Präparate (Kytta-Werk, Alpirsbach) als hervorragende Heilmittel sei hier besonders hingewiesen.

Symphytum officinale L.

Beinwell, Wallwurz, Schwarzwurz

Geschichte: Schon im Mittelalter war Symphytum bekannt als Heilmittel bei Wunden, Geschwüren, Knochenbrüchen und Bluthusten.
Ferner wurde die Pflanze als Viehfutter zur Steigerung der Milchmenge und für ein blankes Fell eingesetzt. Die heutige Volksmedizin nennt v.a. die Wurzel, auch das Kraut als Mittel bei Atemwegserkrankungen, Durchfällen, Knochen- und sonstigen Verletzungen. Der Name Symphytum leitet sich vom griechischen „symphyein“ = zusammenwachsen ab; die deutschen Namen Beinwell und Wallwurz beeinhalten das Wort „wallen“ = zusammenheilen von Knochen.

Botanik: Familie der Boragiaceae (Boretschgewächse). Ausdauernde, bis zu 1,5 m hohe Staude. Wurzel spindelförmig, verästelt, außen schwarz (Name), innen weiß und viel Schleim enthaltend. Stengel von unten an verästelt und rauhhaarigborstig. Blätter länglich-lanzettenartig, wechselständig am Stengel lang herabstehend, ebenfalls rauh behaart.
Blütezeit Mai–September. Blüten weißlich bis rot-violett gefärbt, in glockig herabhängenden Doppelwickeln. Früchte schwarz, hartschalig, rund, zu viert in einem

Kelch stehend. Außerdem ist Comfrey bekannt, der besonders als Gartenpflanze und als Schweinefutter sehr beliebt ist.

Herkunft: Europa und Westasien.

Standort: Feuchte Standorte, in deren Untergrund Kalk vorhanden ist. Oft an Bachufern oder Wiesengräben. Mineralische Düngung begünstigt die Ansiedlung der Staude. Durch Entwässerung und Beschattung wird die Pflanze vertrieben.

Verwendete Teile: Frische, vor Beginn der Blüte gesammelte Wurzel (zum innerlichen Gebrauch), frische, blühende Pflanze (zur äußerlichen Anwendung).

52 Thuja occidentalis

Obwohl Thuja als sehr giftiger Baum gilt, spielt er in der toxikologischen Praxis kaum eine Rolle, da weder die Zweige noch die Früchte zum Verzehr einladen (*Frohne* und *Pfänder*). Lediglich bei der Holzverarbeitung kann es zu Hautreizungen kommen, die sich bis zu Ekzemen erweitern können.

In den meisten Fällen, aber nicht immer, ist die Linksseitigkeit der Beschwerden auffällig.

Die *Grauvogl*sche hydrogene Konstitution ist typisch für Thuja.

Die allgemeinen, den ganzen Organismus erfassenden Beschwerden werden durch Nässe und Feuchtigkeit ausgelöst.

Tiere in feuchten Ställen oder Zwingern zeigen die rheumatoiden Beschwerden, die manchmal unter Thuja und Ortswechsel wieder verschwinden, wenn das Tier über genügende Stoffwechselenergie verfügt. Es ist immer einen Versuch wert, diese Tiere zu behandeln.

Die Leitsymptome sind vor allem Schleimhauterkatarrhe, Warzen, unreines Fell und unreine Haut. Alle Absonderungen wie Schweiß und andere Hautausdünstungen sind übelriechend.

Die Verschlimmerung bei Nässe und Kälte ist auffällig, auch bei Wetterwechsel vom trockenem zu naßkaltem Wetter. Frische, trockene Luft mit leichter Bewegung bessert die Beschwerden. Wegen dieser Empfindlichkeiten ist die ängstliche Verhaltensweise verständlich.

Alle äußeren Organe werden als unangenehm und lästig empfunden und durch ständiges Reiben schwer entzündet. Typisch sind die plötzlichen Bewegungsstörungen und das Knacken der Gelenke. Dadurch erweist sich Thuja in vieler Hinsicht als ein Altersmittel.

Sehr wertvoll ist Thuja bei medikamentösen Schäden infolge einer Überdosierung oder zu langer Verabreichung, die weitgehend von dieser Pflanze in homöopathischer Potenz in Ordnung gebracht werden. Auch Impfschäden werden erfaßt. Prophylaktisch sollte es bei Tieren gegeben werden, die auf Impfungen, gleich welcher Art negativ reagieren. Diesen können manche Beschwerden mit Thuja erspart bleiben.

Tumortherapien der verschiedensten Art können durch Thuja weitgehend unterstützt werden. Die Warzen werden in den meisten Fällen ohne eine Narbenbildung zum Verschwinden gebracht.

Bei den dauernden Impfungen und Entwurmungen in den Reitställen und bei den Hundezüchtern ist Thuja ein zuverlässiges Mittel, um die immer wieder beobachteten Probleme mit diesen Behandlungen zu verhindern oder bei deren Vorhandensein zu regulieren. So sind auch die häufig beobachteten Aspermieen der jungen männlichen Tiere nach den hemmungslosen Entwurmungen mit Thuja zu heilen. Zusätzlich tut Ginseng gute und sichere Dienste.

Dosierung: Äußerlich bei Warzen als D_1 mehrmals täglich die Warzen damit betupfen. Innerlich D_6; D_{12} bis D_{30} als einmalige Injektion nach den Impfungen.

Thuja occidentalis L.

Lebensbaum

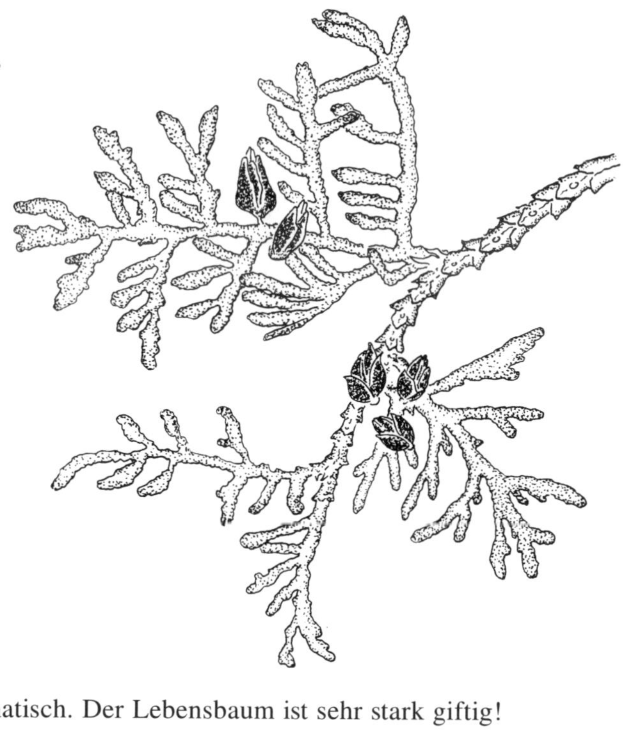

Botanik: Familie der Cupressaceae (Zypressengewächse). Bis zu 20 m hoher, schlanker Baum mit kugelförmiger Krone. Die Äste waagerecht verzweigt, oberseits dunkelgrün, unterseits hellgrün, mit kleinen, dachziegelartig angeordneten Blättern. Zweige flach gedrückt, fiederartig verästelt. Blüten getrennt geschlechtlich. Zapfen aufrecht stehend, Samen geflügelt. Geruch und Geschmack stark aromatisch. Der Lebensbaum ist sehr stark giftig!

Herkunft: Nordamerika, in Europa als Zierbaum.

Verwendete Teile: Frische, vor der Blüte gesammelte Zweige mit Blättern.

V Diskussion der Homöopathie

Solange die Homöopathie in der medizinischen Welt vorhanden ist, hat es glühende Verehrer und leidenschaftliche Gegner derselben gegeben. Es ist aus diesem Grunde notwendig, die Homöopathie aus ihr selbst heraus zu diskutieren, sie einmal auf eine besondere Art in Frage zu stellen. Der Streit um die Wirksamkeit oder Unwirksamkeit läuft z.Z. in seltsamer Heftigkeit. Daran ändern auch die Ergebnisse der naturwissenschaftlichen Forschung, die die Homöopathie als Projekt haben, nichts. Es ist nur insofern bedauerlich, daß immer von der Seite aus die Vorwürfe gegen die Homöopathie kommen, die noch kein einziges homöopathisches Mittel bei irgendeiner Krankheit eingesetzt haben, also den praktischen Mißerfolg oder Erfolg nicht realiter erlebt haben. So ist ein viel gebrauchter Einwand gegen die Homöopathie darin zu sehen, daß ihr vorgeworfen wird, immer nur die Erfolge, sprich: Heilungen anzuführen und niemals die Mißerfolge. Das ist ein ernst zu nehmender Vorwurf, der näher betrachtet werden muß. Warum werden die Erfolge aufgezeigt? Einmal ist bei einer auf Empirie beruhenden Therapiemethode nur durch Darstellung der Krankheitsfälle in ihrem Verlauf und in ihrer Auswirkung zu erlernen, in welcher Weise sie erfolgreich durchgeführt wurde. Ein wesentlicher Punkt der Homöopathie ist, daß jedes Mittel eine besondere Charakteristik hat und gemäß dieser im Krankheitsfall eingesetzt werden kann. So kann man auch heute voller Überzeugung von einer „Signatur" der Mittel sprechen, die in ihrer Arzneimittelprüfung durch die auftretenden Symptome aufgezeigt wird. Diese „Signatur" besteht nicht in einem Zeichen einer Pflanze, wie es z.B. von Chelidonium gesagt wurde, daß der beim Brechen der Pflanze austretende gelbe Pflanzensaft an die Galle erinnere und deshalb diese Pflanze gallenwirksam sei. Im Gegenteil: nur das umfassende Symptomenbild in seiner Gesamtheit zeigt den typischen Einsatzbereich des geprüften Mittels. In diesem AMB sind, da am Menschen geprüft, viele psychische Symptome, die uns von den Tieren nicht direkt übermittelt werden können, weil ihnen als Kommunikation die Sprache fehlt. Dieser Grund wird dafür angeführt, daß die homöopathische Behandlung bei Tieren nicht möglich sei. Aus dem kausalen Denken heraus müßte dieses bejaht weerden. Hier wird aber wieder nur ein Punkt herausgegriffen und nicht die Symptomatik in ihrer Totalität.

Betrachtet man einmal ein krankes Tier, so hat es immer entsprechend seiner Beschwerden eine Ausdrucksform, die für das Krankheitsbild charakteristisch ist. Es sind also psychische Ausdrucksformen vorhanden, die uns sehr wichtige Hinweise geben können. Insofern kann der Homöopathie nicht die Berechtigung abgesprochen werden, auch beim Tier ihrer Art gemäß eingesetzt zu werden.

Leider ist gerade die Veterinärhomöopathie einer besonders schweren Belastungsprobe ausgesetzt. War bisher der Tenor von Seiten der Pharmakologie und der Schulmedizin überhaupt, daß die Homöopathie nur als Placebo anzusehen sei und die angeblichen Erfolge hieraus zu bewerten seien, da auch Tiere auf Placebo-Gaben reagierten (!), so hat sich nun das Blatt völlig gewendet. Da allem Anschein nach in der Homöopathie eine Gefahr gesehen wird, wodurch der Schulmedizin Abbruch geschehen könnte, haben die gleichen Vertreter der Pharmakologie und der Schulmedizin, ohne Beweise zu liefern, behauptet, daß die homöopathischen Mittel bei den lebensmittelliefernden Tieren toxische Rückstände hinterließen, weswegen deren Anwendung bei diesen Tieren mindestens einzuschränken, wenn nicht ganz zu verbieten sei!

Dazu ist zu sagen, daß dieses gar nicht möglich ist, Denn der Unterschied zwischen der Homöopathie und der Schulmedizin liegt – wie bereits erwähnt – in der völlig gegensätzlichen Art des therapeutischen Denkens und Handelns und somit auch des Einsatzes und der Art der Medikamente während einer Krankheit. Die Schulmedizin will die schädigenden Noxen eliminieren („Contraria contrariis opponenda"), ohne den Organismus daran zu beteiligen. Dieser ist daher vergleichbar mit einer Retorte und mit seinen ohne Zögern einsetzenden Gegenmaßnahmen völlig allein gelassen. So ist das oft lange Rekonvaleszenzstadium nach einer chemotherapeutischen Behandlung einer Erkrankung zu erklären: Das durch die Nebenwirkungen u.U. schädigende Pharmakon verbleibt mengenmäßig zu lange im Organismus, bis es abgebaut ist.

Der homöopathische Gedankengang ist anders und setzt die Mittel der Homöopathie dementsprechend ein: Sie begleitet den Organismus, fördert seine Anstrengungen bei der Regulation der Erkrankung und verhindert auf diese Weise das lästige Rekonvaleszenzstadium. Es ist inzwischen erkannt worden, daß die Erreger allein nicht die Ursachen einer Erkrankung sind, sondern die Indikatoren, die anzeigen, wo der „locus minoris resistentiae" im Körper liegt. Der Organismus ist also nach der Eliminierung der „Erreger" durch die Chemotherapeutika noch „offen" für neue Infektionen.

Die Homöopathie bringt mit ihrer Handlungsweise und ihren potenzierten Mitteln und Minimengen an Arzneisubstanz die Abwehrmaßnahmen des Organismus in eine intensive Tätigkeit (die „Kunstkrankheit" *Hahnemanns*) ohne den Einsatz massiver Arzneidosen, sodaß nach Abklingen der Krankheitssymptome der Organismus schnell zur normalen Reaktionsweise zurückfindet, weil kein Rest schwerer Arzneimengen abgebaut werden muß.

Aus diesem Grunde sind die neu in diesem Kompendium aufgenommenen Arzneimittelbilder ganz auf die Verwendung als Homöopathika ausgerichtet, ohne durch pharmakologische und toxikologische Hinweise verfälscht zu werden. Es ist hier der Versuch gemacht, die Kausalität der Homöopathie zu zeigen, weil immer wieder der Vorwurf erhoben wird, die Homöopathie sei eine symptomatische Therapie, da sie nach Symptomen arbeite. In Wirklichkeit ist sie aber nur einsetzbar, wenn das *ganze Symptomenbild* vorliegt. Ein einzelnes Symtom ist für den Einsatz eines homöopathischen Mittels nicht relevant. Dieses ist dagegen immer wieder in der Schulmedizin festzustellen z.B. Kopfschmerz, Sodbrennen u.a. *Rempen* sagte einmal, daß man klar sehen müsse, daß die Chemotherapeutika nur symptomatisch wirkten. Dagegen spielt in der Homöopathie für den Einsatz der homöopathischen

Mittel die *Causa* eine bedeutende Rolle, vornehmlich dann, wenn es sich um den Einsatz von Einzelmitteln handelt. Alle zusammengesetzten Mittel, auch wenn ihre Einzelbestandteile nach dem HAB 1 aufbereitet sind, sind keine Homöopathie. Diese ist nicht durch die Art der Aufbereitung der Mittel charakterisiert, sondern allein durch die *Simile-Regel*! Dies sollte bei einer wissenschaftlich-kritischen Auseinandersetzung deutlich geklärt sein.

Immer wieder wird von einer kleinen „homöopathischen Dosis“ gesprochen, als sei diese das Bestimmende in der Homöopathie. Dies wird dann so interpretiert, als ob es sich um so kleine Dosen an wirksamer Substanz handle, daß von ihnen eine Wirkung nicht zu erwarten sei. Dieser Ausdruck der „kleinen Dosen“ gilt aber nur im pharmakoligischen Sprachbereich, in Wirklichkeit handelt es sich um hochwirksame (durch die Potenzierung ausgelöst) Potenzen – vom BGA irrtümlich als Verdünnung bezeichnet. Diese schalten sich nicht als Substanz in den Krankheitsprozeß ein wie in der Chemotherapie, sondern als funktionelle Aktivitäten, die im Organismus Reaktionen entweder auslösen oder in ihrer Intensität verstärken. Diesen Gedankengang, der völlig neu ist, muß man akzeptieren, wenn man sich mit der Homöopathie auseinandersetzen will. Aus diesen Grunde sind die rein pharmakologischen Gedankengänge auf die Homöopathie nicht anwendbar.

Es sei aber noch einmal gesagt, daß die Basis aller medizinischen Fragen die Schulmedizin ist. Ohne deren Kenntnis ist die Ausübung der Homöopathie Scharlatanerie. Ebenso ist aber auch die Kritik an der Homöopathie Scharlatanerie ohne eine grundlegende Kenntnis und praktische Erfahrung derselben nach ihren eigenen Regeln. Vor allem sollte mit der Redewendung, die Homöopathie sei wissenschaftlich noch nicht bewiesen, aufgehört werden. Ist „wissenschaftlich“ nur pharmakologisch? Da taucht die Frage auf, ob es wissenschaftlich sei, wenn der Homöopathie von den immer gleichen Gegnern angelastet wird, sie sei einmal nur „Placebo“ und dementsprechend zu bewerten, zum anderen hinterlasse sie aber toxische Rückstände, weswegen ihre Anwendung bei den lebensmittelliefernden Tieren einzuschränken oder ganz zu verbieten sei, drittens aber sei der wirksame Arzneianteil in den homöopathischen Potenzen so gering, daß keinerlei Wirkung zu erwarten sei? Große Denker haben Wissenschaft anders erklärt und sie aus der Enge von Maß und Gewicht herausgeholt. Leicht kann es sonst zu dem Fernsehspot kommen: „Zu Risiken und Nebenwirkungen usw. ...“, was dann u.U. als eine Bankrotterklärung ausgelegt werden kann, weil dadurch das Mißtrauen in die eigenen Medikamente dokumentiert wird.

Die wohl nicht zu klärende Frage wird bleiben, wie es möglich ist, mit den gleichen Dosen, die beim Menschen ausreichend sind, auch beim Tier diese überzeugende Wirkung auszulösen. Man ist gewohnt, Maß und Gewicht bei der Zuordnung der Medikamente in eine Relation zu der Größe und dem Gewicht des zu behandelnden Tieres zu bringen. Der Hinweis, daß in dem chemisch-physiologischen Stoffwechsel mit noch kleineren Dosen eine Wirkung erzielt wird, wird von der Natur selber gegeben, denn ein Mangel an „Spuren“ eines Elementes kann Wunder im positiven wie im negativen Sinne nach sich ziehen. Dieser Vergleich hinkt insofern, als mit den homöopathischen Mitteln in keiner Weise eine Ersatztherapie betrieben werden kann, sondern die Veränderung vollzieht sich im funktionellen Bereich, wo andere Werte regieren als Maß und Gewicht. Die von *Hahnemann* nach intensiver Forschung und Beobachtung aufgestellte Simile-Regel ist daher nicht als ein künstlich aufgestelltes Ergebnis anzusehen, sondern kann vielleicht sogar als Naturgesetz betrachtet werden, das die schon von *Paracelsus* geforderte Zusammenfassung von Natur und Heilen in die Tat umgesetzt haben könnte. Immer wieder zeigt sich in verblüffender Weise, wie sich die Simile-Regel reproduzierbar in Krankheitsfällen bewahrheitet. Und in langjähriger Anwendung der Homöopathie in der täglichen Praxis steht man immer wieder überrascht da, wenn nach gefundenem Simile sich Krankheiten in ein Nichts auflösen. Man lernt, daß der lebendige Organismus anderen Gesetzen gehorcht, als mit den engen Parametern der Physik und Chemie gemessen werden kann. Die „Funktion" ist eben etwas anderes als ein „Gewicht". Und in dieses Gebiet stößt die Homöopathie vor, wenn sie nach dem Simile-Satz ihre Mittel einsetzt. Daher ist es auch verständlich, wenn bei der Aufzählung der Symptome bei der Arzneimittelprüfung den psychischen Symptomen ein breiter Raum eingeräumt wird. Denn durch diese Symptome ist es erst möglich, funktionelle Disharmonien zu erkennen und in jedem Fall, der homöopathisch behandelt werden soll, von grundlegender Bedeutung. Sie zeigen an, wie schwer oder wie wenig ein Tier unter der Erkrankung leidet, in welcher Form also die einzelnen Similia eingesetzt werden müssen. Die Homöopathie ist eine Ganzheitstherapie, wie sie nicht geschlossener gedacht werden kann. Sie geht nicht an die psychischen Symptome oder die physischen Symptome als allein zu behandelnde heran, sondern innerhalb des Befindens des Gesamtorganismus zielt sie zentral in das Krankheitsgeschehen hinein. Das ideelle Therapievorgehen hierbei ist die Behandlung mit einem Einzelmittel, das als Simile alles erfassen kann, was innerhalb eines allgemeinen Krankheitsgeschehens auftreten kann. Da stellt sich dann heraus, daß jede Krankheit eine multifakorielle Erkrankung ist, die sich wohl durch verschiedene Noxen entwickeln kann, die aber innerhalb eines Organismus abhängig voneinander ein geschlossenes Krankheitbild darstellen, das von einem zentralen Punkt aus erfaßt werden kann. Wenn nun immer wieder Präparate auf dem Markt erscheinen, die aus drei und weitaus mehr Mitteln zusammengesetzt sind, dann muß klar gesagt werden, daß dieses keine Homöopathie ist, sondern daß man vielleicht von einer „biologischen Therapie" sprechen kann, obwohl gefragt werden muß, ob es wirklich eine dem biologischen Geschehen analoge Therapie ist oder nur eine „Schrotschußtherapie", von der man hofft, daß irgendein Körnchen der Zusammensetzung helfen wird. Es ist ein bitteres Resümee. Wenn es aber um die *Hahnemannsche* Homöopathie geht, sollte auch dessen Konzept gehalten werden.

Der Schwachpunkt der Homöopathie liegt nicht in ihr selbst begründet, sondern in der Schwierigkeit, das Simile oder das Simillimum zu finden, die erkennbaren Symptome so einzuordnen, daß ein in sich vollkommen abgeschlossenes Krankheitsbild entsteht. Trotzdem ist auch in diesem Kompendium mitunter der Einsatz von zwei oder drei Mitteln erwähnt worden, um die homöopathischen Möglichkeiten wirklich zur Heilung des betreffenden Leidens auszunutzen. In einem solchen Fall muß die Wirkungsrichtung jedes Mittels genau beachtet werden, um nicht zwei sich gegenseitig aufhebende Mittel zusammen einzusetzen. Bei der Arzneimittelwahl scheint es auch wichtig zu sein, zu bedenken, daß die homöopathischen Mittel wohl in der Lage sind, einen ganzen Komplex zu regulieren, daß aber nach der Veränderung der Krankheitssymptomatik die Wirksamkeit dieses Mittels zu Ende ist und ein neues Simile als Anschlußmittel gesucht werden muß. Es hat sich herausgestellt, daß die Einzelmittel nach allen Seiten „offen" sind, also stets ein nachfolgend einzusetzendes Simile vorhanden ist, das allerdings eine neue homöopathische Diagnose erfordert. In sequenti ist die kombinierte homöopathische Therapie eine gute Möglichkeit auch schwere Krankheiten zu heilen oder soweit zu bessern, daß die weitere Verwendung des Tieres ermöglicht wird.

Oft wird auch das Problem der verschiedenen Verdünnungsstufen bei der Diskussion über die Homöopathie in die Waagschale geworfen, weil angeblich die Heilerfolge hiervon abhängen. Dazu sollte allerdings anerkannt werden, daß die Basis der Homöopathie die Simile-Regel ist und nicht die Potenzierung. Diese wird auch von anderen Therapieeinrichtungen angewendet, ohne Homöopathie zu sein. Alle Modifikationen der Similie-Regel haben nichts mehr mit *Hahnemann* zu tun. Die Art der Verdünnung ist seit dem Altertum bekannt, *Hahnemann* hat aber erkannt, daß die großen Arzneidosen nicht die Heilung bringen können, weil die Belastung und die auftretenden Nebenwirkungen den Heilungsprozeß in Frage stellen können. Er hat deshalb die Potenzierung in den Dienst der Simile-Regel gestellt und dabei erkannt, daß die Dosis klein sein muß, um einen geschwächten Organismus wieder zu regenerieren. Deshalb muß noch einmal gesagt werden, daß die Homöopathie und die Simile-Regel eine Einheit bilden, die in dem Gebiet der irritierten Reaktionen eines lebendigen Organismus als potentielle Regulatoren eingesetzt werden können. Die Simile-Regel ist kein Gesetz, sondern eine Regel mit Ausnahmen, trotzdem muß sie als reproduzierbar, als ein feststehendes Faktum anerkannt werden. Hier sei auf das aus der Volksmedizin bekannte Phänomen hingewiesen, daß eine Diarrhoe mit Rhizinus-Öl soweit gebessert werden kann, daß sich eine weitere Therapie erübrigt. Findet vielleicht damit die Simile-Regel schon ihre Bestätigung? Auf jeden Fall kann hieraus erkannt werden, daß nicht die „kleine Dosis" entscheidend ist, sondern die Ähnlichkeit der Symptome, die auf der anderen Seite von dem Heilmittel in größerer Dosis erzeugt werden können. Die homöopathische Behandlung ist deshalb auch durchaus mit Urtinkturen und tiefen Verdünnungen möglich, wenn die Ähnlichkeit der Symptome beachtet wird.

Es sollte noch ein Einwand geklärt werden, der immer wieder bei Diskussionen über die Homöopathie erwähnt wird und auch von homöopathisch tätigen Ärzten oder Tierärzten vorgebracht wird, daß die Grenzen der Homöopathie neben der Behandlung der chronischen Krankheiten sehr eng seien, daß also die Hauptstärke der homöopathischen Therapie in der Behandlung der chronischen Erkrankungen liege. Aus der Erfahrung heraus ist dem entgegen zu halten, wie es schon im Verlauf der Abhandlungen ausgesprochen wurde, daß es Grenzen der Homöopathie nur dort gibt, wo der Tod sein Regiment angetreten hat, also keine Reaktion mehr zu erwarten ist. Aber auch in schweren, hochakuten Fällen hat die Homöopathie ihre Berechtigung insofern, als sie dort, wo sie nicht mehr heilen kann, als Begleittherapie viele Leiden mildern und trotz aussichtsloser Situation immer wieder Regulationen schaffen kann, die dem Kranken – Tier oder Mensch – die Leidenszeit erträglich machen. Man denke an Thuja, das bei einem Karzinom und anderen aussichtslosen Fällen ein lebenswertes Dasein ermöglicht. Es ist so leicht zu sagen, daß ein aussichtslos erkranktes Tier „erlöst" werden muß. Dieses ist nur dann berechtigt, wenn *alle* Möglichkeiten der Therapie ausgeschöpft sind. Und zu diesen Möglichkeiten gehört in erster Linie die Homöopathie. Es ist deshalb zu wünschen, daß diese menschen- und tierfreundliche Therapie sich weiterhin in der Praxis ausbreiten kann.

Anhang

Erkrankungen

Homöopathika

Literatur

„ABC vom Stein der Weisen“ des Hermes tresmegistos (Mittelalter)

Adams, O.R. (1974): Lahmheit bei Pferden. Verlag M. & H. Schaper, Hannover

Andresen, E.P. (1982): Dissertation. Hannover

Aschner, B. (Hrsg.) (1826): Parazelsus, Sämtliche Werke, 4 Bände. Verlag E. Fischer, Jena

Blüher, H. (1926): Traktat über die Heilkunde. Ernst Klett Verlag, Stuttgart

Brüsch, J. (1934): Über Homöopathie in der Veterinärmedizin. Verlag Dr. Willmar Schwabe, Leipzig

Carus, C.G. (1834): Lehrbuch der vergleichenden Zootomie. Ernst Fleischer Verlag, Wien

Dietz, O., E. Wiesner (1982): Handbuch der Pferdekrankheiten für Wissenschaft und Praxis. S. Karger Verlag, Basel

Dorcsi, M. (1979/1980): Homöopathie, Band 1–3. Karl F. Haug Verlag, Heidelberg

Dorcsi, M. (1985): Bewährte Indikationen der Homöopathie. DHU, Karlsruhe 41

Escher, F. (1986): Vom Sinnvollen in der Medizin. Zilch, Regensburg

Frohne – Pfänder: Giftpflanzen. 2. Auflage 1983. Wissenschaftl. Verlagsgesellschaft mbH Stuttgart

Fuhrmann, D. (1987): Dissertation. Hannover 1987

Gebhardt, K.-H. (1980): Beweisbare Homöopathie, 2. Aufl. Karl F. Haug Verlag, Heidelberg

Gehring, M. (1954): Fragen der Anwendung der Lehre Pawlows in der Medizin, Praxis. VEB Verlag Volk und Gesundheit, Berlin

Genzke, J.C.L. (1837): Homöopathische Arzneimittellehre für Thierärzte. Verlag Ludwig Schumann, Leipzig

Gorges, H. (1844): Kleiner homöopathischer Thierarzt. Dr. Willmann Schwabe, Leipzig

Grieser, N. (1960): Dissertation. Berlin

Günther, F.A. (1844/53): Der homoopathische Thierarzt, 3 Bände. Verlag F.A. Cupel, Sondershausen

Härtel, U. (1974): Dissertation. Hannover

Hapke, H.-J. (1983): Arneimitteltherapie. Ferdinand Enke Verlag, Stuttgart

Harisch, G., R. Müller, W. Meyer (1984): Beitrag zum Leberstoffwechsel der Ratte nach Tetrachlorkohlenstoff unter dem Einfluß von Nux vomica D_6 bzw. Flor de Piedra D_4. Allgemeine homöopathische Zeitschrift, **5**

Harisch, G., M. Andresen, M. Kretschmer (1986): Experimentell-Pharmakologische Untersuchungen. Deutsche Apotheker Zeitung, **26**

Harisch, G., M. Kretschmer (1988): Läßt sich die Wirkung von Homöopathika im Zellstoffwechsel nachweisen? Therapeutikon, **8**

Hoffmann, Th. (1985): Dissertation. Würzburg

Leeser, O. (1968/77): Lehrbuch der Homöopathie, 6 Bände, Karl F. Haug Verlag, Heidelberg

Lützen, L. (1967): Dissertation. Berlin

Lutze, A. (1860): Lehrbuch der Homöopathie. Eigenverlag Cöthen

MacLeod, G. (1977): Pferdekrankheiten – homöopathisch behandelt. WBV Biolog.-medizinische Verlagsgesellschaft, **Schorndorf**

MacLeod/Wolter (1985): Homöopathische Behandlung der Rinderkrankheiten. Johs. Sonntag Verlag, Ravensburg

Mezger, J. (1964): Gesichtete homöopathische Arzneimittellehre 3. Aufl. Karl F. Haug Verlag, Heidelberg

Müller, R. (1983): Dissertation. Hannover

Popow, G.W. (1954): Die Lehre Wedenskis und ihre Bedeutung. VEB Verlag Volk und Gesundheit, Berlin

Popp, F.A. (1980): Zur Frage der Wirksamkeit von Arzneimitteln um und über D3. Erfahrungsheilkunde, **7**

Quilisch, W. (1980): Homöopathische Differentialtherapie 2. Aufl. Karl F. Haug Verlag, Heidelberg

Repertorium der Thierheilkunde (1836): Ludwig Schumann, Leipzig

Rex, F., H. Wolter (1954): Beeinflussung des Hormonhaushaltes durch „Oestrovestan“. Tierärztl. Umsch. **9**, 356–363

Rost, J. (1988): Ein Denkmodell über die Wirkungsweise homöopathischer Arzneien. DHU-Karlsruhe

Sammlung kurzgefaßter Arzneimittelbilder für die Veterinärhomöopathie. Mit 36 Strichzeichnungen. Loseblattfassung. *H. Wolter*, Hrsg., 1988, 1989, 1990, 1992. Erarbeitet vom „Ottersberger Arbeitskreis für Veterinärhomöopathie“ (Leitung: *Dr. Hans Wolter*)

Schäfer, W. (1984): Dissertation. Hannover

Schipperges, H. (1978): Wege zu neuer Heilkunst. Karl F. Haug Verlag, Heidelberg

Schmid, A. (1985): Pharmakologisch-toxikologische Aspekte der homöopathischen Behandlung von Tieren. Deutsche tierärztliche Wochenschrift, **92**

Schoeler, H. (1986): Repetitorium, DHU-Karlsruhe, **41**

Sperling, A. (1894): Die homöopathische Arneimittellehre. Max Merlin, Wien-Leipzig

Spohr (1988): Die naturgemäße Gesundheitspflege des Pferdes. Schmorl u. v. Seefeld, **Hannover**

Stengel, R. (1955): Die Praxis der Homöopathie und die Therapie Speranskis. VEB Georg Thieme, Leipzig

Stübler, M. (1967): Das Erlernen der Homöopathie. Allgemeine homöopathische Zeitschrift

Thomas (1834): Allgemeines Vieharzneibuch des alten Schäfers Thomas. Verlag Carl Flemming, Glogau

Tschernikow (1854): Die Anwendung der Lehre Wedenskis in der Medizin. VEB Verlag Volk und Gesundheit, Berlin

Velten, H.T. (1838): Hunderthährige Scharfrichterkuren an Pferden, v. Jenisch und Stagesche Verlagsbuchhandlung, Augsburg

Vonessen, F. (1980): Was krank macht, ist auch heilsam. Karl F. Haug Verlag, Heidelberg

Wintzer, H.J. (1982): Krankheiten des Pferdes. Verlag Paul Parey, Berlin

Wolter, H. (1983): Klinische Homöopathie in der Veterinärmedizin, 3. Aufl. Karl F. Haug Verlag, Heidelberg

Wolter, H (1950): Ist die Homöopathie heute noch vertretbar? Dtsch. tierärztl. Wochenschr. **57**, 123–125

Wolter, H. (1950): Individuelle Kolikbehandlung mit homöopathischen Medikamenten. Deutsche Tierärztl. Wschr. **57**, 304–305

Wolter, H. (1951): Sommerräude – kleine Winke 90. Tierärztl. Umschau **6**, 183

Wolter, H. (1952): Homöopathische Erfahrungen und Erkenntnisse in der Veterinärmedizin. Deutsche Homöop. Monatsschr. **3**, 11–22

Wolter, H. (1953): Der Milchmangel als MKS-Folgeerscheinung und seine homöopathische Behandlung. Tierärztl. Umsch. **8**, 168–169

Wolter, H. (1953): Modelle von Pferd, Rind und Schwein mit Erläuterung. Die homöopathisch-biochemische Behandlung der Tierkrankheiten (Rezeptschlüssel). Gütersloh, Bertelsmann; **5** Stkn.

Wolter H. (1953): Synergie in der Homöopathie. Allg. hom. Ztg. **198**, 59–69

Wolter, H. (1954): Aristolochia innerhalb der Sterilitätsbehandlung der Großtiere. Allg. hom. Ztg. **199**, 237–244

Wolter, H. (1954): Die Beseitiguing hormoneller Störungen bei Unfruchbarkeit durch die Osterluzei (Aristolochia clematitis). Tierärztl. Umsch. **9**, 98–100

Wolter H. (1955): Biologische Relationen innerhalb der Bekämpfung der Rindertuberkulose. Tierärztl. Umschau **10**, 61–64

Wolter, H. (1956): Beitrag zur Wirkung homöopathischer Potenzen. Deutsche Homöop. Monatsschr. **7**, 119–124

Wolter, H. (1956): Biologische Relationen in der Bekämpfung der Rindertuberkulose. Die Klinische Untersuchung. 2., vorläufige Mitteilung. Tierärztl. Umschau **11**, 322–327

Wolter H. (1957): Biologische Relationen in der Bekämpfuing der Rindertuberkulose. Konstitition und Infektion im Hinblick auf die Therapie. 3. Mitteilung. Tierärztl. Umschau **12**, 373

Wolter, H. (1957): Therapeutische Hinweise aus der Veterinärmedizin. Allg. hom. Ztg. **2022**, 339–341

Wolter, H. (1957): Chirurgische und gynäkologische Prophylaxe ohne Antibiotika. Tierärztl. Umsch. **12**, 80–83

Wolter, H. (1957): Offener Brief an Herrn Prof. Dr. Otto Prokop. Allg. hom. Ztg. **202**, 359–365

Wolter, H. (1958): Vorschläge zur Reform des veterinärmedizinischen Studiums. Tierärztl. Umschau **113**, 82

Wolter, H. (1958): Grundsätzliche Fragen der Homöopathie. Allg. hom. Ztg. **203**, 273–275

Wolter, H. (1958): Therapeutische Hinweise aus der Veterinärmedizin. Allg. hom. Ztg. **203**, 275–278

Wolter, H. (1959): Prinzipien der Zusammensetzung biologischer Heilmittel (Vetsan-Präparate). Tierärztl. Umschau **14**, 1–6

Wolter, H. (1959): Praktische Erfahrungen mit den „Kothbauerschen Punkten“. Tierärztl. Umschau **14**, 379–382

Wolter, H. (1959): Homöopathie und Tierversuche. Allg. hom. Ztg. **204**, 231–242

Wolter, H. (1961): Die biologische Behandlung der Viruskrankheiten. Tierärztl. Umschau **16**, 382–387

Wolter, H. (1962): Angewandte Arneimittelprüfung bei Tieren in neutralpathologischem Zusammenhang. Allg. hom. Ztg. **207**, 686–695

Wolter, H. (1963): Nachweisbare homöopathische Arneiwirkungen akuter Krankheitszustände bei Tieren, insbesondere Schweinen. Prakt. Tierarzt **40**, 46–48

Wolter, H. (1968): Experimentelle Untersuchungen über die Leberwirksamkeit von Flor de Piedra. Allg. hom. Ztg. **213**, 433-452

Wolter, H. (1969): Weitere Erfahrungen mit Flor de Piedra. Allg. hom. Ztg. **214**, 433–439

Wolter, H. (1973): Galinsoga parviflora (Franzosenkraut). Allg. hom. Ztg. **3**, 121–123; **4**, 153–161

Wolter, H. (1976): Einführung in die biologische Therapie. Prakt. Tierarzt **57**, Sondernr., 102–105

Wolter, H. (1976): Die biologische Behandlung der Viruskrankheiten. II. Prakt. Tierarzt **57**, Sondernr. 107–111

Wolter, H. (1976): Experimentelle Untersuchungen zur Behandlung der Stoffwechsel-(Leber)erkrankungen der Kühe. Vorläufige Mitteilungen. Prakt. Tierarzt **57**, 523–526

Wolter, H. (1976): Möglichkeiten und Grenzen der Homöopathie in der Veterinärmedizin. Wien. tierärztl Monatsschr. **63**, 208–215

Wolter, H. (1977): Homöopathische Behandlung prä- und postpartaler Störungen. Prakt. Tierarzt **58**, 564–567

Wolter, H. (1977): Verdauungsstörungen (Stoffwechselerkrankungen) der Runder. Prakt. Tierarzt **58**, Sondernr., 149–151

Wolter, H. (1977): Einführung in die Grunlagen der Homöopathie. Prakt. Tierarzt **58**, 137–140

Wolter, H. (1977): Homöopathische Behandlung von Erkrankungen des Respirationsapparates, insbesondere der Pferde (Dämpfigkeit). Prakt. Tierarzt **58**, 558–564

Wolter, H. (1977): Prinzipielle Überlegungen zur homöopathischen Behandlung. Allg. hom. Ztg. **222**, 60–68

Wolter, H. (1978): Prophylaxe und Therapie von Streßschäden bei Schweinen. Prakt. Tierarzt **59**, Sondernr. 122–125

Wolter, H. (1979): Eine vergleichende Arzneimittelbetrachtung *Flor de Piedra* und *Cynomorium coccineum*. Allg. hom. Ztg. **224**, 100–105

Wolter, H. (1979): Reproduzierbare Homöotherapie in der Veterinärmedizin. Zschr. Klass. Hom. **23**

Wolter, H. (1979): Flor de Piedra D_3 bei der Azetonämie des Rindes – therapeutische Versuche. Prakt. Tierarzt **60**, 289–296; 300–306

Wolter, H. (1980): Kontrollierte klinische Prüfungen beim Tier. In: *Gebhardt, K.H.* (Hrsg.): Beweisbare Homöopathie. Haug Verlag, Heidelberg

Wolter, H. (1980): Bilanz der Mißerfolge. Phys. Md. Rehabil. **21**, 489–498

Wolter, H. (1980): Arthritis, Periarthritis, Periostitis. In: *Wolter, H.* (Hrsg.): Homöopathie für Tierärzte. Bd. **1**, 2. Aufl., 79–87

Wolter, H. (1980): Erkrankungen des Urogenitalsystems. In: *Wolter, H.* (Hrsg.): Homöopathie für Tierärzte. Bd. **2**, 121–125

Wolter, H. (1980): Experimentelle Homöopathie. In: *Wolter, H.* (Hrsg.): Homöopathie für Tierärzte. Bd. **2**, 147–151

Wolter, H. (1980): Flor de Piedra. In: *Wolter, H.* (Hrsg.): Homöopathie für Tierärzte. Bd. **2**, 49–51

Wolter, H. (1980): Ginkgo biloba. In: *Wolter, H.* (Hrsg.): Homöopathie für Tierärzte. Bd. **1**, 2. Aufl., 60–65

Wolter, H. (1980): Hinweise zur Wirkung der Potenzen. In: *Wolter, H.* (Hrsg.): Homöopathie für Tierärzte. Bd. **1** 2. Aufl., 43–48

Wolter, H. (1980): Homöopathie – Integration oder Alternative? Prakt. Tierarzt **61**, Sondernr., 113–116

Wolter, H. (1980): Homöopathische Behandlung chirurgischer Fragenkomplexe. In: *Wolter, H.* (Hrsg.): Homöopathie für Tierärzte. Bd. **2**, 133–138

Wolter, H. (1980): Hufrehe des Pferdes. In: *Wolter, H.* (Hrsg.): Homöopathie für Tierärzte. Bd. **1**, 2. Aufl., 97–102

Wolter, H. (1980): Tumorerkrankungen des Hundes. In: *Wolter, H.* (Hrsg.): Homöopathie für Tierärzte. Bd. **2**, 115–120

Wolter, H. (1980): Verdauungsstörungen der Großtiere und ihre homöopathische Behandlung. In: *Wolter, H.* (Hrsg.): Homöopathie für Tierärzte. Bd. **2**, 91–104

Wolter, H. (1980): Synopsis der Wirkung von Flor de Piedra, Haronga madagaskariensis, Ginkgo biloba. In: *Wolter H.* (Hrsg.): Homöopathie für Tierärzte. Bd. **2**, 109–114

Wolter, H. (1980): Homöopathie für Tierärzte, Band 1, Grundlagen und Geschichte, Arzneimittellehre, Homöopathische Therapie. Schlütersche Verlagsanstalt (**846**/84/6161)

Wolter, H. (1981): Der akute Fall und seine homöopathsiche Behandlung. In: *Wolter, H.* (Hrsg.): Homöopathie für Tierärzte. Bd. **3**, 11–15; 25–39

Wolter, H. (1989): Klinische Homöopathie in der Veterinärmedizin. 4. Aufl. Verlag Haug, Heidelberg

Wolter, H. (1981): Palliative Behandlung der Knochen- und Gelenkserkrankungen der Reit- und Rennpferde. Prakt. Tierarzt **62**, Sondernr., 21–29

Wolter, H. (1981): Parvovirusinfektion. In: *Wolter, H.* (Hrsg.): Homöopathie für Tierärzte. Bd. **3**, 118–120

Wolter, H. (1981): Praktische Hinweise zur homöopathischen Sterilitätsbehandlung. In: *Wolter, H.* (Hrsg.): Homöopathie für Tierärzte. Bd. **3**, 91–100

Wolter, H. (1981): Homöopathie für Tierärzte, Band 3, Homöopathisches Arzneibuch 1. Amtl. Ausg. 1978, Jungtierkrankheiten, Diverse Erkrankungen, Arzneimittellehre. Gilliar/Waghäusel (**846**/85/6187)

Wolter, H. (1982): Bilanz therapeutischer Versuche mit neuen pflanzlichen Mitteln für die Homöopathie. Allg. hom. Ztg. **227**, 244–249

Wolter, H. (1982): Homöopathisches Arzneibuch. Prakt. Tierarzt **63**, Sondernr., 4–5

Wolter, H. (1982): Glonoinum. In: *Wolter, H.* (Hrsg.): Homöopathie für Tierärzte. Bd. **4**, 89–96

Wolter, H. (1982): Homöopathie – eine Einführung. Tierärztl. Umsch. **37**, 574–580

Wolter, H. (1982): Homöopathische Anamnese und Arzneifindung. In: *Wolter, H.* (Hrsg.): Homöopathie für Tierärzte. Bd. **4**, 17–24

Wolter, H. (1982): Homöopathische Differentialtherapie der akuten Entzündung. Prakt. Tierarzt **63**, Sondernr., 18–21

Wolter, H. (1982): Überlegungen zur homöopathischen Behandlung von Erkrankungen mit dem Symptom „Husten". In: *Wolter, H.* (Hrsg.): Homöopathie für Tierärzte. Bd. **4**, 43–53

Wolter, H. (1982): Homöopathie für Tierärzte, Band 4, Einführung in die Homöopathie II, Der akute Fall und seine homöopathische Behandlung, Kasuistik aus der Groß- und Kleintier-Praxis, Arzneimittellehre. Gilliar/Waghäusel (**846**/85/6188)

Wolter, H. (1983): Versuch eines Vergleiches homöopathischer Arzneimittelbilder von Mensch und Tier. In: *Wolter, H.* (Hrsg.): Homöopathie für Tierärzte. Bd. **5**, Verlag W. Gilliar, 14

Wolter, H. (1983): Bilanz therapeutischer Versuche mit pflanzlichen Mitteln für die Homöopathie. – Fortsetzung und Schluß aus Heft 6/82 –. Allg. hom. Ztg. **228**, 17–22

Wolter, H. (1983): Stallabhängige Probleme in den Reitställen. In: *Wolter, H.* (Hrsg.): Homöopathie für Tierärzte. Bd. **5**, 82–94

Wolter, H. (1983): Synopsis: Calc. carb. Hahnemanni, Calc. phosph., Silicea. In: *Wolter, H.* (Hrsg.): Homöopathie für Tierärzte. Bd. **5**, 134–135

Wolter, H. (1983): Synopsis: Platinum – Plumbum – Aurum. In: *Wolter, H.* (Hrsg.): Homöopathie für Tierärzte. Bd. **5**, 136–138

Wolter, H. (1983): Homöopathie für Tierärzte, Band 5, Grundlagen der tierärztlichen Homöopathie, Konstitutionelle Prophylaxe beim Rind, Spätschäden, Herzerkrankungen bei Pferd und Hund, Aufzuchtschäden beim Kleintier, Arzneimittellehre. Gilliar/Waghäusel (**846**/85/6189)

Wolter, H. (1984): Die Druse der Pferde und ihre homöopathische Behandlung. Tierärztl. Umschau **39**, 289–297

Wolter, H. (1984): Lähmungen der Hinderhand auf Grund verschiedener Ursachen (Homöopathie in der Rinderpraxis). 119 Prakt. Tierarzt **65**, 742–748

Wolter, H. (1985): Homöopathie im Kreislauf einer 50jährigen Praxis. Tierärztl. Umschau **40**, 554–557

Wolter, H. (1985): Möglichkeiten homöopathischer Behandlung der Kolik des Pferdes einschließlich der Wurmerkrankungen. Prakt. Tierarzt **66**, Sondernr., 135–138

Wolter, H. (1985): Die homöopathische Behandlung von Knochenerkrankungen an den Gliedmaßen der Pferde. Tierärzt. Umschau **40**, 355–362

Wolter, H. (1985): Erkrankungen der Wirbelsäule der Hunde und ihre homöopathische Behandlung. Speziell die „Dackellähme". Biol. Tiermed. **2**, 82–89

Wolter, H. (1985): Homöopathie für Tierärzte, Band 2, Herstellung homöopathischer Arzneimittel, Arneimittellehre, Allgemeine Homöotherapie, Homöopathie in der Chirurgie. Schlütersche Verlagsanstalt (**846**/84/6160)

Wolter, H. (1985): Einführung in das Wesen der Homöopathie für Tierärzte. Deutsche Homöopathische Union, Karlsruhe (**846**/86/6638)

Wolter, H. (1986): Spasmovetsan bei der Behandlung von Verdauungsstörungen der Rinder. Prakt. Tierarzt **67**, 653–655

Wolter, H. (1986): Skin diseases in large animals. Int. J. Vet. Hom. **1**, 8–14

Wolter, H. (1986): Die Entwicklung der Homöopathie in der Gesamtmedizin – Vier grundsätzliche Fragen. Prakt. Tierarzt **68**, Sondernr., 93–94

Wolter, H. (1986): Störungen des Bewegungsapparates älterer Großtiere (Pferde). Prakt. Tierarzt **68**, Sondernr., 109–111

Wolter, H. (1986): Biologische Prohylaxe. Prakt. Tierarzt **68**, Sondernr., 115–116

Wolter, H. (1986): Aesculus hippocastanum, die Roßkastanie. In: *Wolter, H.* (Hrsg.): Homöopathie für Tierärzte. Bd. **6**, 160–166

Wolter, H. (1986): Asarum europaeum, Haselwurz. In: *Wolter, H.* (Hrsg.): Homöopathie für Tierärzte. Bd. **6**, 171–175

Wolter, H. (1986): Die Hufrehe der Pferde. In: *Wolter, H.* (Hrsg.): Homöopathie für Tierärzte. Bd. **6**, 82–85

Wolter, H. (1987): Platinum. Allg. hom. Ztg. **232**, 45–51

Wolter, H. (1987): Die Ödemkrankheit der Ferkel und Läufer. Tierärztl. Umschau **42**, 825–828

Wolter, H. (1988): Zusammenhänge zwischen Standort, Boden, Pflanze und Krankheit. Tierärztl. Umschau **43**, 196–203

Wurmser, Lisa (1981): Die Entwicklung der homöopathischen Forschung. Deusche Homöopathie-Union